"十三五"国家重点图书出版规划项目

上海高校服务国家重大战略出版工程

毕业后医学教育出版工程

Dermatology

CASE STUDY

名誉总主编　王振义　汤钊猷

总　主　编　黄　红　李宏为

执行总主编　张　勘

住院医师规范化培训示范案例丛书

住院医师规范化培训
皮肤科 示范案例

本册主编：徐金华　傅雯雯

　副主编：杨勤萍　项蕾红　吴文育

组织编写：上海市卫生与计划生育委员会

　　　　　上海市医药卫生发展基金会

　　　　　上海市住院医师规范化培训事务中心

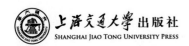

上海交通大学出版社

SHANGHAI JIAO TONG UNIVERSITY PRESS

内容提要

本书以皮肤病性病学专业住院医师规范化培训大纲为要求,针对皮肤病性病学专业住院医生临床实践过程中遇到的实际病例为切入点,详细介绍了常见皮肤病、性病和少数重症皮肤病的诊断、鉴别诊断要点和处理原则。本书旨在通过113例典型病例讨论,培养住院医生"密切联系临床,举一反三"的临床思维能力。本书的读者对象主要是皮肤病性病医学专业住院医师规范化培训学员,也可供皮肤病性病医学专业本科生、研究生、从事皮肤病性病临床工作的医师以及其他专业的医师使用。

图书在版编目(CIP)数据

住院医师规范化培训皮肤科示范案例/徐金华,傅雯雯主编.—上海:
上海交通大学出版社,2016
(住院医师规范化培训示范案例丛书)
ISBN 978-7-313-14995-4

Ⅰ.①住…　Ⅱ.①徐…②傅…　Ⅲ.①皮肤病学—岗位培训—自学
参考资料　Ⅳ.①R751

中国版本图书馆 CIP 数据核字(2016)第 110435 号

住院医师规范化培训皮肤科示范案例

主　　编:徐金华　傅雯雯
出版发行:上海交通大学出版社
邮政编码:200030
出 版 人:韩建民
印　　制:苏州越洋印刷有限公司
开　　本:889mm×1194mm　1/16
字　　数:683 千字
版　　次:2016 年 6 月第 1 版
书　　号:ISBN 978-7-313-14995-4/R
定　　价:108.00 元

地　　址:上海市番禺路 951 号
电　　话:021-64071208
经　　销:全国新华书店
印　　张:23.5
印　　次:2016 年 6 月第 1 次印刷

本书编委会名单

主　　编　　徐金华　　傅雯雯
副主编　　杨勤萍　　项蕾红　　吴文育
编　　委　　陈连军　　陈明华　　杜荣昌　　方丽华　　傅雯雯
　　　　　　黄　岚　　黄　琼　　黄　雯　　乐　艳　　李　锋
　　　　　　李　剑　　郦　斐　　梁　俊　　卢　忠　　陆小年
　　　　　　栾　菁　　罗　燕　　骆肖群　　马　莉　　马　英
　　　　　　任　捷　　沈燕芸　　孙新芬　　汤芦艳　　唐　慧
　　　　　　王榴慧　　王上上　　魏明辉　　吴文育　　项蕾红
　　　　　　徐金华　　严　昉　　严淑贤　　杨勤萍　　张超英
　　　　　　张正华　　朱　敏

学术秘书　　唐　慧

序

住院医师规范化培训是毕业后医学教育的第一阶段,是医生成长的必由之路,是提高医疗技术和服务水平的需要,也是提升基层医疗机构服务能力,为基层培养好医生,有效缓解"看病难"的重要措施之一,是深化医药卫生体制改革的重要基础性工作。

自 2010 年以来,在市政府和国家卫计委的大力支持和指导下,上海根据国家新一轮医改精神,坚持顶层设计,探索创新,率先实施与国际接轨的住院医师规范化培训制度,并把住院医师规范化培训合格证书作为全市各级公立医院临床岗位聘任和晋升临床专业技术职称的必备条件之一。经过 6 年多的探索实践,上海市已构建了比较完善的组织管理、政策法规、质控考核、支撑保障等四大体系,在培养同质化、高水平医师队伍方面积累了一定的经验,也取得了初步成效。

因一直立足于临床一线,对医生的培养特别是住院医师规范化培训工作有切身体验,我曾希望编写一套关于"住院医师规范化培训"的教材。如今,由上海市卫生计生委牵头组织编写的这套"住院医师规范化培训示范案例"丛书书稿已出炉,不觉欣然。丛书以住培期间临床真实案例为载体,按照诊疗流程展开,强调临床思维能力的培养,病种全、诊疗方案科学严谨、图文并茂,是不可多得的临床诊疗参考读物,相信会对住院医师临床思维能力和技能培训有很大帮助。这套图书是上海医疗界相关专家带教经验的传承,也是上海 6 年来住院医师培养成果的集中展示。我想这是上海住院医师规范化培训工作向国家交出的一份阶段性答卷,也是我们与其他兄弟省市交流的载体;它是对我们过去医学教育工作的一种记录和总结,更是对未来工作的启迪和激励。

借此机会,谨向所有为住院医师规范化培训工作做出卓越贡献的工作人员和单位,表示衷心的感谢,同时也真诚希望这套丛书能够得到学界的认可和读者的喜爱。我期待并相信,随着时间的流逝,住院医师规范化培训的成果将以更加丰富多彩的形式呈现给社会各界,也将愈发彰显出医学教育功在当代、利在千秋的重大意义。

是为序。

王振义

2016 年 3 月

前 言
Preface

2013 年 7 月 5 日，国务院 7 部委发布《关于建立住院医师规范化培训制度的指导意见》，要求全国各省市规范培训实施与管理工作，加快培养合格临床医师。到 2020 年，在全国范围内基本建立住院医师规范化培训制度，形成较为完善的政策体系和培训体系，所有新进医疗岗位的本科及以上学历临床医师均接受住院医师规范化培训，使全国各地新一代医师的临床诊疗水平和综合能力得到切实提高与保障，造福亿万人民群众。

上海自 2010 年起在全市层面统一开展住院医师规范化培训工作，在全国先试先行，政府牵头、行业主导、高校联动，进行了积极的探索，积累了大量的经验，夯实了上海市医药卫生体制改革的基础，并积极探索上海住院医师规范化培训为全国服务的途径，推动了全国住院医师规范化培训工作的开展。同时，上海还探索住院医师规范化培训与临床医学硕士专业学位研究生教育相衔接，推动了国家医药卫生体制和医学教育体制的联动改革。上海的住院医师规范化培训制度在 2010 年高票入选年度中国十大最具影响力医改新举措，引起社会广泛关注。

医疗水平是关系国人身家性命的大事，而住院医师规范化培训是医学生成长为合格医生的必由阶段，这一阶段培训水平的高低直接决定了医生今后行医执业的水平，因此其重要性不言而喻，它肩负着为我国卫生医疗事业培养大批临床一线、具有良好职业素养的医务人员的历史重任。要完成这一历史重任，除了构建合理的培养体系外，还需要与之相配套的文本载体——教材，才能保证目标的实现。目前国内关于住院医师规范化培训方面的图书尚不多见，成系统的、以临床能力培养为导向的图书基本没有。为此，我们在充分调研的基础上，及时总结上海住院医师规范化培训的经验，编写一套有别于传统理论为主的教材，以适应住院医师规范化培训工作的需要。

本套图书主要围绕国家和上海市出台的《住院医师规范化培训细则》规定的培训目标和核心能力要求，结合培训考核标准，以《细则》规定的相关病种为载体，强调住院医师临床思维能力的构建。

本套图书具有以下特点：

（1）体系科学完整。本套图书合计 23 册，不仅包括内、外、妇、儿等 19 个学科（影像分为超声、放射、核医学 3 本），还包括《住院医师法律职业道德》和《住院医师科研能力培养》这两本素质教育读本，体现了临床、科研与医德培养紧密结合的顶层设计思路。

（2）编写阵容强大。本套图书的编者队伍集聚了全上海的优势临床医学资源和医学教育资源，包括瑞金医院、中山医院等国家卫生计生委认定的"住院医师规范化培训示范基地"，复旦大学"内科学"等15个国家临床重点学科，以及以一批从医30年以上的医学专家为首的、包含1000多名临床医学专家的编写队伍，可以说是上海各大医院临床教学科研成果的集中体现。

（3）质量保障严密。本套图书编写由上海市医师协会提供专家支持，上海市住院医师规范化培训专家委员会负责审核把关，构成了严密的质量保障体系。

（4）内容严谨生动，可读性强。每本图书都以病例讨论形式呈现，涵盖病例资料、诊治经过、病例分析、处理方案和基本原则、要点与讨论、思考题以及推荐阅读文献，采取发散性、启发式的思维方式，以《住院医师规范化培训细则》规定的典型临床病例为切入点，详细介绍了临床实践中常见病和多发病的标准诊疗过程和处理规范，致力于培养住院医师"密切联系临床，举一反三"的临床思维推理和演练能力；图书彩色印刷，图文并茂，颇具阅读性。

本套图书的所有案例都来自参编各单位日常所积累的真实病例，相关诊疗方案都经过专家的反复推敲，丛书的出版将为广大住院医师提供实践学习的范本，以临床实例为核心，临床诊疗规范为基础，临床思维训练为导向，培养年轻医生分析问题、解决问题的能力，培养良好的临床思维方法，养成人文关怀情操，必将促进上海乃至国内住院医师临床综合能力的提升，从而为我国医疗水平的整体提升打下坚实的基础。

本套图书的编写得到了国家卫生与计划生育委员会刘谦副主任、上海市浦东新区党委书记沈晓明教授的大力支持，也得到了原上海第二医科大学校长王一飞教授，王振义院士，汤钊猷院士，戴尅戎院士的悉心指导，上海市医药卫生发展基金会彭靖理事长和李宣海书记为丛书的出版给予了大力支持，此外，上海市卫生与计划生育委员会科教处、上海市住院医师规范化培训事务中心以及各住院医师规范化培训基地的同事都为本套图书的出版做出了卓越贡献，在此一并表示感谢！

本套图书是上海医疗卫生界全体同仁共同努力的成果，是集体智慧的结晶，也是上海多年住院医师规范化培训成效的体现。在住院医师规范化培训已全国开展并日渐广为接受的今天，相信这套图书的出版会在培养优秀的临床应用型人才中发挥应有的作用，为我国卫生事业发展做出积极的贡献。

"住院医师规范化培训示范案例"编委会

编写说明

Instructions

皮肤病与性病学是临床医学中主要研究皮肤黏膜及其相关疾病的学科,但它与其他医学学科有着密切的联系。近年来,随着现代医学科学技术的飞速发展,皮肤病与性病学也有了很大的发展,许多疾病的病因及发病机制不断被阐明,新的诊断和治疗方法不断推出,皮肤病和性病的诊疗水平不断提高,多种皮肤病和性病的预后有了很大改善。随着生活水平的不断提高,人民群众对皮肤疾病的诊治要求也越来越高,同时对从事皮肤病与性病专业的临床医生诊治能力也提出了更高的要求,尤其是对年轻住院医生临床诊治能力的培养。为此,上海市卫计委在2010年全面启动了上海市住院医生规范化培训工程,临床医学毕业生只有在经过认证的皮肤性病学专业住院医师规范化培训基地,经过严格培训并通过结业考核才可以从事皮肤病性病专业临床诊治工作,保证了住院医师的临床培训质量。

在6年多的培训过程中,很多住院医生反映缺少一本好的培训教材,尤其是一本与临床密切结合的培训教材。为此,在上海市卫计委统一部署下,我们组织复旦大学附属华山医院皮肤科部分专家教授编写了《住院医师规范化培训皮肤科示范案例》一书。本书编写者都具有丰富的临床工作经验和教学经验,书中的案例都是他们在临床上所见的实际患者。案例的选择主要是根据培训大纲所要求掌握的病种,包括感染性皮肤病、动物寄生虫性皮肤病、物理性皮肤病、变态反应性皮肤病、药疹、结缔组织病、自身免疫性大疱病、皮肤血管炎、红斑鳞屑性皮肤病、神经精神障碍性皮肤病、皮肤附属器疾病、色素性皮肤病、代谢性皮肤病、遗传性皮肤病、皮肤肿瘤、性传播性疾病等,涵盖常见皮肤病与性病及少数重症皮肤病。

全书以病例讨论形式呈现,包括病例资料、诊疗经过、病例分析、处理方案和原则、要点和讨论、思考题和推荐阅读文献等七个部分。编写方式上与现有的教学工具书不同。以典型临床病例为切入点,详细介绍了皮肤病性病医学专业临床实践中常见病和多发病的标准诊疗过程和处理规范。通过每一个案例的分析,培训临床医师科学的临床思维能力。培训临床医师如何将所学基础理论知识(包括进展、指南、规范)应用于临床病例的分析;培训临床医师如何从患者纷繁复杂的临床症状、体征中抽象归纳出有价值的诊断线索;培训临床医师如何选择必要的常规与特殊的相关检查。最后对所有的临床资料进行综合、分析、推断,完善初步诊断,最终确定正确的治疗原则及具体方案。每一个案例后的思考题和书后的参考文献以方便住院医生进一步思考和学习。

　　本书编写虽然主要为配合上海市住院医师规范化培训工作,供皮肤性病学医学专业规范化培训学员使用,但是本书也可供准备报考本专业住院医师培训的本科生、研究生,以及相关临床专业的住院医师和研究生,或是本专业相关临床医务人员使用。

　　希望本书的出版能够给从事皮肤病性病防治事业的医务人员带来一定的帮助,为上海地区乃至全国其他地区皮肤病性病学医学专业住院医师规范化培训工程提供规范化培训教材,为我国皮肤病性病学专业人才培养尽一份力,从而造福于千千万万的皮肤病患者。

　　由于时间仓促,错漏和不当之处难免,如能由此引起学术争鸣,让更多的热心人士来参与本专业的临床教学工作,此乃本书出版之幸事! 敬请读者不吝指教!

　　最后要感谢复旦大学附属儿科医院皮肤科王榴慧教授,她参与编写了本书中的案例并提供了多幅照片。

　　本书的出版得到了上海市住院医师规范化培训工作联席会议办公室和上海交通大学出版社的资助,特此致谢!

徐金华　教授,主任医师,博士生导师

复旦大学上海医学院皮肤病与性病学系

复旦大学附属华山医院皮肤科

2016 年 3 月

目 录

Contents

案例 1
脓 疱 疮

一、病历资料

1. 现病史

患者,男性,5岁。因"面部皮疹2周,胸腹皮疹5天,伴瘙痒"来我科门诊就诊。患者2周前右侧面部出现红色皮疹,并有脓疱,伴瘙痒,一抓就破。之后皮疹逐渐增多至左侧面部和鼻孔周围。5天前,皮疹蔓延至胸腹部。自行外用尤卓尔无效。

2. 既往史

否认传染病史,否认手术外伤史,否认输血史,否认过敏史,否认高血压和糖尿病等其余系统疾病。按时预防接种。

3. 体格检查

T 36.9℃, P 80次/min, R 20次/min, BP 110 mmHg/69 mmHg。神志清楚,精神可,营养好,回答切题,自动体位,查体合作,全身浅表淋巴结无肿大。头颅无畸形,巩膜无黄染。双侧瞳孔等大等圆,对光反射灵敏。颈软,无抵抗,甲状腺无肿大。胸廓对称无畸形,胸骨无压痛;双肺呼吸音清晰,未闻及干、湿性啰音。腹平坦,腹壁软,全腹无压痛,无肌紧张及反跳痛,肝脾肋下未触及,肝肾脏无叩击痛。脊柱、四肢无畸形。肌力正常,肌张力正常,生理反射正常,病理反射未引出。

皮肤科体检:面颊、口周和鼻孔周围、胸腹部可见多枚3枚黄豆至蚕豆大小的红斑,红斑上部分糜烂,部分结黄痂。如图1-1所示。

4. 实验室及影像学检查或特殊检查

血常规:WBC 8.9×10^9/L, RBC 4.2×10^{12}/L, Hb 135 g/L, PLT 220×10^9/L, N 50%, LY 43%, MO 6%。

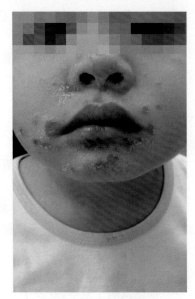

图 1-1 脓疱疮

二、诊治经过

(1) 初步诊断:脓疱疮。

(2) 诊疗经过:给予10%硫磺炉甘石洗剂和夫西地酸乳膏外用,嘱避免搔抓和毛巾摩擦。2周后,皮疹基本消退,无新发疹。

三、病例分析

1. 病史特点

（1）男性,5 岁,皮疹多分布于面部。

（2）皮疹表现为红斑基础上糜烂和结痂,自觉瘙痒。

（3）患儿好搔抓,抓出的液体抓到哪,新的皮疹出现在哪。

2. 诊断与诊断依据

（1）诊断:脓疱疮。

（2）诊断依据:①学龄前儿童;②皮疹发生于夏季;③皮疹主要发生于面部,为红斑上的糜烂面或黄色结痂;④流出的液体易引起新的皮疹。

3. 鉴别诊断

（1）湿疹。

（2）水痘。

（3）多形红斑。

四、处理方案及基本原则

（1）局部治疗:以杀菌、收敛、止痒为基本原则。

（2）全身疗法:对于皮损广泛,或有发热、淋巴结炎的患者,可做脓液细菌培养,选择敏感的抗生素系统治疗。

（3）预防:对于患儿,需要隔离和清洁皮肤,避免搔抓。

五、要点与讨论

1. 要点

（1）脓疱疮是由化脓性球菌引起的急性炎症性皮肤病,多数为金黄色葡萄球菌,少数为链球菌。

（2）好发于炎热的夏季。

（3）多见于儿童,尤其是学龄前儿童。

（4）皮疹好发于面部等暴露部位,表现为红斑、脓疱、糜烂。

（5）具有接触传染性。

2. 讨论

根据发病于夏季、好发于儿童、皮疹多位于面部的红斑、脓疱、糜烂等特点,此病诊断不难。治疗以外用抗生素及收敛止痒剂为主,严重者可系统使用抗生素。

六、思考题

1. 脓疱疮的病因和临床表现是什么?

2. 脓疱疮的诊断和鉴别诊断要点有哪些?

3. 列举脓疱疮的治疗原则。

（朱　敏）

毛 囊 炎

一、病历资料

1. 现病史

患者,男性,23 岁,因"头皮弥漫性反复皮疹伴疼痛 2 个月"就诊。曾在外院拟"毛囊炎",口服罗红霉素,外涂百多邦治疗,有效但易反复,且有加重,轻度疼痛。

2. 既往史
否认传染病史、否认手术外伤史、否认输血史、否认过敏史,否认高血压和糖尿病等其余系统疾病。

3. 体格检查
T 37.0℃, P 80 次/min, R 20 次/min, BP 120 mmHg/69 mmHg。神志清楚,精神可,营养好,回答切题,自动体位,查体合作,全身浅表淋巴结无肿大。头颅无畸形,巩膜无黄染,双侧瞳孔等大等圆,对光反射灵敏。颈软,无抵抗,甲状腺无肿大。胸廓对称无畸形,胸骨无压痛;双肺呼吸音清晰,未闻及干、湿啰音。腹平坦,腹壁软,全腹无压痛,无肌紧张及反跳痛,肝脾肋下未触及,肝肾脏无叩击痛。脊柱、四肢无畸形。肌力正常,肌张力正常,生理反射正常,病理反射未引出。

皮肤科体检:头皮见散在的、不融合的毛囊性丘疹,周围有炎性红晕,少数有脓头,中间有毛发穿过,部分结痂(见图 2-1)。

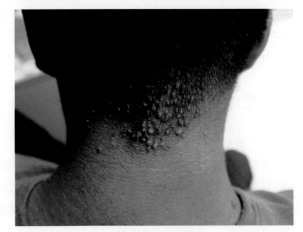

图 2-1 毛囊炎

4. 实验室及影像学检查或特殊检查
血常规检查无特殊。

二、诊治经过

(1) 初步诊断:毛囊炎。

(2) 诊疗经过:完善检查,测血常规、肝肾功能、血糖等各项指标均在正常范围,HIV 抗体阴性。给予患者美满霉素 50 mg bid 口服,患处外用夫西地酸。两周后皮损得到明显控制,皮损干涸,脱屑。之后给予美满霉素维持治疗两周,基本痊愈,门诊随访治疗。

三、病例分析

1. 病史特点
(1) 患者为青年男性。
(2) 皮疹发生于头皮的部位,伴轻微疼痛。
(3) 皮疹为多发性,不融合的毛囊性丘疹为特点,有脓头,部分脓头中间有毛发穿过。
(4) 皮疹反复发作,痊愈后干燥,结痂,不留瘢痕。
2. 诊断与诊断依据
(1) 诊断:毛囊炎。
(2) 诊断依据:①好发于青年男性及皮肤多毛部位;②基本损害为不融合的毛囊性丘疹,脓疱,周有红晕;③脓疱或脓头可检出金黄色葡萄球菌或表皮葡萄球菌;④敏感的抗生素治疗有良效。
3. 鉴别诊断
(1) 糠皮孢子菌毛囊炎。
(2) 脓疱性痱子。

四、处理方案及基本原则

(1) 全身疗法:在皮损广泛而有明显脓头时,应给广谱抗生素治疗。如有条件可送脓液培养,并作药敏试验,这样对选择更有效的药物有重要的指导意义,可以有效地达到治疗毛囊炎的效果;
(2) 局部疗法:皮损发作时局部忌用水洗,避免搔抓,皮损部位应将毛发剪短,局部可搽杀菌、止痒的药物如发水等。
(3) 免疫力低下或糖尿病患者应加用免疫增加剂及治疗原发病。

五、要点与讨论

1. 要点
(1) 毛囊炎的发病主要见于青年男性及多毛部位。
(2) 未成年人、免疫力低下或糖尿病患者的发病较严重,偶可使皮疹融合,愈后可留下瘢痕。
(3) 主要的治疗包括使用敏感的抗生素、去除诱发因素和治疗原发病。
2. 讨论
引起毛囊炎的病原菌主要是金黄色葡萄球菌,毛发的牵拉、搔抓、皮肤的浸渍、局部密封包扎、长期应用焦油类软膏或皮质类固醇激素药物及皮肤经常摩擦等刺激,均可成为本病的诱发因素。深在的毛囊炎可引起瘢痕和假性斑秃。

六、思考题

1. 毛囊炎病因和临床表现有哪些?
2. 如何进行毛囊炎的诊断和鉴别诊断?
3. 免疫力低下的毛囊炎患者的临床表现有何不同?

(杜荣昌)

案例 3

疖 和 痈

一、病历资料

1. 现病史

患者,女性,39 岁。因"右侧腹股沟皮疹伴疼痛 1 周"就诊。患者一周前于右侧腹股沟处出现米粒大小红色皮疹,轻度疼痛,自行挤压后皮疹逐渐增大,形成黄豆大小硬结,疼痛加重。遂至外院,拟"疖",予外涂百多邦,口服罗红霉素。用药 2 天后硬结中心轻度破溃,自行挤压后排出少量脓液,患者自行停药。就诊前 1 日皮疹明显增大,如鸡蛋大小,疼痛加剧,再次口服罗红霉素,皮疹未好转并伴有低热,故至门诊进一步诊治,查血常规示:WBC 12.9×10^9/L, RBC 3.9×10^{12}/L, Hb 120 g/L, PLT 280×10^9/L, N 83%, LY 15%。发病以来无咽痛,无胸闷、呼吸困难和恶心呕吐,无关节和肌肉酸痛等。

2. 既往史
否认传染病史、否认手术外伤史、否认输血史、否认过敏史,有糖尿病 3 年,不规则口服降糖药,血糖控制不佳。否认其余系统疾病史。

3. 体格检查

T 37.0℃, P 70 次/min, R 20 次/min, BP 120 mmHg/75 mmHg。神志清楚,精神可,营养好,回答切题,自动体位,查体合作,右侧腹股沟淋巴结肿大。头颅无畸形,眼睑正常,睑结膜未见异常,巩膜无黄染。双侧瞳孔等大等圆,对光反射灵敏。颈软,无抵抗,甲状腺无肿大。胸廓对称无畸形,胸骨无压痛;双肺呼吸音清晰,未闻及干、湿啰音。腹平坦,腹壁软,脐周轻压痛,无肌紧张及反跳痛,肝脾肋下未触及,肝肾脏无叩击痛。脊柱、四肢无畸形。肌力正常,肌张力正常,生理反射正常,病理反射未引出。

皮肤科体检:右侧腹股沟靠近外阴处水肿性红色硬结,约鸡蛋大小,表面发亮,紧张,有压疼(见图 3-1)。

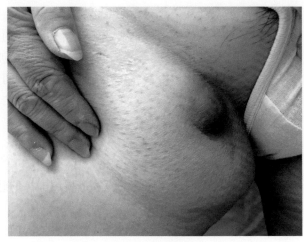

图 3-1 痈

4. 实验室及影像学检查或特殊检查

WBC 12.9×10^9/L, RBC 3.9×10^{12}/L, Hb 120 g/L, PLT 280×10^9/L, N 83%, LY 15%。

二、诊治经过

（1）初步诊断：痈。

（2）诊疗经过：调整降糖药，控制血糖稳定。患处外用鱼石脂软膏及夫西地酸乳膏，静脉滴注头孢曲松 2.0 g qd，辅以清热解毒的中药。5 天后硬结软化，表面出现多个脓点，有较多脓液排出，疼痛减轻，热退。后继续抗感染治疗 1 周，红肿消退，表面结痂，遂门诊随访治疗。

三、病例分析

1. 病史特点

（1）女性，中年女性。

（2）皮疹为右侧腹股沟靠近外阴处的水肿性红色硬结，表面发亮，紧张。

（3）皮疹疼痛明显，有发热。

（4）有糖尿病史，血糖控制不佳。

2. 诊断与诊断依据

（1）诊断：痈。

（2）诊断依据：①中年女性，有糖尿病史多年，血糖控制不佳；②皮疹发作于腹股沟近外阴处，基本损害为单个红色硬结，表面发亮，紧张，压痛明显；③有发热等全身症状；④外周血白细胞计数和中性粒细胞比例均升高。

3. 鉴别诊断

蜂窝织炎。

四、处理方案及基本原则

（1）积极寻找和治疗各种诱发疾病，避免挤压。

（2）尽早使用敏感的抗生素，可辅以清热解毒的中药。

（3）酌情可使用物理疗法：热敷、红外线或超短波等。

（4）局部可外用抗生素乳膏，以形成脓肿者可切开排脓。

五、要点与讨论

1. 要点

（1）疖是一个急性化脓性毛囊及毛囊周围性的感染，痈则是多个邻近的毛囊发生的深部感染，致病菌大多为金黄色葡萄球菌。

（2）两者的区别在于，痈往往浸润感明显，表面可有多发性脓头，形成蜂巢状，且全身症状明显。

（3）积极寻找和治疗各种诱发疾病、避免挤压、尽早的抗感染治疗是治疗的关键。

2. 讨论

疖和痈常发生于毛囊和皮脂丰富的部位，如颈、头、面部、背部、腋部、腹股沟部及会阴部。多个疖同时或反复发生在身体各部，称为疖病。疖病和痈常见于机体抵抗力低下的患者，如糖尿病、肾炎、长期使用糖皮质激素者。若机体免疫极度低下，或对疖和痈不恰当的挤压，使脓栓入血，病菌随血液播散，也可引发败血症和颅内感染等严重情况。

六、思考题

1. 疖和痈的发病机制和临床表现有哪些?
2. 疖和痈的处理原则是什么?
3. 何为疖病?

（杜荣昌）

案例 4

丹 毒

一、病历资料

1. 现病史

患者,男性,63岁。因"右下肢皮疹伴痛和发热3天"来诊。患者3天前无明显诱因下右小腿出现红色手掌大小皮疹,不高出于皮面,境界清楚,表面紧张灼热,自觉疼痛,曾至当地医院就诊,诊断为"接触性皮炎",予以炉甘石外用治疗,效果不佳,皮疹迅速向四周扩大,水肿明显且疼痛加重,伴发热,最高体温38.3℃。患者至我院就诊,查血常规示:WBC 14.3×10⁹/L, N 78%,为进一步诊治,拟"丹毒"而入院。追问病史,患者有"足癣"病史数年,曾外用多种"脚癣药膏"(具体不详),"足癣"反复发作。患者起病以来精神好,胃纳和睡眠不佳,大小便正常,无体重明显下降。

2. 既往史

否认传染病史,否认手术外伤史,否认输血史,否认过敏史,有糖尿病史数年,长期口服拜糖平1粒/d,血糖控制可。否认高血压等其余系统疾病。

3. 体格检查

T 37.6℃, P 80次/min, R 20次/min, BP 120 mmHg/80 mmHg。神志清楚,精神可,营养好,回答切题,自动体位,查体合作,右侧腹股沟及腘窝可触及肿大淋巴结,其余全身浅表淋巴结无肿大。头颅无畸形,结膜无充血,巩膜无黄染。双侧瞳孔等大等圆,对光反射灵敏。颈软,无抵抗,甲状腺无肿大。胸廓对称无畸形,胸骨无压痛,双肺呼吸音清晰,未闻及干、湿性啰音。腹平坦,腹壁软,全腹无压痛,无肌紧张及反跳痛,肝脾肋下未触及,肝肾脏无叩击痛。脊柱、四肢无畸形。肌力正常,肌张力正常,生理反射正常,病理反射未引出。

皮肤科体检:右小腿可见大片水肿性红斑,境界清楚,皮损处皮温增高。左足指缝间可见浸渍糜烂。如图4-1所示。

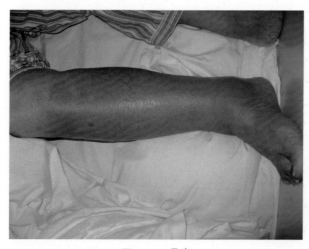

图4-1 丹毒

4. 实验室及影像学检查或特殊检查

血常规:WBC 14.3×10⁹/L, N 78%。

二、诊治经过

（1）初步诊断：丹毒。

（2）诊疗经过：入院后检测血糖 8.6 mmol/L，其余各项指标在正常范围内，予以青霉素静脉滴注，外用 3% 硼酸溶液湿敷，同时调整降糖药用量。治疗一周后患者体温平，左小腿红肿消退，留下暗红色斑片，故改口服青霉素，予以出院，门诊随访。

三、病例分析

1. 病史特点

（1）男性，63 岁，急性起病，皮疹分布于左下肢。

（2）皮疹表现为水肿性红斑，境界清楚，皮损处皮温增高。

（3）自觉疼痛，伴发热，皮损附近淋巴结肿大。

（4）追问病史，患者有"足癣"病史数年。

（5）血中白细胞及中性粒细胞增高。

2. 诊断与诊断依据

（1）诊断：丹毒。

（2）诊断依据：①老年男性，急性起病，皮损发于小腿；②皮损表现为大片水肿型红斑，境界清楚，皮损处皮温增高；③自觉疼痛，伴发热；④血中白细胞及中性粒细胞增高。

3. 鉴别诊断

（1）癣菌疹。

（2）类丹毒。

（3）蜂窝织炎。

（4）接触性皮炎。

（5）血管性水肿。

四、处理方案及基本原则

1. 原则

去除可能诱因，如患足癣应及早治疗；如鼻黏膜损伤由于拔鼻毛所致，则应纠正此习惯。急性发作时宜卧床休息，多饮食，抬高患肢（小腿丹毒）。

2. 全身治疗

以青霉素效果最佳，一般疗程需要 2 周。如青霉素过敏者可用红霉素、克林霉素等。

3. 外用疗法

（1）炉甘石洗剂，外搽，每天多次。

（2）3% 硼酸溶液湿敷

4. 物理疗法

慢性复发性丹毒，照射紫外线或氦氖激光可有助于促进炎症的吸收。

五、要点与讨论

1. 要点

（1）丹毒系溶血性链球菌所引起的皮肤浅层淋巴管网及其周围软组织的急性感染性炎症。

（2）损害好发于小腿和面部，小腿丹毒常由足癣诱发，面部丹毒多由鼻黏膜破损诱发。

（3）皮损表现为大片水肿型红斑，境界清楚，其上偶见水疱。

（4）局部常伴疼痛、压痛及皮温增高。

（5）病情重者常伴畏寒、发热及病灶邻近淋巴结肿大和压痛。

（6）病程1～2周可愈，但可复发；小腿丹毒反复发作后可引起象皮肿。

（7）血中白细胞及中性粒细胞增高。

2. 讨论

根据发病部位及红肿热痛的临床表现，丹毒的诊断不难。治疗上以抗感染为主。小腿丹毒容易发作，反复发作后可引起象皮肿，所以对于伴发足癣的小腿丹毒患者需积极治疗足癣。

六、思考题

1. 丹毒的病因和临床表现有哪些？

2. 如何进行丹毒的鉴别诊断？

3. 列举丹毒的治疗原则。

（沈燕芸　唐　慧）

蜂 窝 织 炎

一、病历资料

1. 现病史

患者,女性,46岁。因"腘窝部皮疹伴疼痛和发热3天"就诊。3天前无明显诱因右侧腘窝部出现红色皮疹,约指甲盖大,轻度疼痛,后皮疹逐渐扩大,伴有水肿,疼痛加剧伴发热,体温38.4℃。就诊当地医院,予阿奇霉素静滴,无明显缓解。1天前出现米粒大红色高出皮肤的皮疹,上覆针头大小水疱,伴疼痛,为进一步诊治而就诊。

2. 既往史

否认传染病史,否认手术外伤史,否认输血史,否认过敏史。有糖尿病史,高血压病史2月。

3. 体格检查

T 38.0℃,P 82次/min,R 20次/min,BP 125 mmHg/80 mmHg。神志清楚,精神可,营养好,回答切题,自动体位,查体合作,右侧腹股沟浅表淋巴结肿大,触痛。头颅无畸形,双眼睑无肿胀,睑结膜无充血,巩膜无黄染。双侧瞳孔等大等圆,对光反射灵敏。颈软,无抵抗,甲状腺无肿大。胸廓对称无畸形,胸骨无压痛;双肺呼吸音清晰,未闻及干、湿性啰音。腹部平坦,腹壁软,全腹无压痛,无肌紧张及反跳痛,肝脾肋下未触及,肝肾脏无叩击痛。脊柱、四肢无畸形。肌力正常,肌张力正常,生理反射正常,病理反射未引出。

皮肤科体检:右侧腘窝见暗红色斑块,伴有水肿,上见水疱,浅表溃疡。

4. 实验室及影像学检查或特殊检查

血常规:WBC $12.64×10^9$/L,RBC $4.40×10^{12}$/L,Hb 135 g/L,PLT $220×10^9$/L,N 85%。

血糖5.1 mmol/L,肝、肾功能正常。ANA、ENA阴性,C3、C4正常。

B超:右侧腘窝皮肤、皮下软组织水肿,炎症样表现,双侧腹股沟见反应性增生淋巴结。

二、诊治经过

(1) 初步诊断:蜂窝织炎。

(2) 诊疗经过:就诊后完善检查,予青霉素素抗感染治疗,外用苯扎氯铵、夫西地酸局部抗炎,治疗3天后,疼痛减轻,热退,红肿缩小减轻,浅表溃疡缩小,减少,无明显渗出。1周后皮疹明显好转,红肿消退,糜烂好转。门诊继续随访皮疹的好转情况。

三、病例分析

1. 病史特点

（1）中年女性，起病急。

（2）发生于单侧肢体，皮肤红肿明显，有水疱，溃疡。

（3）同侧淋巴结肿大。

（4）伴有患处皮肤和淋巴结痛感。

2. 诊断与诊断依据

（1）诊断：蜂窝织炎。

（2）诊断依据：①中年女性，起病急；②皮疹分布于单侧小腿伸侧；③皮肤上境界不清的红肿，中心有水疱及破溃；④有自发痛及压痛。

3. 鉴别诊断

（1）丹毒。

（2）接触性皮炎。

（3）淤积性皮炎。

四、处理方案及基本原则

1. 局部治疗

（1）药物涂布：早期局部无波动时，可用50％硫酸镁做局部湿热敷，或用金黄散外敷。

（2）物理治疗：早期应用紫外线、红外线可促进脓肿局限，消炎；脓液排出后可选择超短波、微波等，促进局部血液循环，肉芽组织生长，加快创口愈合。

（3）切开引流：一旦脓肿形成，应切开引流。对于捻发音性蜂窝织炎，应作广泛切开引流，切除坏死组织，用3％过氧化氢溶液冲洗伤口。

（4）若有大量皮下组织坏死时，待坏死组织脱落后可植皮以促愈合。

2. 全身治疗

（1）抗休克治疗：对感染性休克患者应给予积极的补液扩容，改善微循环状态及相应的对症治疗，密切注意患者的尿量、血压、心率及末梢循环情况。

（2）全身支持疗法：保证患者充分休息。感染严重者应适当加强营养，补充热量及蛋白质，适量输入新鲜血或血浆。人血丙种球蛋白可增强患者抗感染能力。

（3）应用抗生素：抗生素是治疗蜂窝织炎的最重要措施之一。使用原则是根据细菌培养及药敏试验结果选用有针对性、敏感的药物。药敏结果出来前，可根据脓液涂片检查选择相对有针对性的广谱抗生素。

五、要点与讨论

1. 要点

（1）蜂窝织炎（cellulitis）是由金黄色葡萄球菌或溶血性链球菌所引起的皮肤和皮下组织弥漫性化脓性炎症。大部分为原发，也可继发由其他局部化脓性感染直接扩散而来，或由淋巴道或血行性感染所致。

（2）初起为局部弥漫性浸润性红肿，可为凹陷性，境界不清，局部有发热疼痛。

（3）重者皮疹表面可起水疱、大疱，亦可组织软化破溃形成溃疡。

（4）常伴有局部淋巴管炎和淋巴结炎，甚至发生败血症。

（5）急性期常伴有高热、寒战和全身不适。

（6）实验室检查：白细胞总数及嗜中性粒细胞增高。

2. 讨论

早期要给予足量高效抗生素。首选青霉素 800 万 IU/d 静点，过敏者可用红霉素及其他药物点。一般疗程 10～14 天，在皮损消退后应维持一段时间。本病常伴有淋巴结炎、淋巴管炎、坏疽、转移性脓肿，甚至发生败血症。

六、思考题

1. 蜂窝织炎的定义和致病菌是什么？

2. 蜂窝织炎的诊断和鉴别诊断要点有哪些？

3. 列举蜂窝织炎的治疗原则。

（汤芦艳）

案例 6

葡萄球菌性烫伤样皮肤综合征

一、病历资料

1. 现病史

患儿,女性,4 岁,因"全身皮疹 1 天伴疼痛,发热 2 天"入院。2 天前患儿出现低热,伴有轻度咽痛,最高体温 37.8℃,精神可,食欲较平素略有下降。1 天后于面部出现红斑,双眼结膜轻度充血。红斑迅速蔓延至躯干四肢,自觉疼痛并出现散在的薄壁大疱。发疹后家长自行给予患儿阿奇霉素混悬液 0.125 g/d 口服并外涂金霉素眼膏,但患儿仍有低热且皮疹疼痛感明显,遂至门诊就诊。追问病史,患者为足月顺产,母乳喂养至 1 岁,按时添加辅食,生长发育正常,家长否认发疹前用药史。

2. 既往史

否认传染病史,否认手术外伤史,否认输血史,否认过敏史。足月顺产,按时接种疫苗。

3. 门诊体格检查

T 37.5℃,P 98 次/min,R 20 次/min,Wt 18 kg。神志清楚,精神可,营养可,颈部淋巴结肿大。头颅无畸形,巩膜无黄染。双侧瞳孔等大等圆,对光反射灵敏,双眼结膜充血明显。咽部充血,颈软,无抵抗,双肺呼吸音清晰,未闻及干、湿性啰音。腹平坦,腹壁软,全腹无压痛,无肌紧张及反跳痛,肝脾肋下未触及,肝肾脏无叩击痛。脊柱、四肢无畸形。肌力正常,肌张力正常,生理反射正常,病理反射未引出。

皮肤科体检:面部、躯干、四肢泛发红斑,面部和躯干散在大疱和浅糜烂面,部分结痂,Nikolsky 征阳性。双眼结膜轻度充血,口周和眼睑四周可见渗出结痂,口周有放射状皲裂。如图 6-1、图 6-2、图 6-3所示。

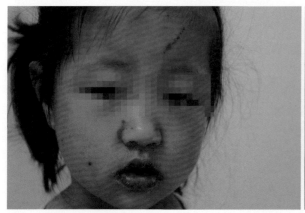

图 6-1 葡萄球菌性烫伤样皮肤综合征(面部)

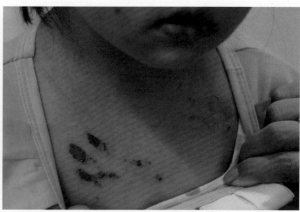

图 6-2 葡萄球菌性烫伤样皮肤综合征(胸部)

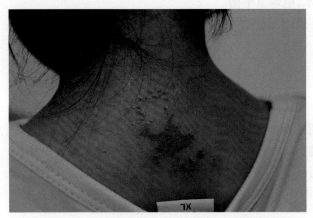

图 6-3　葡萄球菌性烫伤样皮肤综合征(颈部)

4. 实验室检查及影像学检查或特殊检查

血常规：WBC 9.8×10^9，RBC 4×10^{12}，Hb 110 g/L，N 65%，LY 33.1%。

二、诊治经过

(1) 初步诊断：葡萄球菌性烫伤样皮肤综合征。

(2) 诊疗经过：入院后完善检查，予头孢曲松 50 mg/(kg·d) 治疗 5 天，局部糜烂面予百多邦外涂，加强眼部护理。嘱家长给予患儿清淡饮食，多喝水。患儿未有新发大疱，热退，红斑明显变淡且疼痛感消失，糜烂面结痂，改为口服抗生素后嘱其门诊随访。

三、病例分析

1. 病史特点

(1) 女性，4 岁，急性病程。

(2) 发热 2 天，皮疹 1 天，发疹前无用药史。

(3) 皮疹为分布于面部、躯干、四肢的疼痛性红斑和松弛性大疱，Nikolsky 征阳性。

(4) 口周和眼睑四周可见渗出结痂，口周有放射状皲裂。

(5) 抗生素治疗有效。

2. 诊断与诊断依据

(1) 诊断：葡萄球菌性烫伤样皮肤综合征。

(2) 诊断依据：①女性幼儿，急性过程；②发疹前有发热和咽痛等前驱症状，发疹前无用药史；③在疼痛性红斑基础上出现 Nikolsky 征阳性的松弛性大疱和浅糜烂面，口周有放射状皲裂。

3. 鉴别诊断

(1) 脓疱疮。

(2) 非金葡菌性 TEN。

四、处理方案及基本原则

(1) 加强皮肤和眼部等黏膜部位的护理。

（2）对症支持，注意水、电解质平衡。

（3）应及早使用抗生素，有条件的话可参考药敏试验。

五、要点与讨论

1. 要点

本病主要是由凝固酶阳性的噬菌体Ⅱ组金黄色葡萄球菌所致的一种严重皮肤感染，多发生于5岁以下的婴幼儿。该型葡萄球菌可产生表皮松解毒素，造成皮肤损害。皮疹均一，红斑由口、面向躯干四肢进展，触痛明显，其上可发生Nikolsky征阳性的松弛大疱，口腔损害较少见。因疱液和咽拭子培养常阴性，而原发感染处才能培养出致病菌，故该病的诊断目前以临床诊断为主。

2. 讨论

是否在治疗期间使用糖皮质激素的问题，意见尚不统一，部分学者认为在使用抗生素的基础上酌情使用糖皮质激素，有利于退热和减轻中毒症状。在治疗过程中，必要时还要根据细菌培养及药敏试验的结果及时更换敏感抗生素。

六、思考题

1. 葡萄球菌性烫伤样皮肤综合征（SSSS）如何进行诊断和鉴别诊断？

2. 葡萄球菌性烫伤样皮肤综合征（SSSS）的治疗方案有哪些？

（唐　慧　王榴慧）

皮 肤 结 核

一、病史资料

1. 现病史

患者,女性,52岁,因"左侧耳垂皮疹反复2年余,伴痛"入院。患者2年前穿耳洞后出现局部红肿和疼痛,予外用抗生素乳膏,皮疹有部分好转但一直未痊愈。后皮疹逐渐加重出现红色斑块,表面反复有糜烂破溃和结痂,轻至中度疼痛。入院前2月患者至外院就诊,行病理活检示:肉芽肿性损害。先后给予复方甘草酸苷片50 mg tid、罗红霉素150 mg bid口服并外用百多邦、康复新液等治疗,均效果不佳,皮疹反复不愈。为求进一步诊治收治入院。病程中无发热、咽痛、咳嗽等不适,精神好,胃纳可,睡眠好,大小便正常,无体重明显下降。

2. 既往史

否认肝炎史,否认结核史,否认外伤史,输否认输血史。否认食物、药物过敏史。按计划预防接种、各系统回顾无特殊。

3. 体格检查:

T 37.1℃, P 88次/min, R 20次/min, BP 120 mmHg/70 mmHg,神志清楚,发育正常,营养好,回答切题,自动体位,查体合作,步入病房,无肝掌,左侧耳后淋巴结肿大。头颅无畸形,眼睑正常,睑结膜未见异常,巩膜无黄染。双侧瞳孔等大等圆,对光反射灵敏,外耳道无异常分泌物,无乳突压痛。外鼻无畸形,鼻通气良好,鼻中隔无偏曲,鼻翼无扇动,两侧鼻旁窦区无压痛,口唇无发绀。双腮腺区无肿大,颈软,无抵抗,颈静脉无怒张,气管居中,甲状腺无肿大。胸廓对称无畸形,胸骨无压痛;双肺呼吸音清晰,未闻及干、湿啰音。HR 88次/min,律齐;腹平坦,腹壁软,全腹无压痛,无肌紧张及反跳痛,肝脾肋下未触及,肝肾脏无叩击痛,肠鸣音3次/min。肛门及外生殖器未见异常,脊柱、四肢无畸形,关节无红肿,无杵状指(趾),双下肢无水肿。肌力正常,肌张力正常,生理反射正常,病理反射未引出。

皮肤科体检:皮损分布于左侧耳垂,为浸润性红色斑块和结节,表面有糜烂、溃疡和结痂。如图7-1所示。

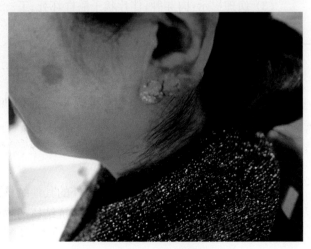

图7-1 皮肤结核

4. 实验室检查：

血常规：WBC 8.33×10^9/L，RBC 5.14×10^{12}/L，Hb 101 g/L，PLT 210×10^{12}/L，N 70%，LY 21%。

抗核抗体（+），滴度（1：100），ENA 抗体（-）。肝肾功能正常。

T-SPOT.TB（+），分泌物抗酸染色涂片（-）。

胸部 CT 检查：双肺纹理增多。

心电图、B 超检查无殊。

ESR：32 mm/h。

病理学活检：肉芽肿，伴片状干酪样坏死。

二、诊疗经过

（1）初步诊断：皮肤结核（结核性下疳）。

（2）诊疗经过：患者入院后完善相关检查，行皮肤活检和病理检查，予复方甘草酸苷注射液 100 ml qd 静滴，米诺环素 50 mg bid 口服抗感染 1 周，皮疹好转不明显。后病理结果提示需考虑皮肤结核，结合 T-SPOT.TB（+）及皮疹特点，故考虑"皮肤结核"，给予异烟肼 0.3 g qd、利福平 0.45 g qd 和左氧氟沙星（可乐必妥）0.5 g qd 口服，出院 2 周后门诊随访，左耳垂处红斑和结节明显缩小，表面溃疡和糜烂面消失。

三、病史分析

1. 病史特点

（1）中年女性，慢性病程，发病前有局部皮肤破损史。

（2）皮疹位于左耳垂处，表现为浸润性红色斑块和结节，表面糜烂结痂。

（3）抗生素感染治疗效果不佳。

2. 诊断

皮肤结核（结核性下疳）。

3. 诊断依据

（1）中年女性，慢性病程，抗生素治疗无效。

（2）皮损位于局部破损处，为浸润性红斑和结节，有溃疡和糜烂。

（3）病理提示：肉芽肿，伴片状干酪样坏死；T-SPOT（+）。

4. 鉴别诊断

（1）孢子丝菌病。

（2）皮肤肿瘤。

（3）红斑狼疮。

四、处理方案及基本原则

（1）详细体格检查，找出除皮肤之外的其他结核灶。

（2）早期、足量、规则、全程及联合的抗结核药物治疗。

（3）对症支持，治疗伴发疾病。

五、要点与讨论

1. 要点

（1）由于结核分枝杆菌的数量、毒力、传播途径、发病方式及机体免疫力不同，患者的临床表现各异。

（2）外源性结核分枝杆菌直接接种可造成皮损，见于结核性下疳、疣状皮肤结核，偶见于寻常狼疮。内源性感染引起的皮肤结核包括瘰疬性皮肤结核、急性粟粒性结核、结核性树胶肿、腔口皮肤结核和寻常狼疮。

（3）皮肤结核的诊断主要依靠临床表现、细菌性检查、皮肤组织病理改变、结核菌素试验及对抗结核治疗的反应来判定。

（4）以结核性下疳为例，急性期的皮肤病理表现为中性粒细胞浸润伴坏死，可见较多炎症细胞和较多结核杆菌。慢性期的皮肤病理则表现为肉芽肿，并出现干酪样坏死，同时结核杆菌逐渐消失，但结核菌素试验可以阳性。

2. 讨论

（1）皮肤结核的治疗：主要依靠口服抗结核药物，一线抗结核药物包括利福平、异烟肼、吡嗪酰胺、乙胺丁醇、利福喷丁、利福布丁；二线抗结核药物包括环丝氨酸、乙硫异烟胺、丙硫异烟胺、氨苯硫脲、对氨基苯甲酸、卷曲霉素、紫霉素、链霉素、丁胺卡那霉素、卡那霉素、左氧氟沙星、加替沙星、莫西沙星。对于无内脏结核的皮肤结核病例，治疗周期为 6 个月。

（2）其他治疗：包括局部治疗，手术切除和物理治疗等。

六、思考题

1. 皮肤结核有哪些类型？皮损有哪些特点？
2. 皮肤结核需要与哪些疾病相鉴别？
3. 不伴有内脏结核的皮肤结核的治疗原则和方案？

（李　剑　傅雯雯）

案例 8

麻 风

一、病历资料

1. 现病史

患者，男性，41 岁，祖籍贵州。因"全身皮疹 4 年余，伴感觉减退"至门诊就诊。患者 4 年多前于面部、躯干及四肢出现淡红色皮疹，不高出皮面，无痛痒等自觉症状，皮疹逐渐增多，颜色变深，呈暗红色，同时伴有四肢皮肤麻木及感觉减退。近 1 年来，于面部及躯干出现黄红色至棕红色结节，并出现眉毛脱落。病程中无低热、乏力、盗汗等全身不适。

2. 既往史

患者祖籍贵州，当地有麻风流行，已离乡 10 年。否认手术外伤史、否认输血史、否认药物过敏史。

3. 体格检查

T 37.0℃，P 80 次/min，R 20 次/min，BP 120 mmHg/70 mmHg。神志清楚，精神可，营养好，回答切题，自动体位，查体合作，全身浅表淋巴结无肿大。头颅无畸形，巩膜无黄染。双侧瞳孔等大等圆，对光反射灵敏。颈软，无抵抗，甲状腺无肿大。胸廓对称无畸形，胸骨无压痛；双肺呼吸音清晰，未闻及干、湿性啰音。腹平坦，腹壁软，全腹无压痛，无肌紧张及反跳痛，肝脾肋下未触及，肝肾无叩击痛。脊柱、四肢无畸形。肌力正常，肌张力正常，生理反射正常，病理反射未引出。

皮肤科体检：面部、躯干、四肢见弥漫性暗红色斑，部分区域见黄红色至棕色结节，前额黄红色结节，眉毛脱落，呈狮面状，四肢温、痛、触觉减退。如图 8-1、图 8-2 所示。

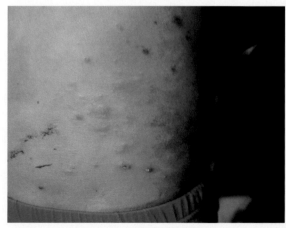
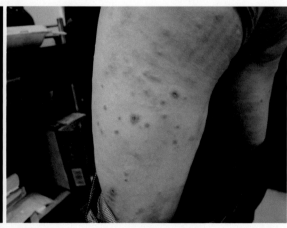

图 8-1　麻风(腹部)　　　　　　　图 8-2　麻风(下肢)

4. 实验室及影像学检查或特殊检查

皮肤组织病理:表皮萎缩,真皮内及皮下脂肪组织内弥漫性组织细胞、泡沫细胞、多核巨细胞呈结节状浸润,浸润细胞包绕细血管及神经小分支;抗酸染色:阳性;阿新蓝染色:阴性。

二、诊治经过

(1) 初步诊断:麻风。

(2) 诊疗经过:门诊就诊后,予行皮损处病理活检,根据组织病理结果结合临床表现考虑瘤型麻风,遂予利福平、氨苯砜、氯苯吩嗪联合化疗,治疗 1 年,皮疹变平、颜色变深,查菌减少,继续治疗中。

三、病例分析

1. 病史特点

(1) 男性,41 岁,祖籍贵州,当地有麻风流行。

(2) 皮疹弥漫分布于全身。

(3) 皮疹为暗红色斑疹、黄红色结节。

(4) 面部眉毛脱落,呈狮面状。

(5) 温、痛、触浅感觉减退。

(6) 组织病理提示真皮内及皮下脂肪组织内弥漫性组织细胞、泡沫细胞、多核巨细胞呈结节状浸润,浸润细胞包绕细血管及神经小分支,抗酸染色:阳性。

2. 诊断与诊断依据

(1) 诊断:瘤型麻风(LL)。

(2) 诊断依据:①中年男性,来自疫区,慢性病程;②皮疹弥漫分布于全身,为暗红色斑疹和结节;③眉毛脱落,狮面;④温、痛、触浅感觉障碍;⑤组织病理提示真皮内及皮下脂肪组织内特征性改变以及神经小分支的炎症反应;⑥组织切片抗酸染色阳性。

3. 鉴别诊断

(1) MF。

(2) 慢性光化性皮炎。

(3) 黏汇性水肿。

(4) 黄瘤。

(5) 组织细胞瘤。

四、处理方案及基本原则

(1) 联合化疗(Multidrug Therapy, MDT):一旦确诊,要早期、及时、足量、足程、规则治疗,以促进疾病痊愈,减少畸形残废及防止复发。为了迅速消除传染性、缩短疗程,减少耐药性和防止复发,现在主张对少菌型或多菌型麻风患者均使用利福平、氨苯砜和氯苯吩嗪 3 种药物组成统一的抗麻风化学药物联合治疗方案,多菌型 24 个月 MDT 疗程应在 36 个月内完成,少菌型 6 个月 MDT 疗程应在 9 个月内完成。

(2) 免疫疗法:目的是通过免疫调节来纠正瘤型麻风患者的抗原特异性免疫缺陷,以便加速死菌和麻风持久菌的清除,从而减少麻风反应和神经损伤的发生率与严重程度,减少复发。

（3）麻风反应的治疗：麻风反应痛苦极大，且易致畸形或失明，一旦发生应尽快治疗。可酌情选用沙利度胺、糖皮质激素、氯苯吩嗪、雷公藤、静脉封闭及抗组胺类药物等。

（4）并发症的处理：足底慢性溃疡者，应适当休息，注意局部清洁，防止感染，必要时可扩创或植皮；畸形者，加强锻炼、理疗、针灸，必要时作矫形手术。

五、要点与讨论

1. 要点

（1）麻风是由麻风分枝杆菌引起的慢性传染病，主要侵犯皮肤、黏膜和外周神经。

（2）我国麻风的流行情况：呈集簇性分布、地方性流行，主要以云南、贵州、四川、广西、广东为主。

（3）传染源是未经治疗的麻风病患者，其中多菌型患者皮肤黏膜含有大量麻风杆菌，是最重要的传染源。

（4）传播途径：主要通过直接接触传染，目前认为带菌者咳嗽和喷嚏时的飞沫和悬滴通过健康人的上呼吸道黏膜进入人体，是麻风杆菌传播的主要途径；其次是间接接触传染。

（5）易感人群：麻风杆菌进入人体后是否发病以及发病后的过程和表现，主要取决于被感染者机体的免疫状态。

（6）麻风分为 5 个逐渐移行的类型：两极为免疫力强的结核样型（TT）和细胞免疫力低的瘤型（LL），其间有免疫性不稳定的界线类偏结核样型（BT）、中间界线类（BB）和界线类偏瘤型（BL）；早期麻风皮损无特异性病理变化，称未定类（I）。

（7）联合化疗中麻风分为两型：多菌型（MB），皮肤涂片细菌阳性，包括 LL、BL、BB 及部分 BT；少菌型（PB），皮肤涂片细菌阴性，包括 I、TT 及部分 BT。

（8）麻风杆菌侵入机体后，潜伏期一般平均为 2～5 年，短者数月，长者超过 10 年，在典型症状出现之前，多有全身不适、肌肉关节酸痛、四肢感觉异常等前驱症状。

（9）皮肤损害多种多样，有斑疹（淡红色、暗红色或色素减退）、丘疹、结节、斑块、浸润、水疱、溃疡及萎缩等。

（10）侵犯皮肤附属器，毛囊受累毛发、眉毛可脱落，汗腺、皮脂腺破坏可造成汗闭和皮肤干燥。

（11）不同程度的周围神经受累症状，表现为皮神经粗大、疼痛、压痛；神经支配区皮肤浅感觉障碍，温、痛、触觉依次出现障碍；运动功能障碍，形成"爪手""猿手""垂腕""兔眼"等多种表现；神经营养障碍，表现为皮肤干燥、溃疡、肌肉萎缩、指（趾）骨质吸收，形成畸形。

2. 讨论

（1）诊断标准：①慢性皮疹；②局限性麻木（温、痛、触觉障碍）；③外周神经粗大；④组织切刮涂片抗酸染色查菌阳性；⑤皮损活检有特异性病理变化或侵犯皮神经的非特异性炎症。疑似病例：具备①②③任何两项。确诊病例：具备①②③三项或疑似病例加④或⑤。

（2）鉴别诊断：

① 需要鉴别的皮肤病：TT、BT 应与寻常狼疮、DLE、结节病、环状肉芽肿、离心性环状红斑等相鉴别；LL、BL、BB 应与多形红斑、离心性环形红斑、MF、湿疹、银屑病、药疹、脂溢性皮炎、慢性光化性皮炎、结节性红斑、皮肤血管炎、黏液性水肿、黄瘤、组织细胞瘤、纤维瘤、平滑肌瘤、皮肤假性淋巴瘤等相鉴别。

② 需要鉴别的神经病：如脊髓空洞症，其他原因引起的多发性神经炎、外伤性周围神经损伤、进行性脊髓性肌萎缩、进行性增殖性间质性神经炎、进行性肌营养不良、股外侧皮神经炎、面神经麻痹等。

（3）麻风反应：麻风反应（Leprosy Reaction，LR）是指在麻风的慢性过程中，突然呈现症状活跃、发生急性或亚急性病变，使原有皮肤和神经损害病症加剧，或出现新的皮肤和神经损害，还可伴有发热、恶寒、食欲不振和全身不适等。发生诱因与药物、内分泌变化、感染、精神因素、外伤或手术、预防接种和注射等有关。LR 可分为Ⅰ型反应、Ⅱ型反应及混合反应。未及时有效地治疗 LR 可导致患者的畸残或加重原有的畸残。

Ⅰ型 LR 是细胞介导的迟发型超敏反应,常发生于免疫状态不稳定的 BB、BT 和 BL 患者。当患者机体免疫力增加,病情向 TT 发展,称为升级反应,常发生在治疗 3～6 个月时。当患者机体免疫力下降,病情向 LL 发展,称为降级反应,多发生在治疗不彻底或未经治疗的患者。临床上表现为原皮损红肿、疼痛性皮损,可伴有破溃形成瘢痕,浅表神经突然粗大疼痛,若不及时治疗则引起永久性畸形。

Ⅱ型 LR 系麻风杆菌抗原和相应抗体结合的免疫复合物反应,属于体液免疫反应,又称麻风性结节性红斑,主要发生于 LL 或 BL 患者,于治疗前、中、后均可能发生,可为部分患者首次就诊的主要症状。临床上表现为反复发作的簇集性分布的结节性红斑,可伴发热、乏力、淋巴结肿痛等全身症状,神经反应较轻。麻风伴Ⅱ型 LR 容易误诊为结节性红斑、SWEET 综合征、淋巴瘤、脉管炎等。

(4) 临床治愈标准:完成联合化疗的患者应监测至活动性症状完全消失,皮肤涂片查菌阳性者待阴转后每 3 个月查菌一次,连续 2 次,即在 6 个月内连续三次阴性;皮肤涂片查菌阴性者待活动性症状完全消失,皮肤涂片查菌仍为阴性,才可判为临床治愈。对临床不活动者仍应完成每年一次的临床和细菌检查,以便及时发现麻风反应或复发。

(5) 漏诊、误诊原因分析:以下原因往往导致麻风漏诊、误诊:①由于本病潜伏期长达 2～11 年,非流行区域患者就诊时已离开流行区很长时间;而且目前在坚持联合化疗前提下,临床已不强调麻风病的隔离治疗,以致无法获取无明确的麻风患者接触史;②临床表现多样化,尤其是抗生素和皮质激素的广泛使用,导致症状不典型;③病史采集及体格检查(浅表神经)不细致;④麻风发病率降低,近 5 年全国平均发病率低于 0.5/10 万,年轻医生缺乏警惕及诊疗经验;⑤患者隐瞒病史。

(6) 完善诊治流程:早期发现早期治疗,可消灭传染源切断传播途径,并避免残疾发生,对麻风的防治十分关键,所以临床医生必须完善疾病的诊治流程,以避免漏诊、误诊。首先应详细询问病史,特别是疫区居住史和患者接触史;进行体格检查时,应仔细检查皮肤、黏膜、附属器及淋巴结的累及情况;对有疑似神经损害者,应进行浅表神经触诊、感觉(温、痛、触觉)功能检查以及运动功能检查;完善组织病理检查,组织切刮涂片查麻风杆菌。

六、思考题

1. 麻风的病因及传播要素是什么?
2. 麻风的分类和临床表现有哪些?
3. 列举麻风的治疗原则和判愈标准。

(马 莉)

案例 9
单纯疱疹

一、病历资料

1. 现病史

患者,女性,16 岁。因"左侧面部出现小水疱 2 天"就诊。患者 2 天前左上唇区出现红色皮疹,上伴数枚小水疱,并出现皮肤刺痛感,为进一步诊治,来我院皮肤科就诊。

一周前有感冒史,以前该部位曾出现类似水疱症状 4～5 次,一般一周左右可愈合。

2. 既往史

否认传染病史,否认手术外伤史,否认输血史,否认过敏史,否认高血压和糖尿病等其余系统疾病。

3. 体格检查

T 37.0℃, P 80 次/min, R 20 次/min, BP 120 mmHg/69 mmHg。神志清楚,精神可,营养好,回答切题,自动体位,查体合作。头颅无畸形,睑结膜无充血,巩膜无黄染。双侧瞳孔等大等圆,对光反射灵敏。颈软,无抵抗,甲状腺无肿大。胸廓对称无畸形,胸骨无压痛;双肺呼吸音清晰,未闻及干、湿性啰音。腹平坦,腹壁软,全腹无压痛,无肌紧张及反跳痛,肝脾肋下未触及,肝肾无叩击痛。脊柱、四肢无畸形。肌力正常,肌张力正常,生理反射正常,病理反射未引出。

皮肤科体检:左侧面颊见红色斑片,上伴数枚小水疱,成簇,部分水泡已破溃。如图 9-1 所示。

4. 实验室和影像学检查

HSV-1-IgM (-), HSV-1-IgG (+), HSV-2-IgM (-), HSV-2-IgG (-)。

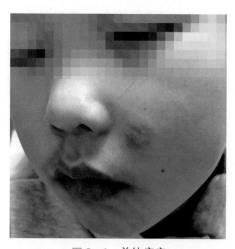

图 9-1 单纯疱疹

二、诊治经过

(1) 初步诊断:单纯疱疹。

(2) 诊疗经过:完善相关检查,予伐昔洛韦片一日 2 次,每次 0.3 g,口服 7 天;外用阿昔洛韦软膏每日 2 次,治疗后一周复诊,水疱消退。

三、病例分析

1. 病史特点

(1) 女性,16 岁,左侧面部出现小水疱 2 天,刺痛感。

(2) 发病前有感冒史。

(3) 以前该部位曾出现类似水疱症状 4～5 次,一般一周左右可愈合。

(4) 左侧面颊见红色斑片,上伴数枚小水疱,成簇,部分水泡已破溃。

(5) 血清抗体检测:HSV‐1‐IgM(－),HSV‐1‐IgG(＋),HSV‐2‐IgM(－),HSV‐2‐IgG(－)。

2. 诊断与鉴别诊断

(1) 诊断:单纯疱疹。

(2) 诊断依据:①青少年女性,左侧面颊出现小水疱 2 天伴刺痛;②发病前有感冒史;③该部位也有类似水疱症状 4～5 次,一周左右可愈合;④体检:左上唇区见及红色斑片,伴成簇小水疱,部分水泡已破溃,结痂;⑤血清抗体检测:HSV‐1‐IgG(＋)。

3. 鉴别诊断

(1) 接触性皮炎。

(2) 毛囊炎。

(3) 带状疱疹。

四、处理方案及基本原则

(1) 避免可能的诱发因素。

(2) 外用治疗或对症处理:有利于皮疹干燥、收敛,预防继发感染。

(3) 抗病毒治疗:抗病毒治疗应在发病早期迅速进行,以抑制病毒复制及阻止病毒传播。

五、要点与讨论

单纯疱疹是指单纯疱疹病毒(HSV)引起的急性感染性皮肤病。发病前多有发热乏力等前驱症状,皮损好发于口周、鼻孔、面颊和外阴。一般先出现红斑,继而出现簇集的粟粒至绿豆大小的丘疱疹和水疱。神经疼痛与皮疹的发生时间并不平行,疼痛程度与皮疹的严重疼痛也不平行。

根据成簇水疱、分布部位、可有神经痛、易复发等特点,诊断不难。治疗以外用对症支持、抗病毒和营养神经为主。对于疱疹性结膜角膜炎,要加用抗病毒滴眼液。对于外阴的单纯疱疹(生殖器疱疹),详见生殖器疱疹篇。

六、思考题

1. 单纯疱疹的病因、好发部位和临床表现有哪些?

2. 单纯疱疹的诊断和鉴别诊断要点是什么?

(梁 俊)

案例 10
水　痘

一、病历资料

1. 现病史

患者,女性,16 岁。因"面部、躯干、四肢皮疹 2 天,伴发热 2 天"就诊,患者 2 天前感头痛,有发热,测体温 38.1℃,半天后在头面部出现红色丘疹,略瘙痒。1 天后躯干、四肢均出现同样皮疹,并出现粟粒至米粒大小的水疱。患者至我院门诊就诊,血常规检查示:WBC $3.6×10^9$/L, RBC $4.5×10^{12}$/L, Hb 138 g/L, PLT $250×10^9$/L, N 68%, LY 22%, MO 10%。追问病史,患者同班同学中有 6 人同患此病。

2. 既往史

否认传染病史,否认手术外伤史,否认输血史,否认过敏史,否认高血压和糖尿病等其余系统疾病,按时预防接种。

3. 体格检查

T 37.8℃, P 96 次/min, R 26 次/min, BP 122 mmHg/72 mmHg。神志清楚,精神可,营养好,回答切题,自动体位,查体合作,双侧耳后淋巴结肿大。头颅无畸形,结膜充血,巩膜无黄染。双侧瞳孔等大等圆,对光反射灵敏。颈软,无抵抗,甲状腺无肿大。胸廓对称无畸形,胸骨无压痛;双肺呼吸音清晰,未闻及干、湿性啰音。腹平坦,腹壁软,全腹无压痛,无肌紧张及反跳痛,肝脾肋下未触及,肝肾脏无叩击痛。脊柱、四肢无畸形。肌力正常,肌张力正常,生理反射正常,病理反射未引出。

皮肤科体检:面部、躯干、四肢广泛散在米粒至绿豆大小的暗红色丘疹和粟粒至米粒大小的水疱,疱液清亮,周围有红晕,个别糜烂面和结痂。如图 10-1、图 10-2 所示。

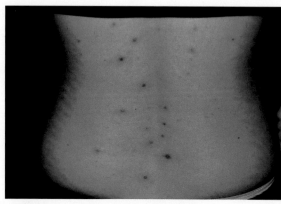
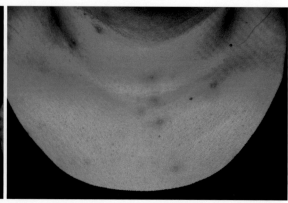

图 10-1　水痘(腰肾部)　　　　　　　　图 10-2　水痘(颈前区)

4. 实验室及影像学检查或特殊检查

血常规：WBC 3.6×10^9/L，RBC 4.5×10^{12}/L，Hb 138 g/L，PLT 250×10^9/L，N 68%，LY 22%，MO 10%。

二、诊治经过

（1）初步诊断：水痘。

（2）诊疗经过：予伐昔洛韦 0.3 bid 口服抗病毒治疗，丘疹、水疱处硫磺炉甘石洗剂外用每天 3 次，已结痂处外用阿昔洛韦乳膏每天 2 次。嘱其多饮水，休息。患者隔离至全部皮疹结痂。

三、病例分析

1. 病史特点

（1）女性，16 岁，皮疹分布广泛，头面、躯干、四肢均有皮疹。

（2）有发热，密切接触者有同病史。

（3）皮疹表现为红斑、丘疹、水疱，水疱周围有红晕。

2. 诊断与诊断依据

（1）诊断：水痘。

（2）诊断依据：①女性，青少年发疹前有发热等前驱症状；②密切接触者有同病史；③皮疹广泛，为红斑、丘疹、水疱，水疱周围有红晕。

3. 鉴别诊断

（1）丘疹性荨麻疹。

（2）泛发性带状疱疹。

（3）脓疱疮。

四、处理方案及基本原则

（1）抗病毒治疗：抗病毒治疗应在发病早期迅速进行，以抑制病毒复制及阻止病毒传播。

（2）外用治疗或对症处理：有利于皮疹干燥、收敛，预防继发感染。

（3）避免传染：隔离患者至全部皮疹结痂后。

五、要点与讨论

1. 要点

（1）水痘是由水痘-带状疱疹病毒引起的急性感染性皮肤病，发病前多有发热、乏力等前驱症状。

（2）儿童多见，且传染性强，故患者的隔离非常重要。

（3）皮疹广泛，为红斑、丘疹、水疱，水疱周围有红晕。

2. 讨论

根据患者的典型皮疹：泛发丘疹、水疱，水疱周围有红晕等特点，诊断不难。治疗以抗病毒、对症支持为主。

六、思考题

1. 水痘的病因和临床表现有哪些？
2. 水痘的诊断和鉴别诊断要点是什么？

（方丽华）

案例 11

带状疱疹

一、病历资料

1. 现病史

患者,男性,58岁。因"右侧面颊及颈部皮疹2天伴刺痛"入院。患者入院前3天出现右侧面颊阵发性刺痛,未治疗。1天后于右侧面颊出现水肿性红斑,肿胀迅速加重。继而右侧颈部、耳廓和耳后亦出现水肿性红斑,并出现簇集的粟米至绿豆大小的水疱,局部疼痛和耳痛剧烈。患者至我院,查血常规示:WBC 4.9×10^9/L,RBC 4.20×10^{12}/L,Hb 135 g/L,PLT 220×10^9/L,N 65%,LY 23%,MO 10%,为进一步诊治而入院。患者发病前一周曾有低热,咽痛史,自行口服解热镇痛药后热退。

2. 既往史

否认传染病史,否认手术外伤史,否认输血史,否认过敏史,否认高血压和糖尿病等其余系统疾病。

3. 体格检查

T 37.0℃,P 80次/min,R 20次/min,BP 120 mmHg/69 mmHg。神志清楚,精神可,营养好,回答切题,自动体位,查体合作,右侧耳后淋巴结肿大。头颅无畸形,结膜无充血,巩膜无黄染。双侧瞳孔等大等圆,对光反射灵敏。颈软,无抵抗,甲状腺无肿大。胸廓对称无畸形,胸骨无压痛;双肺呼吸音清晰,未闻及干、湿性啰音。腹平坦,腹壁软,全腹无压痛,无肌紧张及反跳痛,肝脾肋下未触及,肝肾脏无叩击痛。脊柱、四肢无畸形。肌力正常,肌张力正常,生理反射正常,病理反射未引出。

皮肤科体检:右侧面颊、颈部、耳廓和耳后可见水肿性红斑,其上可见成簇分布的丘疱疹或水疱,粟米至绿豆大小,部分散在浅糜烂面和结痂。右侧外耳道可见红肿和水疱。如图11-1所示。

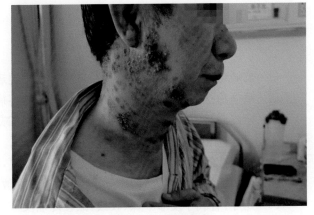

图 11-1 带状疱疹

4. 实验室及影像学检查或特殊检查

血常规:WBC 4.9×10^9/L,RBC 4.20×10^{12}/L,Hb 135 g/L,PLT 220×10^9/L,N 65%,LY 23%,MO 10%。

二、诊治经过

（1）初步诊断：带状疱疹。

（2）诊疗经过：入院后入院后检测肿瘤标志物、肝肾功能、血糖等各项指标均在正常范围，HIV抗体阴性，予伐昔洛韦1.0 g tid po抗病毒，甲钴胺片0.5 mg tid po营养神经，甲泼尼龙片8 mg tid po减轻炎症反应，加巴喷丁0.3 g tid po镇痛，予氧氟沙星滴耳液滴耳以防止感染。皮疹糜烂渗出处予3％硼酸溶液湿敷bid，并予光疗qd。治疗5天后，水肿显著减轻，耳痛缓解，故停用甲泼尼龙片。1周后患处水疱均结痂，痛感明显减轻，故予出院，门诊随访皮疹和神经痛的恢复情况。

三、病例分析

1. 病史特点

（1）男性，58岁，皮疹分布于右侧面颊及颈部。

（2）发病前一周曾有低热、咽痛史。

（3）皮疹表现为水肿性红斑基础上簇状分布的水疱和丘疱疹，呈条状分布。

（4）伴有阵发性针刺样痛。

2. 诊断与诊断依据

（1）诊断：带状疱疹。

（2）诊断依据：①中老年男性，发疹前有发热等前驱症状；②面颈部单侧皮疹，沿神经分布呈条状分布；③皮疹为成簇水疱和丘疱疹；④阵发性针刺样痛。

3. 鉴别诊断

（1）单纯疱疹。

（2）水痘。

（3）脓疱疮。

四、处理方案及基本原则

（1）抗病毒治疗：抗病毒治疗应在发病早期迅速进行，以抑制病毒复制及阻止病毒传播。

（2）镇痛治疗：及早进行镇痛疗可减轻患者的疼痛感，提高患者生活质量，减少后遗神经痛的发生。

（3）糖皮质激素：早期和抗病毒药联合应用，可减轻炎症反应，阻止对神经节和神经纤维的毒性和破坏作用，减少后遗神经痛的发生。

（4）营养神经治疗：有利于神经纤维损害的恢复，减少后遗神经痛的发生。

（5）外用治疗或对症处理：有利于皮疹干燥、收敛，预防继发感染。

（6）光疗：有利于皮疹干燥、收敛，减轻疼痛反应，减少后遗神经痛的发生。

五、要点与讨论

1. 要点

（1）带状疱疹是由水痘-带状疱疹病毒引起的急性感染性皮肤病，发病前多有发热乏力等前驱症状。

（2）在一定神经分布区域发生不规则红斑，继而出现簇集的粟粒至绿豆大小的丘疱疹和水疱。

（3）皮疹多沿某一神经分布，侵犯 1～2 个神经节分布区，发生于身体一侧，不超过中线，累及双侧者十分少见。

（4）神经痛与皮疹的发生时间并不平行，疼痛的程度与皮疹的严重疼痛也不平行。

2. 讨论

根据成簇水疱、沿神经分布、排列成带状、单侧分布及明显的神经痛等特点，诊断不难。治疗以抗病毒、镇痛、营养神经和外用对症支持为主。对于糖皮质激素的应用尚存在不一致的观点，大部分观点认为在无明显禁忌证且合并使用伐昔洛韦的情况下，早期和短程使用中小剂量的糖皮质激素可以减轻炎症，减少后遗神经痛的发生。但在耳带状疱疹并出现 Ramasy-hunt 综合征中，糖皮质激素联合伐昔洛韦治疗的疗效肯定。

六、思考题

1. 带状疱疹的病因和临床表现是什么？
2. 带状疱疹的诊断和鉴别诊断要点有哪些？
3. 列举带状疱疹的治疗原则。

（唐　慧）

案例 12

扁 平 疣

一、病历资料

1. 现病史

患者,男性,26岁。因"面部皮疹渐增多偶痒1年余,加重2个月"至门诊就诊。患者1年前无明显诱因下双侧面颊部出现针帽至米粒大小略高出皮面的扁平淡褐色皮疹,偶有轻度瘙痒,未予治疗。随后皮疹不断增多,逐渐蔓延至整个额面部,近2个月手部和下肢也有新发皮疹,部分呈串珠样排列,故患者前来本院就诊。患者起病来无发热、胸闷气急、呼吸困难、头晕头痛、口腔溃疡、关节肿胀、肌肉酸痛、对光敏感、月经紊乱等症状。患者精神好,胃纳可,睡眠佳,两便正常,无明显体重下降。

2. 既往史

否认肝炎、结核等传染病史,否认手术外伤史,否认输血史,否认食物、药物过敏史,预防接种史不详。系统回顾:体健无殊。

3. 体格检查

T 36.8℃,P 76次/min,R 20次/min,BP 130 mmHg/90 mmHg。神志清楚,精神可,发育正常,营养好,回答切题,自动体位,查体合作,步入病房。全身浅表淋巴结无明显肿大。头颅无畸形,眼睑正常,睑结膜未见异常,巩膜无黄染。双侧瞳孔等大等圆,对光反射灵敏,耳廓无畸形,外耳道无异常分泌物,无乳突压痛。外鼻无畸形,鼻通气良好,鼻中隔无偏曲,鼻翼无扇动,两侧鼻旁窦区无压痛,口唇无发绀。双腮腺区无肿大,颈软,无抵抗,颈静脉无怒张,气管居中,甲状腺无肿大。胸廓对称无畸形,胸骨无压痛;双肺呼吸音清,未闻及干、湿啰音。HR 76次/min,律齐;腹平坦,腹壁软,全腹无压痛,无肌紧张及反跳痛,肝脾肋下未触及,肝肾脏无叩击痛。肛门及外生殖器未见异常,脊柱、四肢无畸形,关节无红肿,无杵状指(趾),双下肢轻度凹陷性水肿。肌力正常,肌张力正常,生理反射正常,病理反射未引出。

皮肤科检查:皮损广泛分布于整个面部、手背和下肢,以前额、耳前和下颌为著,可见多发针帽至米粒大小淡褐色扁平丘疹,表面光滑,部分皮疹略增厚,伴散在抓痕,无明显角化,右侧耳前及左下颌部可见皮疹呈串珠样分布。如图12-1、图12-2所示。

4. 实验室及影像学检查或特殊检查

血尿常规、肝肾功能、免疫球蛋白、T细胞亚群、ANA等检查均无殊。

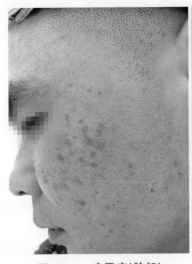
图 12-1　扁平疣(脸部)

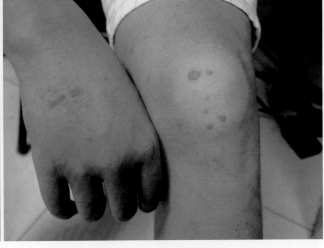
图 12-2　扁平疣(四肢)

二、诊治经过

(1) 初步诊断：扁平疣。

(2) 诊疗经过：患者门诊就诊后完善相关检查，包括血尿常规、肝肾功能、免疫球蛋白、T 细胞亚群、ANA 等检查均无殊。给予转移因子胶囊 2 粒 tid 口服，0.025％维 A 酸乳膏 qn 于皮疹局部点涂。一个月后门诊随访，皮疹无新发，大部分皮疹变平，个别皮疹脱落，继续原方案治疗并随访。

三、病例分析

1. 病史特点

(1) 患者男性，26 岁，慢性病程。

(2) 因"面部皮疹渐增多偶痒 1 年余"至门诊就诊。

(3) 皮疹初起于双侧面颊部，渐增多蔓延至整个额面部。

(4) 皮损广泛分布于整个面部，以前额、耳前和下颌为著，表现为多发针帽至米粒大小淡褐色扁平丘疹，表面光滑，部分皮疹略增厚，伴散在抓痕，无明显角化，右侧耳前及左下颌部可见皮疹呈串珠样分布。

(5) 偶轻度瘙痒。

(6) 系统检查与实验室检查无殊。

(7) 转移因子口服及维 A 酸外用治疗，治疗后临床症状有改善。

2. 诊断与诊断依据

(1) 诊断：扁平疣。

(2) 诊断依据：①患者，青年女性，26 岁，慢性病程；②因"面部皮疹渐增多偶痒 1 年余"至门诊就诊；③皮疹初起于双侧面颊部，渐增多蔓延至整个额面部；④皮疹以前额、耳前和下颌为著，表现为多发针帽至米粒大小淡褐色扁平丘疹，表面光滑，部分皮疹略增厚，伴散在抓痕，无明显角化，部分可见皮疹呈串珠样假性"同形反应"；⑤仅偶有轻度瘙痒；⑥系统检查与实验室检查无殊；⑦转移因子口服、维 A 酸乳膏外用治疗有效。

3. 鉴别诊断

（1）脂溢性皮炎。

（2）脂溢性角化。

（3）发疹性汗管瘤。

（4）面部播散性粟粒性狼疮。

（5）湿疹样皮炎。

四、处理方案及基本原则

扁平疣是由人类乳头瘤病毒引起的感染性皮肤病，免疫功能异常为其好发因素。扁平疣的治疗以提高患者免疫功能、消除皮疹为目标，包括局部治疗和系统治疗两个方面。

（1）局部药物治疗：包括肽丁胺乳膏、干扰素凝胶、维 A 酸乳膏、咪喹莫特霜外用。氟尿嘧啶（5 - FU）软膏、鬼臼毒素、冰醋酸或水杨酸类药物因可能导致皮肤红斑、水肿、疼痛、色素沉着，故不适用于面部皮疹患者。

（2）全身系统治疗：免疫增强治疗可调动和刺激全身免疫反应，促使扁平疣皮疹消退，包括转移因子、胸腺肽等口服，多发性且顽固难治者可予转移因子、胸腺肽、聚肌胞、卡介菌多糖或干扰素注射治疗。中医中医治疗以养阴平肝、活血软坚为治则，如平肝活血方、去疣方、板蓝根注射液、柴胡注射液等。

五、要点与讨论

1. 要点

（1）扁平疣是由人类乳头瘤病毒感染引起的病毒性皮肤病，可通过直接或间接接触传播，外伤、皮肤破损、机体免疫功能低下是其易感因素。

（2）扁平疣又称青年扁平疣，好发于青少年，好发于颜面部位，其次为手背，偶见于其他部位。

（3）皮疹一般为多发性，散在或聚集成群，可见假性"同形反应"。表现为针帽至米粒大小肤色或淡褐色扁平丘疹，圆形或椭圆形，表面光滑。

（4）一般无自觉症状，偶有微痒。

（5）病程为慢性，部分可自愈。皮疹消退前时有红、痒突然加重现象。

2. 讨论

根据该病好发于青少年，好发于颜面、手背，一般为多发性，散在或聚集成群，可见假性"同形反应"，表现为针帽至米粒大小肤色或淡褐色表面光滑的扁平丘疹，偶有微痒，病程慢性，部分可自愈，消退前时有红、痒、突然加重现象，诊断不难。

六、思考题

1. 扁平疣的病因、传播途径和易感因素有哪些？

2. 扁平疣的临床表现和诊断要点是什么？

3. 扁平疣的处理方案与基本原则是什么？

（黄　岚）

寻 常 疣

一、病历资料

1. 现病史

患者,男性,23 岁。因"右手皮疹 5 个月"至门诊就诊。患者 5 个月前于右手拇指指腹出现针帽大小灰白色隆起性皮疹,无明显痛痒,未予治疗。随后皮疹逐渐增至绿豆大小,表面粗糙,明显高出皮面,质地坚硬。1 个月前右手其他手指及手背也陆续出现类似皮疹,遂前来门诊就诊。

2. 既往史

否认传染病史,否认手术外伤史,否认输血史,否认过敏史。

3. 体格检查

T 37.0℃,P 80 次/min,R 20 次/min,BP 140 mmHg/80 mmHg。神志清楚,精神可,营养好,回答切题,自动体位,查体合作,全身浅表淋巴结无肿大。头颅无畸形,巩膜无黄染。双侧瞳孔等大等圆,对光反射灵敏。颈软,无抵抗,甲状腺无肿大。胸廓对称无畸形,胸骨无压痛;双肺呼吸音清晰,未闻及干、湿性啰音。腹平坦,腹壁软,全腹无压痛,无肌紧张及反跳痛,肝脾肋下未触及,肝肾脏无叩击痛。脊柱、四肢无畸形。肌力正常,肌张力正常,生理反射正常,病理反射未引出。

皮肤科体检:右手拇指指腹、食指以及手背见数个米粒至绿豆大小灰白色角化性丘疹,表面粗糙,呈乳头瘤样增殖,触之质地坚硬,无触痛。如图 13-1 所示。

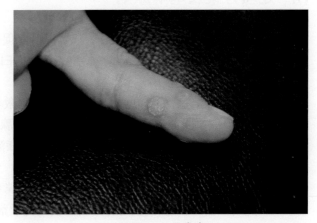

图 13-1　寻常疣

4. 实验室及影像学检查或特殊检查

血常规:WBC 4.5×10^9/L, RBC 4.2×10^{12}/L, Hb 135 g/L, PLT 230×10^9/L, N 63%, LY 28%, MO 8%。

二、诊治经过

（1）初步诊断：寻常疣。

（2）诊疗经过：门诊就诊后，予30％冰醋酸每日2次、0.1％维A酸乳膏每晚1次于皮损局部点涂，转移因子胶囊2粒tid口服。1个月后门诊随访，个别疣体脱落，大部分疣体变小变平，无新发损害，继续原方案治疗。

三、病例分析

1. 病史特点

（1）男性，23岁，病程5个月。

（2）皮疹分布于右手，并逐渐播散增多。

（3）皮疹表现为大小不等、质地坚硬的灰白色角化性丘疹，表面粗糙，呈乳头瘤样增殖。

2. 诊断与诊断依据

（1）诊断：寻常疣。

（2）诊断依据：①青年男性，于右手部侧起疹；②皮疹初起为单发，逐渐播散增多；③皮疹为多发性角化性丘疹，表面粗糙，呈乳头瘤样增殖。

3. 鉴别诊断

（1）疣状皮肤结核。

（2）结节性痒疹。

四、处理方案及基本原则

（1）局部药物治疗：局部治疗目的是破坏疣体，促使疣体脱落。可选用5％氟尿嘧啶软膏、0.1％维A酸乳膏、3％酞丁胺软膏、5％咪喹莫特霜、0.5％鬼臼毒素、30％冰醋酸或水杨酸软膏外涂，可也选用博来霉素或干扰素进行皮损内注射。

（2）免疫增强治疗：免疫增强治疗可调动和刺激全身免疫反应，促使疣体脱落。可予转移因子胶囊、胸腺肽胶囊等口服，多发性且顽固难治者可予胸腺肽或干扰素注射治疗。

（3）中医中药治疗：养阴平肝、活血软坚，如平肝活血方、治疣汤、马齿苋合剂、板蓝根注射液、柴胡注射液等。

（4）冷冻、激光治疗：适用于单发或数目少的寻常疣。

（5）光动力治疗：顽固病例可考虑局部使用光敏剂ALA的光动力疗法。

五、要点与讨论

1. 要点

（1）寻常疣由人类乳头状瘤病毒（HPV）感染引起，可通过直接或间接接触传播，外伤或皮肤破损是感染HPV的一个重要因素。

（2）本病多发生于儿童和青少年，好发于手指、手背、面部等暴露部位。

（3）皮疹初起为针尖大小光滑、发亮、半透明的扁平角质丘疹，渐渐扩大到豌豆大或更大，呈圆形或多角形的乳头状突起,表面粗糙,质坚硬,呈灰黄、污黄或污褐色,摩擦或撞击易于出血。

（4）数目不等,初起多为一个,以后可发展为数个到数十个。

（5）一般无自觉症状,偶有压痛。

（6）病程慢性,部分可自愈。

2. 讨论

发生在甲缘的寻常疣,表现为单纯性角化,待侵及皮肤时才出现典型赘疣状损害,若向甲下蔓延,可使甲掀起,破坏甲的生长,导致裂口、疼痛及继发感染。本病的病程与机体免疫有重要关系,免疫缺陷者,如移植、肿瘤、淋巴瘤、白血病、红斑狼疮患者发病增多。细胞免疫对疣的防御机制起主要作用。疣体消退前常有以下征兆:突然瘙痒,疣基底部发生红肿,损害突然变大,趋于不稳定状态,或个别疣可消退或有细小的新疣发生。

六、思考题

1. 寻常疣的病因、传播途径和易感因素有哪些?

2. 寻常疣的临床表现和诊断要点是什么?

3. 寻常疣的治疗原则和治疗方案选择是什么?

（马　莉）

案例 *14*

传染性软疣

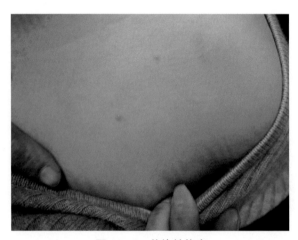

图 14-1 传染性软疣

4. 实验室及影像学检查或特殊检查
无。

一、病历资料

1. 现病史

患者,男性,8 岁。因"上胸部皮疹 1 月,加重 1 周"就诊。患儿家属发现患儿 1 月前发现上胸部出现三四个绿豆大小丘疹,无明显自觉症状,未曾治疗,1 周前发现皮疹有增多。

2. 既往史

否认传染病史,否认手术外伤史,否认输血史,否认过敏史,否认系统性疾病史。

3. 体格检查

胸部可见十余个绿豆大小半球形的丘疹,中心微凹如脐窝,表面有蜡样光泽。挑破顶端后,可挤出白色乳酪洋物质。如图 14-1 所示。

二、诊治经过

(1) 初步诊断:传染性软疣。
(2) 诊疗经过:采用挑除治疗方法,将皮损中的软疣小体完全挤出,然后涂以 2%碘酊。

三、病例分析

1. 病史特点

(1) 男性,8 岁,皮疹分布于胸部,无自觉症状。
(2) 皮疹表现为十余个绿豆大小半球形的丘疹,中心微凹如脐窝,表面有蜡样光泽,挑破顶端后,可挤出白色乳酪洋物质。

2. 诊断与诊断依据

(1) 诊断:传染性软疣。

(2) 诊断依据:①儿童发病;②皮疹表现为十余个绿豆大小半球形的丘疹,中心微凹如脐窝,表面有蜡样光泽,挑破顶端后,可挤出白色乳酪洋物质。

3. 鉴别诊断

(1) 维生素 A 缺乏症。

(2) 小棘苔藓。

(3) 汗管瘤。

(4) 瘰疬性苔藓。

(5) 单发、较大的皮损有时需要与基底细胞上皮瘤、角化棘皮瘤、化脓性肉芽肿等鉴别。

四、处理方案及基本原则

治疗以将皮损中的软疣小体完全挤出为目的。可在无菌下用镊子将损害中的软疣小体挤出或挑除,然后点入浓石碳酸或 33% 三氯乙酸液,并压迫止血。数目多者可分次分批剔除。如果疣体较小,且泛发者,可外涂 10% 碘酊或聚维酮碘,每天 2～3 次。

五、要点与讨论

1. 要点

(1) 由传染性软疣病毒感染引起,传染性软疣病毒属于痘病毒科中的一种 DNA 病毒,主要通过直接接触感染,也可自体接种,还可通过性接触感染。

(2) 好发于儿童及青年人,潜伏期 14 天～6 个月。

(3) 皮损初起为米粒大半球形丘疹,以后逐渐增大至豌豆大,中央微凹如脐窝,有蜡样光泽,挑破顶端后,可挤出白色乳酪样物质,称为软疣小体。

(4) 皮损数目不定,或散在,或簇集,一般互不融合。

(5) 可发生于身体各部位,皮疹部位因接触方式不同而异,常见于颈部、躯干、外生殖器等部位。一般无自觉症状,有的伴轻中度瘙痒。

(6) 皮损组织病理学检查提示表皮角质形成细胞的胞质内可见特征性的包涵体,即软疣小体。

2. 讨论

根据典型的皮损特点(顶端凹陷如脐窝、有蜡样光泽、能挤出乳酪样物质),一般不难诊断,必要时通过皮损组织病理学检查发现特征性软疣小体即可确诊。治疗以将皮损中的软疣小体完全挤出为目的。嘱咐患者避免搔抓,防止自身接种传染,并注意个人卫生,不与他人合用毛巾,内衣开水消毒。为避免传染扩散,患者应避免到公共泳池游泳、使用公共洗浴设施,直至皮损消退。

六、思考题

1. 传染性软疣的病因和临床表现有哪些?

2. 传染性软疣的诊断和鉴别诊断要点是什么?

3. 列举传染性软疣的治疗原则。

(孙新芬)

案例 15

手、足、口病

一、病历资料

1. 现病史

患者,女性,5岁。患儿因"口腔、手足皮疹2天"就诊。患儿就诊前2天前于手掌心和足底部开始出红色皮疹,部分其上出现水疱,为粟粒大小,散在分布。后家长发现患儿口腔内亦出现类似水疱,并有疼痛感。患儿发病1周前曾有发热、咽痛,体温最高达38℃,口服解热镇痛药2天后热退,无明显咳嗽咳痰、腹痛腹泻,无尿频尿急尿痛。有4名患儿的同学有类似发病。

2. 既往史

否认传染病史,否认手术外伤史,否认输血史,否认过敏史。足月顺产,按时接种疫苗。

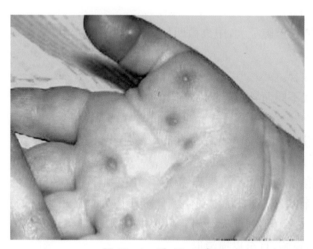

图 15-1 手、足、口病

3. 体格检查

T 37.0℃,P 90次/min,R 20次/min,BP 100 mmHg/65 mmHg。神志清楚,精神可,营养好,回答切题,自动体位,查体合作,颈部淋巴结肿大,其余浅表淋巴结无肿大。头颅无畸形,鼻中隔无畸形,无扁桃体肿大。两肺呼吸音清,无干湿啰音,腹软,无压痛、反跳痛,未及肝脾肿大。四肢关节无畸形,无活动障碍,无病理反射。

皮肤科体检:手掌心、手指和足底部散在粟米至米粒大小水疱,周围有红晕,疱壁薄,疱液澄清。口腔内硬腭、颊部、舌部见小水疱,部分破溃形成溃疡,周围见红晕。如图15-1所示。

4. 实验室及影像学检查或特殊检查

无。

二、诊治经过

(1)初步诊断:手、足、口病。

(2)诊疗经过:嘱家长将患儿在家隔离,并嘱多饮水。口腔局部使用利多卡因漱口液止痛,口服板蓝根冲剂并对症支持治疗。

三、病例分析

1. 病史特点

(1) 女性,5 岁,皮疹分布于口腔、手、足。

(2) 发病前一周有低热,咽痛史。

(3) 皮疹表现为大小不一的水疱,疱壁薄,疱液澄清。

2. 诊断与诊断依据

(1) 诊断:手、足、口病。

(2) 诊断依据:①发病为幼儿,发疹前有发热、咽痛等前驱症状;②皮疹分布在口腔、手、足;③皮疹为大小不一的水疱;④周围同学中有类似发病。

3. 鉴别诊断

(1) 水痘。

(2) 多形红斑。

(3) 阿弗他口炎。

(4) 疱疹性咽峡炎。

四、处理方案及基本原则

(1) 本病有自限性,以对症、支持治疗为主。

(2) 口腔损害以口腔溃疡膜外用或利多卡因漱口液等以减轻疼痛。

(3) 应注意隔离,预防传播。

五、要点与讨论

1. 要点

本病多发生于学龄前儿童,婴幼儿最多,但成人也可发生,发疹前多有发热、咽痛等前驱症状。根据典型的口腔内、手足发生散在性水疱的临床症状即可确诊,必要时可进行病毒分离帮助确诊。

2. 讨论

本病根据临床特点容易确诊,但仍需和水痘、多形红斑进行鉴别,部分患者可以只出现部分临床表现。本病有自限性,一般只需对症支持治疗,有患儿因口腔内溃疡疼痛拒绝进行,必要时需加强营养支持。

六、思考题

1. 手、足、口病的临床表现有哪些?

2. 手、足、口病需与哪些疾病鉴别?

(唐　慧　王榴慧)

案例 16
风　疹

一、病历资料

1. 现病史

患儿，男性，4岁。因"全身皮疹1天"入院。患者1天前面颈部出现散在粟粒大小红色皮疹，后逐渐发展增多，24 h内迅速蔓延至颈部、躯干、上肢，最后到下肢，部分融合成片，至我院门诊就诊，查血常规示：WBC 3.0×10^9/L，RBC 4.20×10^{12}/L，Hb 135 g/L，PLT 220×10^9/L，N 33.5%，LY 55%，MO 10%。追问病史，患者发病前两天曾有低热，咽痛史，发病前两周所在学校有类似患儿。

2. 既往史

否认传染病史，否认手术外伤史，否认输血史，否认过敏史。足月顺产，按时接种疫苗。

3. 体格检查

T 37.1℃，P 80次/min，R 20次/min，BP 100 mmHg/65 mmHg。神志清楚，精神可，营养好，回答切题，自动体位，查体合作，枕骨下及后颈部淋巴结肿大，稍有压痛，其余全身浅表淋巴结无肿大。头颅无畸形，眼睑正常，睑结膜未见充血，巩膜无黄染。双侧瞳孔等大等圆，对光反射灵敏。颈软，无抵抗，甲状腺无肿大。胸廓对称无畸形，胸骨无压痛；双肺呼吸音清晰，未闻及干、湿性啰音。腹平坦，腹壁软，全腹无压痛，无肌紧张及反跳痛，肝脾肋下未触及，肝肾脏无叩击痛。脊柱、四肢无畸形。肌力正常，肌张力正常，生理反射正常，病理反射未引出。

皮肤科体检：面部、颈部、躯干、四肢可见弥漫粟粒大小红色斑疹、斑丘疹或丘疹，部皮疹融合成片。如图16-1、图16-2所示。

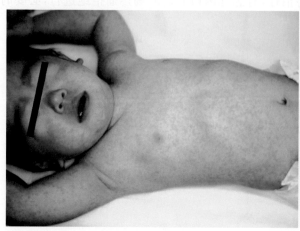 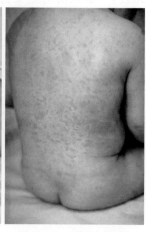

图 16-1　风疹（正面）　　　　图 16-2　风疹（背面）

4. 实验室及影像学检查或特殊检查

WBC $3.0 \times 10^9/L$，RBC $4.20 \times 10^{12}/L$，Hb 135 g/L，PLT $220 \times 10^9/L$，N 33.5%，LY 55%，MO 10%。

二、诊治经过

（1）初步诊断：风疹。

（2）诊疗经过：嘱其隔离，休息，多喝水，2 天后皮疹逐渐消退。门诊检测风疹特异性抗体 IgM 为阳性。

三、病例分析

1. 病史特点

（1）男性，4 岁，急性病程，全身发疹。

（2）发病前两天曾有低热，咽痛史；有同类患儿接触史。

（3）发疹顺序为先面颈部，再躯干，最后四肢，一天蔓延至全身。

（4）皮疹表现为全身弥漫粟粒大小红色斑疹、斑丘疹或丘疹，部皮疹融合成片。

（5）全身症状轻微。

（6）查体有枕骨下及后颈部淋巴结肿大，稍有压痛。

2. 诊断与诊断依据

（1）诊断：风疹。

（2）诊断依据：①男性儿童，发疹前有同类患儿接触史，有发热、咽痛等前驱症状。②发疹顺序为先面颈部，再躯干，最后四肢，一天蔓延至全身；皮疹为全身弥漫粟粒大小红色斑疹、斑丘疹或丘疹，部皮疹融合成片。③查体有枕骨下及后颈部淋巴结肿大，稍有压痛，全身症状轻微。④实验室检查：白细胞减少，淋巴细胞增高，风疹特异性抗体 IgM：阳性。

3. 鉴别诊断

（1）麻疹。

（2）猩红热。

（3）传染性红斑。

四、处理方案及基本原则

（1）隔离患者，本病传染期短，皮疹出现后隔离 5 天即可。

（2）卧床休息，多饮水。

（3）治疗对症治疗，中医宜疏风清热。

五、要点与讨论

1. 要点

（1）风疹病原体为风疹病毒，主要经飞沫传播，进入人体后开始在上呼吸道及颈淋巴结处生长繁殖，以后通过血液而播散到身体其他部位。

（2）潜伏期 14～21 天，平均 18 天，前驱期可有低热、咽痛等症状。

（3）一般在前驱期后的 1～2 天出现皮疹，皮疹为粉红色斑或斑丘疹，初起于面部，在 24 小时内迅速蔓延到颈部、躯干、上肢，最后到下肢，可融合成弥漫性红斑，1～2 天内消退。

（4）在发疹前 5～7 天即可出现枕骨下及后颈部淋巴结肿大，出疹时淋巴结肿大最明显，稍有压痛，可持续 1 周以上。

2. 讨论

主要根据接触史、全身症状轻微、红色斑疹、耳后及枕后淋巴结肿大等进行临床症状，但仅根据临床表现诊断很不可靠，需进行相关的实验室检查确诊。治疗上与一般的病毒感染治疗无明显差异，主要是休息、多喝水、清热等对症支持治疗。推荐对 1 岁到青春期儿童预防接种风疹疫苗，初始接种年龄为 12～15 月龄，第二次接种年龄为 4～6 岁，孕妇接种风疹疫苗存在不同意见。

六、思考题

1. 风疹的临床表现有哪些？
2. 风疹诊断和鉴别诊断要点有哪些？
3. 列举风疹的治疗原则。

（唐　慧　王榴慧）

案例 17

幼 儿 急 疹

一、病历资料

1. 现病史

患儿,男,20个月,因"发热3天,皮疹半天"就诊。3天前无明显诱因下出现高热,最高体温39.4℃,伴轻度腹痛,精神可,食欲较平素略有下降。家长自用退烧药,体温反复,最高可达39.9℃,精神食欲尚可。昨日患者至医院就诊,门诊给予中药治疗(具体不详)。今日下午患者体温正常,颈部首先出现皮疹,后迅速累及面部及四肢,无明显瘙痒症状。患者再次至门诊就诊,诊断为"幼儿急疹",嘱患者家属密切观察,加强护理。追问病史,患者为足月顺产,母乳喂养至1岁,按时添加辅食,生长发育正常。

2. 既往史

否认传染病史,否认手术外伤史,否认输血史,否认过敏史。足月顺产,按时接种疫苗。

3. 门诊体格检查

T 36.5℃,P 110次/min,R 20次/min,Wt 20 kg。神志清楚,精神可,营养可,颈部淋巴结肿大。头颅无畸形,巩膜无黄染,双侧瞳孔等大等圆,对光反射灵敏。咽部充血,颈软,无抵抗,双肺呼吸音清晰,未闻及干、湿性啰音。腹平坦,腹壁软,全腹无压痛,无肌紧张及反跳痛,肝脾肋下未触及,肝肾脏无叩击痛。脊柱、四肢无畸形。肌力正常,肌张力正常,生理反射正常,病理反射未引出。

皮肤科体检:颈部、躯干、四肢泛发点状至粟米大小玫瑰色、红色丘疹、斑丘疹,互不融合,压之褪色。如图17-1、图17-2所示。

4. 实验室检查

血常规:WBC 9.8×10^9,RBC 4×10^{12},Hb 110 g/L,N 60%,L 20.1%,MO 15%。

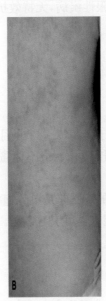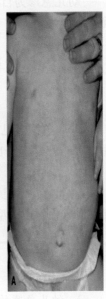
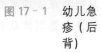

图 17-1 幼儿急疹(后背)　图 17-2 幼儿急疹(胸腹部)

二、诊治经过

(1)初步诊断:幼儿急疹。

(2) 诊疗经过:嘱患者清淡饮食,多喝水,外用炉甘石洗剂。3 天后患者皮疹消退。

三、病例分析

1. 病史特点
(1) 男性,20 个月,急性病程。
(2) 发热 3 天,皮疹半天。
(3) 皮疹分布于颈部、躯干、四肢,以玫瑰色、红色丘疹、斑丘疹为主,互不融合。
(4) 患者足月产,母乳喂养至 1 岁,生长发育正常。
2. 诊断与诊断依据
(1) 诊断:幼儿急疹。
(2) 诊断依据:①男性,婴幼儿,急性过程;②以发热为首发症状,精神可,体温平稳后出现皮疹,不伴瘙痒;③颈部首发,以丘疹、斑丘疹为主,互不融合,1 天后皮疹泛发全身。
3. 鉴别诊断
(1) 麻疹。
(2) 药疹。
(3) 猩红热。

四、处理方案及基本原则

幼儿急疹为自限性疾病,无特效抗病毒药物,可给予退热等对症处理,清淡饮食,多喝水等维持水电解质平衡。

五、要点与讨论

1. 要点
幼儿急诊多见于婴儿,7～13 个月多见,90％发病在 2 岁以前,典型表现为高热 3～5 天,体温可高达 40℃,热骤退疹出,皮疹一般不伴瘙痒。根据临床表现较易诊断。
2. 讨论
幼儿急疹常见的病原体是单纯疱疹病毒 6 型和 7 型(HHV6、HHV7),还有其他如肠道病毒、腺病毒、副流感病毒 1 型等也可引起该病。治疗主要以对症处理为主,加强护理。

六、思考题

1. 幼儿急疹的典型临床表现有哪些?
2. 幼儿急疹如何进行鉴别诊断?

（郦　斐　王榴慧）

甲真菌病

一、病历资料

1. 现病史

患者,男性,58 岁。因"双手多个指甲发黄、增厚 6 年"就诊。患者约 6 年前,左手大拇指甲游离端出现增厚,且渐渐向甲近端蔓延,甲下有粉末堆积,甲表面由黄白色变成灰黄色。1 年后,双手余各指甲亦逐渐出现相同表现,且个别指甲部分破损。主觉无痛、不痒。曾经自己用食醋浸泡手指甲,无效。未曾去医院治疗。现患者来我院门诊。

2. 既往史

否认传染病史,否认手术外伤史,否认输血史,否认过敏史,否认高血压和糖尿病等其他系统疾病史。

3. 体格检查

T 36.4.0℃, P 70 次/min, R 15 次/min, BP 120 mmHg/70 mmHg。神志清楚,精神好,营养好,回答切题,自动体位,查体合作,全身浅表淋巴结无肿大。头颅无畸形,双睑结膜无苍白,巩膜无黄染。双侧瞳孔等大等圆,对光反射灵敏。颈软,无抵抗,甲状腺无肿大。胸廓对称无畸形,胸骨无压痛;双肺呼吸音清晰,未闻及干、湿性啰音。腹平坦,腹壁软,全腹无压痛,无肌紧张及反跳痛,肝脾肋下未触及,肝肾脏无叩击痛。脊柱、四肢无畸形。肌力正常,肌张力正常,生理反射正常,病理反射未引出。

皮肤科体检:双手所有指甲增厚、混浊、无光泽,指甲灰黄色,甲远端破损残缺,甲下角质堆积似虫蛀。如图 18-1 所示。

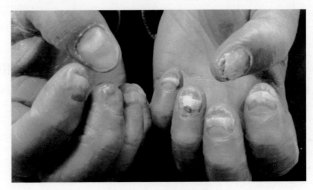

图 18-1 甲真菌病

4. 实验室及影像学检查或特殊检查

血常规:WBC 4.8×10⁹/L, RBC 4.30×10¹²/L, Hb 135 g/L, PLT 210×10⁹/L, N 65%, LY 26%, MO 6%。

肝功能:ALT 15 IU/L, AST 20 IU/L, TB 14.8 μmol/L, DB 3 μmol/L。

真菌实验室检查,直接镜检:阳性。

二、诊治经过

（1）初步诊断：甲真菌病。

（2）诊疗经过：接诊后，经真菌直接镜检显示阳性，拟诊甲真菌病。给予 30%冰醋酸外涂，每天 2 次；并予甲屑真菌培养。二周后真菌培养结果为红色毛癣菌。一个半月后复诊时，病甲未见好转。即予口服伊曲康唑，每次 0.2 g，每天 2 次，连服 7 天，休息 21 天，为一个疗程。共服 3 个疗程。第一个疗程后复诊，检查见病甲近端长出新的正常甲，患者无不适主诉，复查血常规、肝功能，结果均在正常范围。继续服用。完成 3 个疗程后，病甲完全被新生长的正常甲代替，呈现淡红色，有光泽。嘱患者停药。

三、病例分析

1. 病史特点

（1）男性，58 岁，双手多个指甲灰黄增厚多年。

（2）发病初起为单个指甲，后逐渐累及多个指甲。

（3）无不适主诉。

（4）检查发现多个指甲灰黄、增厚，甲下角质堆积，破损虫蛀样。

2. 诊断与诊断依据

（1）诊断：甲真菌病。

（2）诊断依据：①指甲灰黄、增厚，甲下角质堆积；②真菌直接镜检阳性，培养结果为红色毛癣菌。

3. 鉴别诊断

（1）银屑病甲。

（2）厚甲。

（3）甲剥离。

（4）甲变色。

四、处理方案及基本原则

抗真菌治疗：包括外用和口服药物治疗。当外用药物效果不佳时，改用口服药物治疗。同时要完成足够疗程。

五、要点与讨论

1. 要点

（1）甲真菌病是由皮肤癣菌及其他真菌(酵母和各种霉菌)感染甲板和(或)甲床所致。

（2）常单个甲起病，逐渐累及多个甲。

（3）病甲表现多样：甲板可增厚，甲下角质堆积；或甲板萎缩；甲有白斑或呈灰黄色；甲表面粗糙无光泽；甲破损残缺如虫蛀状。

（4）真菌直接镜检可查见菌体，真菌培养可明确致病菌种。

2. 讨论

根据单个甲起病，逐渐累及多个甲，甲灰黄增厚，甲下角质堆积，甲远端破损。真菌直接镜检阳性，培养为红色毛癣菌。甲真菌病诊断明确。甲真菌病的治疗包括外用和口服。感染部位浅表、单个甲感染面积＜30％以及甲母质未被感染者,可选择外用药物治疗,如外涂 30％冰醋酸或咪康唑酊。若同时累及多个甲,累及甲根,或外用效果不佳者,可口服药物治疗。如伊曲康唑、特比萘芬和氟康唑等。

六、思考题

1. 甲真菌病诊断和鉴别诊断要点是什么?
2. 列举甲真菌病的治疗原则。

(张超英)

案例 19

体 癣

一、病历资料

1. 现病史

患者,男性,36岁。因"腹部皮疹伴瘙痒,近一个半月"就诊。患者约一个半月前,于腹部皮肤出现数枚红色、粟粒大小疹子,伴瘙痒,自己不规则用"三九皮炎平"和中药(具体不详)外涂后,皮疹反复不愈,并且不断扩大向周围蔓延,瘙痒剧烈,伴脱屑。即来医院就诊。无躯体其他不适感。追问病史,患者有"灰指甲"史10余年。

2. 既往史

否认传染病史,否认手术外伤史,否认输血史,否认过敏史,否认高血压和糖尿病等其他系统疾病史。

3. 体格检查

T 36.7.0℃,P 78次/min,R 16次/min,BP 130 mmHg/80 mmHg。神志清楚,精神好,营养好,回答切题,自动体位,查体合作,全身浅表淋巴结无肿大。头颅无畸形,双睑结膜无苍白,巩膜无黄染。双侧瞳孔等大等圆,对光反射灵敏。颈软,无抵抗,甲状腺无肿大。胸廓对称无畸形,胸骨无压痛;双肺呼吸音清晰,未闻及干、湿性啰音。腹微隆起,腹壁脂肪层较厚,腹壁软,全腹无压痛,无肌紧张及反跳痛,肝脾肋下未触及,肝肾脏无叩击痛。脊柱、四肢无畸形。肌力正常,肌张力正常,生理反射正常,病理反射未引出。

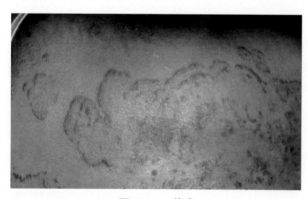

图 19-1 体癣

皮肤科体检:皮损位于腹部。皮损为暗红色绿豆大小丘疹及针帽大丘疱疹,形成环状损害,波及面积直径约8 cm。环状皮损中央淡棕红色色素沉着,倾向愈合,伴些许糠秕状鳞屑。边缘清楚。右手拇指甲增厚,灰黄色,甲下角质堆积,甲远端残缺似虫蛀。如图19-1所示。

4. 实验室及影像学检查或特殊检查

血常规:WBC 4.5×10⁹/L, RBC 4.50×10¹²/L, Hb 135 g/L, PLT 180×10⁹/L, N 65%, LY 28%, MO 5%。

肝功能:ALT 25 IU/L, AST 30 U/L, TB 16 μmol/L, DB 5 μmol/L。

真菌实验室检查,皮屑直接镜检:阳性。

二、诊治经过

(1) 初步诊断:体癣,甲真菌病。

(2) 诊疗经过:接诊后,经真菌直接镜检显示阳性,拟诊体癣、甲真菌病。并予皮屑真菌培养。即时予酮康唑乳膏外涂腹部皮损,每天 2 次;30％冰醋酸外涂病甲,每天 2 次;同时予口服特比萘芬,每次0.25 g,每天 1 次。二周后复诊时,腹部皮损完全消退,遗留轻度色素沉着;无瘙痒。再次皮屑真菌直接镜检阴性。初次真菌培养结果红色毛癣菌。嘱患者停用酮康唑乳膏;病甲继续外涂 30％冰醋酸,继续口服特比萘芬,以后每两周随访一次直至甲真菌病痊愈。治疗期间复测肝功能,均无明显异常,患者无不适主诉。

三、病例分析

1. 病史特点
(1) 男性,36 岁,腹部瘙痒性皮疹约一个半月。
(2) 皮损外用"皮炎平"等后,更明显。
(3) 有"灰指甲"多年。
(4) 本科检查显示:腹部环状皮损,边缘为红色小丘疹,中央趋于消退。
(5) 指甲灰黄、增厚,甲下角质堆积,破损。

2. 诊断与诊断依据
(1) 诊断:体癣,甲真菌病。
(2) 诊断依据:①皮损为环状,中央愈合,边缘活跃,有小丘疹和丘疱疹,主觉瘙痒。②指甲灰黄、增厚,甲下角质堆积。③真菌直接镜检阳性,培养结果为红色毛癣菌。

3. 鉴别诊断
(1) 环状红斑。
(2) 银屑病。
(3) 湿疹。
(4) 玫瑰糠疹。

四、处理方案及基本原则

抗真菌治疗:包括外用和口服药物治疗。因伴有甲真菌病,且预计外用治疗甲真菌病效果不佳,故外用与口服药物联合应用。

五、要点与讨论

1. 要点
(1) 体癣是由皮肤癣菌感染皮肤所致。
(2) 主觉瘙痒。
(3) 有时伴有甲真菌病。

（4）临床表现为小红丘疹、丘疱疹,逐渐扩大成环状,边缘清楚,皮损活跃;中央趋向消退。

（5）真菌直接镜检可见菌体,真菌培养可明确致病菌种。

2. 讨论

根据皮损为环状,边缘由活跃的小红丘疹、丘疱疹组成,伴瘙痒;皮屑真菌直接镜检阳性,培养为红色毛癣菌。体癣诊断明确。另查见拇指甲灰黄增厚,甲下角质堆积,破损,甲真菌病诊断亦成立。体癣治疗包括外用和口服抗真菌药。如外涂酮康唑乳膏、联苯苄唑乳膏等等。当伴发甲真菌病且需口服抗真菌药时,可选择口服药物治疗,以提高疗效。

本例患者曾外用"皮炎平",使皮损更加重,提醒注意凡是皮损处外用糖皮质激素后无好转,反而加重者,应怀疑真菌感染,需行真菌实验室检查以明确。

六、思考题

1. 体癣诊断要点有哪些?
2. 列举体癣治疗的原则。

（张超英）

头 癣

一、病历资料

1. 现病史

患者,男性,10岁。因"头皮顶部皮疹伴头发折断2月"来皮肤科门诊就诊。患者2月前无明显诱因头顶部出现一黄豆大小的白色鳞屑斑,鳞屑上的头发容易折断,并且松动易被拔出,无明显疼痛和瘙痒等不适,未治疗。之后,皮疹周围类似鳞屑斑逐渐增多,遂来我院就诊。追问病史,患者家中有一宠物猫,并有密切接触史。

2. 既往史

否认传染病史,否认手术外伤史,否认输血史,否认过敏史,否认高血压和糖尿病等其余系统疾病。

3. 体格检查

T 36.8℃, P 90次/min, R 20次/min, BP 108 mmHg/60 mmHg。Wt 26 kg。神志清楚,精神好,营养好,回答切题,自动体位,查体合作,全身浅表淋巴结无肿大。头颅无畸形,巩膜无黄染。双侧瞳孔等大等圆,对光反射灵敏。颈软,无抵抗,甲状腺无肿大。胸廓对称无畸形,胸骨无压痛;双肺呼吸音清晰,未闻及干、湿性啰音。腹平坦,腹壁软,全腹无压痛,无肌紧张及反跳痛,肝脾肋下未触及,肝肾脏无叩击痛。脊柱、四肢无畸形。肌力正常,肌张力正常,生理反射正常,病理反射未引出。

皮肤科体检:头皮顶部可见十余枚1~3 cm大小白色鳞屑斑,其上有长短不等的断发。如图20-1所示。

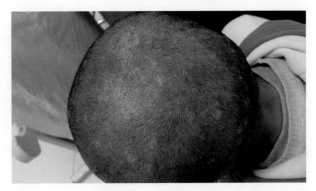

图 20-1 头癣(白癣)

4. 实验室及影像学检查或特殊检查

断发及鳞屑真菌直接镜检:断发发干外可见大量的孢子。

断发及鳞屑真菌培养:犬小孢子菌。

二、诊治经过

(1) 初步诊断:头癣(白癣)。

（2）诊疗经过：诊断明确后，给予检测血常规、肝肾功能等各项指标均在正常范围，予特比萘芬片 125 mg po 以及 2% 酮康唑乳膏 qd 外用抗真菌治疗，并嘱咐家长给予患儿每天洗头、每周剃头，患儿使用的枕巾、毛巾、发梳等要严格消毒。每半月来门诊定期复诊，随访血常规和肝肾功能。2 周后患儿无新发皮疹，白色鳞屑较前有所减少。检查血常规、肝肾功能均正常，嘱维持原治疗。6 周后，患儿的皮损已完全消退，并且可见新发逐渐长出。行真菌直接镜检阴性，嘱维持原治疗。8 周后复诊，较多新发长出，6 周时的真菌培养结果为阴性。治愈，嘱停药。

三、病例分析

1. 病史特点
（1）男性，10 岁，皮疹分布于头皮伴断发。
（2）发病前有动物接触史。
（3）皮疹表现为白色鳞屑斑，其上有断发。
（4）断发真菌直接镜检可见发外孢子，真菌培养为犬小孢子菌。

2. 诊断与诊断依据
（1）诊断：头癣（白癣）。
（2）诊断依据：①儿童；②头皮上白色鳞屑斑伴断发；③有动物接触史；④真菌镜检见发外孢子，真菌培养为犬小孢子菌。

3. 鉴别诊断
（1）脂溢性皮炎。
（2）斑秃。
（3）银屑病。

四、处理方案及基本原则

（1）口服及外用抗真菌治疗：抗真菌治疗应在诊断明确后尽早进行，以抑制真菌复制及传播。
（2）洗头和剃发：头皮和头发上的真菌孢子尽可能地去除，减少孢子的附着，减少真菌的传播。
（3）严格消毒：患者毛巾、帽子、枕套、床单、被套、梳子等煮沸消毒。
（4）积极寻找感染源，彻底切断感染和传播的环节。

五、要点与讨论

1. 要点
（1）头癣是由皮肤癣菌引起的头皮和头发的感染。
（2）头癣根据其临床表现可分为：白癣、黑癣、黄癣和脓癣。
（3）头癣尤其是白癣，发病较为隐蔽，症状感觉无或轻微瘙痒。
（4）白癣皮疹为头皮白色鳞屑斑和断发。
（5）白癣患者多有宠物猫、狗或兔等接触史，上海地区致病菌主要为犬小孢子菌。

2. 讨论
根据白色鳞屑斑伴断发，真菌检查阳性，诊断不难。治疗以抗真菌为主，但洗头、剃发、寻找传染源对于阻止和切断传播途径也非常重要。

六、思考题

1. 白癣的病因和临床表现有哪些?
2. 白癣的诊断和鉴别诊断要点有哪些?
3. 列举白癣的治疗原则。

（朱 敏）

案例 21
马拉色菌毛囊炎

一、病历资料

1. 现病史

患者，男性，26 岁。因"上胸、肩背红色皮损，伴时痒三月"就诊。患者大约三月前，先在上胸部出现数个米粒大小红色皮疹，遇热时轻度瘙痒。随着夏天的到来，皮疹逐渐增多，先后发生于后背、肩胛处。有时皮疹中央出现小脓头，伴灼热感。未经治疗。现来医院诊治。患者皮脂分泌较多，面部、前胸和后背尤甚。

2. 既往史

否认传染病史，否认手术外伤史，否认输血史，否认过敏史，否认高血压和糖尿病等其他系统疾病史。

3. 体格检查

T 36.5.0℃，P 68 次/min，R 15 次/min，BP 110 mmHg/70 mmHg。神志清楚，精神好，营养好，回答切题，自动体位，查体合作，全身浅表淋巴结无肿大。头颅无畸形，双睑结膜无苍白，巩膜无黄染。双侧瞳孔等大等圆，对光反射灵敏。颈软，无抵抗，甲状腺无肿大。胸廓对称无畸形，胸骨无压痛；双肺呼吸音清晰，未闻及干、湿性啰音。腹平坦，腹壁软，全腹无压痛，无肌紧张及反跳痛，肝脾肋下未触及，肝肾脏无叩击痛。脊柱、四肢无畸形。肌力正常，肌张力正常，生理反射正常，病理反射未引出。

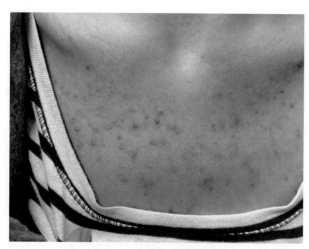

图 21-1 马拉色菌毛囊炎

皮肤科体检：皮损见于前胸、上背及肩胛区。皮损为孤立散在毛囊性红色小丘疹，约粟粒至米粒大，圆顶，少许丘疹中央顶端有小脓疱。另查见患者面部、胸背部皮肤油腻，有散在白色和黑色粉刺。如图 21-1 所示。

4. 实验室及影像学检查或特殊检查

血常规：WBC 4.8×10^9/L，RBC 4.50×10^{12}/L，Hb 140 g/L，PLT 210×10^9/L，N 63%，LY 27%，MO 6%。

肝功能：ALT 15 IU/L，AST 20 IU/L，TB 15 μmol/L，DB 3 μmol/L。

真菌实验室检查，刮取丘疹和脓疱内容物直接镜检：查见成堆圆形、卵圆形厚壁孢子。

二、诊治经过

（1）初步诊断：马拉色菌毛囊炎。

（2）诊疗经过：接诊后，经真菌直接镜检显示成堆圆形、卵圆形厚壁孢子，拟诊马拉色菌毛囊炎。即予口服伊曲康唑，每次 0.1 g，每天 2 次，连续 14 天；给予酮康唑乳膏外涂，每天 2 次；并予丘疹内容物真菌培养。二周后复诊时，真菌培养结果为马拉色菌。皮疹大部分消退。嘱患者继续口服外涂。一周后随访，皮疹痊愈，不留痕迹。停药。

三、病例分析

1. 病史特点

（1）男性，26 岁，前胸后背红色皮疹三个月。

（2）皮疹初起胸部，扩大至背部，红色，稍痒，时有小脓疱。

（3）气温升高，皮损增多。

（4）伴皮肤油腻。

2. 诊断与诊断依据

（1）诊断：马拉色菌毛囊炎。

（2）诊断依据：①前胸后背毛囊性红色小丘疹、小脓疱；②真菌直接镜检查见大量圆形、卵圆形厚壁孢子，培养结果为马拉色菌。

3. 鉴别诊断

（1）细菌性毛囊炎。

（2）痤疮。

（3）嗜酸性脓疱性毛囊炎。

四、处理方案及基本原则

抗真菌治疗：包括口服和外用药物治疗，疗程通常为 2～3 周。

五、要点与讨论

1. 要点

（1）马拉色菌毛囊炎是由马拉色菌感染皮肤毛囊所致。

（2）年轻、皮脂分泌多者易发病。

（3）夏季加重。

（4）皮损为毛囊性孤立红丘疹，或为丘脓疱，微痒、烧灼感或微痛。

（5）真菌直接镜检可查见成堆圆形、卵圆形孢子，真菌培养可明确马拉色菌。

2. 讨论

根据患者为年轻男性，皮肤油腻，发生于前胸后背散在孤立毛囊性红色小丘疹、丘脓疱；真菌直接镜检查见大量圆形、卵圆形孢子,培养为马拉色菌。马拉色菌毛囊炎诊断明确。马拉色菌毛囊炎的治疗包括口服和外用抗真菌药物。因感染部位在较深的毛囊,故应口服抗真菌药物,如伊曲康唑、氟康唑等,疗程通常为2~3周。结合外用抗真菌药物,起效快、疗程短、效果好。

六、思考题

1. 马拉色菌毛囊炎如何进行鉴别诊断?
2. 列举马拉色菌毛囊炎的治疗原则。

（张超英）

花 斑 糠 疹

一、病历资料

1. 现病史

患者,男性,28岁。因"颈、躯干部皮疹反复3年,夏重冬轻"来皮肤科门诊诊治。患者于3年前的夏天颈部和躯干部出现褐色的皮疹,天气凉快后皮疹颜色较淡,冬天皮疹不明显,甚至呈白色,自觉无任何不适,故未予治疗。之后,每年天气热后就出现,冬天又减轻,反复3年。患者平时热爱运动,出汗较多。

2. 既往史

否认传染病史,否认手术外伤史,否认输血史,否认过敏史,否认高血压和糖尿病等其余系统疾病。

3. 体格检查

T 36.8℃, P 90次/min, R 20次/min, BP 110 mmHg/70 mmHg。神志清楚,精神好,营养好,回答切题,自动体位,查体合作,全身浅表淋巴结无肿大。头颅无畸形,巩膜无黄染。双侧瞳孔等大等圆,对光反射灵敏。颈软,无抵抗,甲状腺无肿大。胸廓对称无畸形,胸骨无压痛;双肺呼吸音清晰,未闻及干、湿性啰音。腹平坦,腹壁软,全腹无压痛,无肌紧张及反跳痛,肝脾肋下未触及,肝肾脏无叩击痛。脊柱、四肢无畸形。肌力正常,肌张力正常,生理反射正常,病理反射未引出。

皮肤科体检:颈、胸、腋下和背部可见散在多枚黄豆至蚕豆大小褐色圆形或类圆形斑片,部分融合,上覆糠秕状细小鳞屑。如图22-1所示。

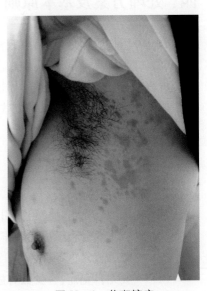

图 22-1 花斑糠疹

4. 实验室及影像学检查或特殊检查

鳞屑真菌直接镜检:可见大量的短小棒状菌丝和圆形、卵圆形厚壁孢子。

二、诊治经过

(1) 初步诊断:花斑糠疹。

(2) 诊疗经过:诊断明确后,检测血常规、肝肾功能等各项指标均在正常范围,予伊曲康唑 200 mg

qd po 一周以及 2% 酮康唑乳膏 qd 外用抗真菌治疗，并嘱患者每天洗澡，保持皮肤干燥和清洁。一个月后患者来复诊，皮疹消退，可见色素减退斑，真菌直接镜检阴性。

三、病例分析

1. 病史特点

（1）男性，28 岁，皮疹分布于颈部和躯干部。

（2）皮疹夏重冬轻。

（3）皮疹表现为圆形或类圆形褐色斑片，上覆糠秕状细小鳞屑。

（4）真菌直接镜检可见大量的短小棒状菌丝和圆形、卵圆形厚壁孢子。

2. 诊断与诊断依据

（1）诊断：花斑糠疹。

（2）诊断依据：①青壮年男性；②皮疹发生于颈、躯干部等皮脂腺丰富的部位；③皮疹表现为褐色斑片，上覆鳞屑；④皮疹夏重冬轻；⑤真菌直接镜检可见大量的短小棒状菌丝和圆形、卵圆形厚壁孢子。

3. 鉴别诊断

（1）红色皮疹须与玫瑰糠疹鉴别。

（2）褐色皮疹须与融合性网状乳头瘤病鉴别。

（3）白色皮疹须与白癜风鉴别。

四、处理方案及基本原则

（1）外用抗真菌治疗：抗真菌治疗应在诊断明确后尽早进行，以抑制真菌复制及传播。

（2）口服抗真菌治疗：皮疹广泛的花斑糠疹以及反复发作者可使用短程口服抗真菌治疗，一般选用唑类抗真菌药物，如伊曲康唑、酮康唑、氟康唑等。

（3）勤洗澡、勤换衣，保持皮肤清洁和干燥。

五、要点与讨论

1. 要点

（1）花斑糠疹是由马拉色菌引起的皮肤慢性感染。

（2）皮疹主要分布于皮脂腺丰富部位，如面、颈、胸背、上臂部。

（3）皮疹一般夏重冬轻。

（4）一般无自觉症状，少数有瘙痒感。

（5）皮疹可以表现为褐色、白色、淡红色圆形或类圆形斑片，上覆细小鳞屑。

（6）真菌直接镜检可见大量的短小棒状菌丝和圆形、卵圆形厚壁孢子。

2. 讨论

根据好发于面、颈、胸背、上臂部的褐色、白色、淡红色圆形或类圆形斑片，上覆细小鳞屑，真菌直接镜检可见大量的短小棒状菌丝和圆形、卵圆形厚壁孢子，此病诊断不难。治疗以抗真菌为主，一般外用即可，部分皮疹广泛以及复发者可加用口服治疗，以唑类抗真菌药物为主。

六、思考题

1. 花斑糠疹的病因和临床表现有哪些？
2. 花斑糠疹的诊断和鉴别诊断要点是什么？
3. 列举花斑糠疹的治疗原则。

（朱　敏）

案例 23
丘疹型皮肤念珠菌病

一、病历资料

1. 现病史

患者,男性,6月龄。因"颈、肩部和股内侧皮疹1周"来皮肤科门诊就诊。患儿1周前右侧颈部和股内侧出现粟米大小的红丘疹,时而搔抓,之后皮疹逐渐增多增大,蔓延至整个颈部、双侧肩部和臀部,皮疹最大为黄豆大小,患儿搔抓明显。家长给予外涂爽身粉无效,遂来我科门诊就诊。

2. 既往史

患儿足月顺产,否认传染病史,否认手术外伤史,否认输血史,否认过敏史,否认高血压和糖尿病等其余系统疾病。

3. 体格检查

T 36.8℃, P 78次/min, R 18次/min, BP 108 mmHg/68 mmHg 一般情况好,神志清楚,精神好,营养好,自动体位,查体合作,全身浅表淋巴结无肿大。头颅无畸形,巩膜无黄染。双侧瞳孔等大等圆,对光反射灵敏。颈软,无抵抗,甲状腺无肿大。胸廓对称无畸形,胸骨无压痛;双肺呼吸音清晰,未闻及干、湿性啰音。腹平坦,腹壁软,全腹无压痛,无肌紧张及反跳痛,肝脾肋下未触及,肝肾脏无叩击痛。脊柱、四肢无畸形。肌力正常,肌张力正常,生理反射正常,病理反射未引出。

皮肤科体检:颈、双侧肩部和臀部可见泛发粟米至黄豆大小红色半球形丘疹,边界清楚,表面有领圈状脱屑,部分丘疹顶端有小脓疱。股内侧见红色斑片(见图23-1、图23-2)。

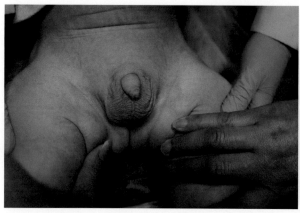 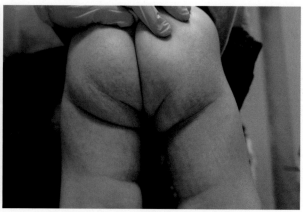

图23-1 丘疹型皮肤念珠菌病(股内侧)　　图23-2 丘疹型皮肤念珠菌病(臀部)

4. 实验室及影像学检查或特殊检查

鳞屑真菌直接镜检:可见假菌丝和孢子。

鳞屑真菌培养:白念珠菌。

二、诊治经过

(1) 初步诊断:丘疹型皮肤念珠菌病。

(2) 诊疗经过:患儿真菌镜检阳性,明确真菌感染后,即给予 1% 特比萘芬乳膏 qd 外用抗真菌治疗,并嘱咐家长给予患儿勤洗澡、勤换衣,保持局部皮肤清洁和干燥。3 周后皮疹消退,痊愈。

三、病例分析

1. 病史特点

(1) 男性,6 月龄,皮疹分布于颈肩部皱褶部位。

(2) 皮疹为半球形红色丘疹,表面有领圈状脱屑。

(3) 鳞屑真菌直接镜检可见假菌丝和孢子,真菌培养为白念珠菌。

2. 诊断与诊断依据

(1) 诊断:丘疹型皮肤念珠菌病。

(2) 诊断依据:①婴儿;②皮疹发生于皱褶部位;③皮疹表现为半球形红色丘疹,表面有领圈状脱屑;④真菌直接镜检可见假菌丝和孢子,真菌培养为白念珠菌。

3. 鉴别诊断

(1) 湿疹。

(2) 毛囊炎。

(3) 红痱。

四、处理方案及基本原则

(1) 外用抗真菌治疗:抗真菌治疗应在诊断明确后尽早进行,以抑制真菌复制及传播。

(2) 勤洗澡、勤换衣,保持皮肤干燥、清洁,破坏真菌滋生环境。

五、要点与讨论

1. 要点

(1) 丘疹型皮肤念珠菌病是由念珠菌引起的皮肤感染。

(2) 好发于 1 岁以内的婴幼儿,母亲往往有念珠菌性阴道炎。偶可发生于成人肥胖多汗者。

(3) 皮疹好发于颈肩、乳房下、腹股沟等皮肤皱褶部位。

(4) 皮疹为半球形红色丘疹,表面有领圈状脱屑,部分顶端可有小脓疱。

(5) 真菌直接镜检可见假菌丝、真菌丝和芽孢,真菌培养为白念珠菌。

2. 讨论

根据婴儿、皮疹为半球形红色丘疹,表面有领圈状脱屑,部分顶端有小脓疱,皮疹发生于颈肩皱褶部位,真菌直接镜检可见假菌丝和芽孢,真菌培养为白念珠菌,此病诊断不难。治疗以外用抗真菌为主,另外要注意保持皮肤清洁、干燥。

六、思考题

1. 丘疹型皮肤念珠菌病的病因和临床表现有哪些?
2. 丘疹型皮肤念珠菌病的诊断和鉴别诊断要点是什么?
3. 丘疹型皮肤念珠菌病的好发人群是什么?

（朱　敏）

案例 24
孢子丝菌病

一、病历资料

1. 现病史

患者,男性,60 岁,农民。因"右上肢皮疹,逐渐增多一年"就医。患者约在一年前,一次田间劳动时,不小心划破了右手背皮肤,未予特殊处理,照常劳作。约 3 周后,于原伤口处出现一淡红色圆形、不痛皮下结节,后逐渐扩大,变成紫红色,最后中央破溃,流出稀薄的脓液,不久可自行结痂,形成稍红、隆起的"疮",曾经青霉素肌注和红霉素乳膏外用,无好转。数月后,于右上肢从远端向近端,先后出现新的类似结节,排列成串。发病来,无发热、体重下降等其他不适,现来医院就诊。

2. 既往史

否认传染病史,否认手术外伤史,否认输血史,否认过敏史,否认高血压和糖尿病等其余系统疾病。

3. 体格检查

T 36.8℃, P 78 次/min, R 16 次/min, BP 130 mmHg/80 mmHg。神志清楚,精神好,营养好,回答切题,自动体位,查体合作,全身浅表淋巴结无肿大。头颅无畸形,双睑结膜无苍白,巩膜无黄染。双侧瞳孔等大等圆,对光反射灵敏。颈软,无抵抗,甲状腺无肿大。胸廓对称无畸形,胸骨无压痛;双肺呼吸音清晰,未闻及干、湿性啰音。腹微隆起,腹壁脂肪层较厚,腹壁软,全腹无压痛,无肌紧张及反跳痛,肝脾肋下未触及,肝肾脏无叩击痛。脊柱、四肢无畸形。肌力正常,肌张力正常,生理反射正常,病理反射未引出。

皮肤科体检:皮损位于右上肢,从手手背至上臂沿淋巴管呈带状分布。可见多个葡萄至鸡蛋大小皮下结节,色淡红或暗红;质硬具弹性;与皮肤粘连或不粘连;部分表面坏死,有少量脓性分泌物,或已结痂。可扪及结节之间皮下硬索状的淋巴管。如图 24-1、24-2 所示。

4. 实验室及影像学检查或特殊检查

血常规:WBC 4.9×10^9/L, RBC 3.50×10^{12}/L, Hb 125 g/L, PLT 150×10^9/L, N 70%, LY 20%, MO 5%。

肝功能:ALT 25 IU/L, AST 20 IU/L, TB 16 μmol/L, DB 3 μmol/L。

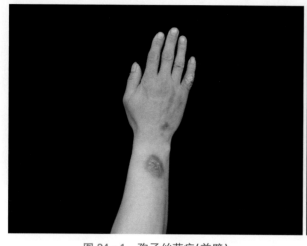

图 24-1 孢子丝菌病(前臂)

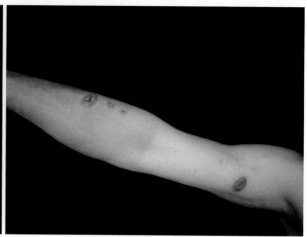

图 24-2 孢子丝菌病(上肢)

二、诊治经过

(1) 初步诊断:孢子丝菌病。

(2) 诊疗经过:接诊后,取皮损深部分泌物给予真菌培养,并皮肤活检,予 HE 染色和 GMS 染色。同时,外用 0.5%新霉素溶液湿敷溃疡处,莫匹罗星乳膏外涂结痂处。一周后,病理检查显示:组织中有酵母样孢子和星状体。两周后,真菌培养结果报告为孢子丝菌。孢子丝菌病诊断明确。即给予伊曲康唑每次 0.1 g,每天 2 次;继续外用药物;并嘱局部用温热的敷贴或灯泡辅助治疗。一月后,结节有所变小,溃疡愈合。复查血常规、肝肾功能,其结果均在正常范围。继续口服伊曲康唑。每月一次门诊随访。连服 8 个月后,结节完全消退,仅在原溃疡处遗留瘢痕。

三、病例分析

1. 病史特点

(1) 男性,60 岁,农民。右上肢多个结节一年。

(2) 皮肤外伤后,患肢出现多个皮下结节,无痛,可破溃自愈。

(3) 检查发现右上肢多个皮下结节,部分表面结痂,呈带状分布。

2. 诊断与诊断依据

(1) 诊断:孢子丝菌病。

(2) 诊断依据:①外伤后出现皮下结节;②皮下结节沿神经呈带状分布;③真菌培养为孢子丝菌;④病理检查见孢子和星状体。

3. 鉴别诊断

(1) 游泳池肉芽肿。

(2) 原发性皮肤球孢子菌病。

(3) 结核。

(4) 梅毒。

(5) 足菌肿。

四、处理方案及基本原则

抗真菌治疗：主要以口服抗真菌药物为主，可予 10％碘化钾；如碘化钾无效、过敏或有结核病史者，给予伊曲康唑，也可给予氟康唑、特比萘芬等。局部皮损应对症治疗，抗继发细菌感染，促进溃疡愈合。

五、要点与讨论

1. 要点

(1) 孢子丝菌病由申克孢子丝菌引起的皮肤、皮下组织和附近淋巴系统的亚急性和慢性感染。

(2) 常由外伤诱发。

(3) 皮肤型孢子丝菌病包括淋巴管型、固定型和黏膜型，本例为淋巴管型。

(4) 本型临床表现具有特征性：沿淋巴管呈带状分布的皮下结节。

(5) 真菌培养为孢子丝菌。

(6) 组织病理查见孢子和星状体。

2. 讨论

根据皮下结节沿淋巴管呈带状分布的临床表现，应该考虑本病的初步诊断，组织病理发现孢子和星状体可提示本诊断，真菌培养有孢子丝菌生长即可明确诊断本病。孢子丝菌病的治疗以口服抗真菌药物为主，局部皮损一般不需处理，必要时以对症治疗。皮肤型孢子丝菌病一线口服药物可选择碘化钾、唑类抗真菌药如伊曲康唑、氟康唑；二线药物可选择丙烯胺类如特比萘芬。疗程通常 2～9 个月。

六、思考题

1. 皮肤型孢子丝菌病的临床表现有哪些？

2. 孢子丝菌病的鉴别诊断有哪些？

（张超英）

案例 25

疥　疮

一、病历资料

1. 现病史

患者，男性，26 岁。因"全身泛发皮疹伴剧烈瘙痒 2 周"前来就诊。患者就诊前 2 周出现躯干四肢疏散分布的红色皮疹，瘙痒明显，夜间尤甚。患者因瘙痒而剧烈搔抓，皮疹逐渐泛发加重。外用复方咪康唑软膏外涂无明显效果，而且有加重，累及家人。

2. 既往史

否认传染病史、否认手术外伤史、否认输血史、否认过敏史，否认高血压和糖尿病等其余系统疾病。

3. 体格检查

T 37.0℃，P 72 次/min，R 20 次/min，BP 120 mmHg/70 mmHg。神志欠清楚，精神可，营养好，回答切题，全身浅表淋巴结无肿大。

皮肤科体检：全身泛发，以指间、手腕、前臂、腋下、腰部及大腿内侧等部位为主，头面部少见，损害为孤立分布、不融合的肤色或淡粉红色，针头大小的丘疹或丘疱疹伴严重抓痕，患者外阴部的阴茎及阴囊上见 3～5 个黄豆大小结节，如图 25-1、图 25-2 所示。

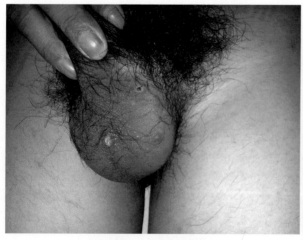

图 25-1　疥疮(阴囊)

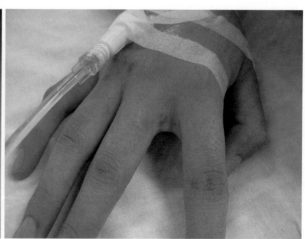

图 25-2　疥疮(指间)

4. 实验室及影像学检查或特殊检查

血常规和尿常规检查无特殊发现。

二、诊治经过

（1）初步诊断：疥疮。

（2）诊疗经过：根据患者的病程、皮疹的分布部位、皮疹的特点及家庭传染史等，诊断明确。遂给予10%硫磺软膏外涂 bid，加仙特敏 10 mg qd 口服。并告知患者疥疮治疗注意事项，如连续涂药 3～5 天，治疗期间不能洗澡、换衣服等，另嘱咐累及的家人一起治疗。1 周后患者复诊，所累及部位的皮疹见好，瘙痒明显减轻，外阴结节未消退。再给予 5%硫磺霜外涂巩固治疗，外阴结节处给予中弱效糖皮质激素乳膏外涂，门诊随访。

三、病例分析

1. 病史特点

（1）患者为青年男性，发病 2 周，外用激素软膏无效。

（2）皮疹分布范围广，以头颈以下的指间、手腕、前臂、腋下、腰部及大腿内侧为主，尤以指间为好发部位，同时侵犯外阴的阴茎和阴囊。

（3）基本损害：以肤色或粉红色丘疹、丘疱疹为主要损害，疏散分布，不融合；伴剧烈瘙痒。

（4）有家庭传染史。

2. 诊断与诊断依据

（1）诊断：疥疮。

（2）诊断依据：根据病程时间、皮疹分布部位及皮疹特点，加上传染史诊断明确。

3. 鉴别诊断

（1）痒疹。

（2）丘疹性荨麻疹。

（3）湿疹。

四、处理方案及基本原则

疥疮的治疗并不复杂，主要以外用药物治为主，常用的有 10%硫磺软膏等，一般可以治愈。

五、要点与讨论

1. 要点

（1）疥疮是由于疥螨虫感染皮肤引起的皮肤病。本病传播迅速，体征表现为皮肤剧烈瘙痒（晚上尤为明显），而且皮疹多发于皮肤皱折处，特别是外阴部，但少见于头部。

（2）疥疮是通过密切接触传播的疾病，传染性很强，在一家人或集体宿舍中往往相互传染。

（3）疥疮的治疗规范包括：外用药物连续使用 3～5 天，用药期间不洗澡，不换衣服；全身除头颈部外都要涂到；避免与其他人密切接触，如有同样患病者需同时治疗；治疗后用过的衣服、被褥、床单、枕巾、毛巾等，均须煮沸消毒，或在阳光下充分暴晒，以便杀灭疥虫及虫卵。

2. 讨论

（1）检查疥螨的方法：刮取患处丘疹、水疱等处的皮屑，在显微镜下发现疥虫或虫卵；如果发现隧道,可用针尖挑破直达闭端,挑取肉眼可看到的针头大灰白色小点,显微镜下可发现疥虫。

（2）疥疮通常不侵犯头部及面部,但婴幼儿例外婴儿皮肤比较细嫩,疥虫很容易侵袭到小儿的头面部。所以婴幼儿的治疗面颈部也要涂药,但要控制好药物的浓度。

六、思考题

1. 疥疮的病因有临床特点是什么？
2. 疥疮的处理原则有哪些？
3. 如何预防疥疮？

（杜荣昌）

案例 26

痱 子

一、病历资料

1. 现病史

患儿，女性，5岁。因"头面部及颈部皮疹伴瘙痒、灼热感2天"至门诊就诊。患儿2天前于额部及颈部出现红色皮疹，并逐渐增多，密集成片，伴有轻度的瘙痒和灼热感，活动出汗后症状加剧。患儿发疹前几天为持续高温。去年夏季亦有类似发作。

2. 既往史

否认传染病史，否认手术外伤史，否认输血史，否认过敏史。

3. 体格检查

皮肤科体检：头皮、面部及颈前、颈侧、颈后部皮肤见针头大小的红色丘疹，周围绕以红晕，丘疹顶端见细小水疱或脓疱。如图 26-1、图 26-2 所示。

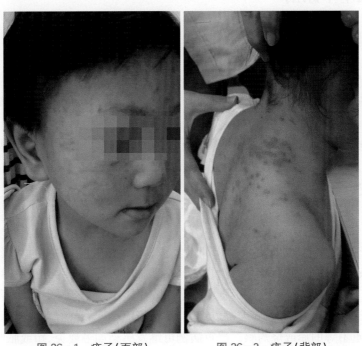

图 26-1 痱子(面部)　　图 26-2 痱子(背部)

4. 实验室及影像学检查或特殊检查

无。

二、诊治经过

（1）初步诊断：痱子。

（2）诊疗经过：门诊就诊后，予炉甘石洗剂外涂患处，每日 4～5 次，并嘱患儿家长保持室内通风散热，保持患儿皮肤清洁干燥，出汗后及时洗温水澡。3 天后水疱干涸，脓疱消退，伴轻度脱屑。

三、病例分析

1. 病史特点

（1）女性，5 岁，皮疹分布于头皮、面部及颈部。

（2）发疹前曾有连续数日高温。

（3）皮疹表现为密集成片的红色丘疹、小水疱及脓疱。

（4）伴有轻度的瘙痒及灼热感。

2. 诊断与诊断依据

（1）诊断：痱子（红痱）。

（2）诊断依据：①女性幼儿，发疹前有连续数日高温；②头皮、面部及颈部密集成片的针头大小红色丘疹、水疱及脓疱；③轻度瘙痒及灼热。

3. 鉴别诊断

夏季皮炎。

四、处理方案及基本原则

（1）改善环境：保持室内通风散热，衣着宜宽大透气，保持皮肤清洁干燥，常以温水洗澡，婴儿浴后可扑以痱子粉。

（2）局部治疗：以消炎止痒为主，用温水洗净、揩干后采用水粉剂或粉剂，如炉甘石洗剂、含有樟脑和薄荷的扑粉或痱子粉等外搽，一日多次，忌用软膏、糊剂及油类制剂；若有继发感染可按具体情况予以相应处理。

（3）口服治疗：较严重病例可应用清热、解暑、化湿的中药，如口服金银花露或香薷饮加减等。

五、要点与讨论

1. 要点

（1）痱子是由于在高温闷热潮湿环境下出汗过多和蒸发不畅，汗液的浸渍及表皮细菌繁殖，致汗孔堵塞，汗管破裂，汗液外溢渗入周围组织而导致发病，根据临床表现可分为红痱、白痱和深痱三型。

（2）红痱又称红色粟粒疹，多见于肥胖婴儿及青年患者，损害好发于额、颈、胸背、肘和腋窝，为一致性针头大小的红色丘疹、水疱或脓疱，周围绕以红晕，常密集成片。如气候转凉皮疹可于数日内干涸，轻度脱屑而愈，伴以轻重不等的痒或烧灼感。严重病例可继发感染如毛囊炎、疖或脓肿。

（3）白痱又称晶形粟粒疹，见于卧床不起、高烧或慢性消耗性疾病及手术后体虚者，损害主要为针尖到针头大小、色白而透明水疱,无炎症,壁薄易破,成批出现,无自觉症状。多于 $1\sim2$ 天内吸收,有轻微脱屑。

(4) 深痱多见于热带地区,损害为淡白坚实的无炎症反应的丘疹和水疱,多见于躯干,也可波及肢体,无自觉症状,常反复发作。

2. 讨论

痱子目前的诊断标准以临床为主,根据高温闷热环境下于好发部位出现形态一致的炎症或非炎症性丘疹、水疱即可确诊。除掌跖外,皮损可发生在体表任何部位,通常见于头面部、颈、胸背、肘和腋窝。久病卧床者皮损常集中于身体某个部位,如颈、胸、腹或腰部两侧。询问病史时应注意了解患者机体状况,生活、工作环境,特别是温度、湿度和日晒的情况。

六、思考题

1. 痱子的病因和临床分型有哪些?
2. 痱子的临床表现及诊断要点是什么?
3. 列举痱子的治疗原则。

(马　莉)

案例 27
冻疮

一、病历资料

1. 现病史

患者,男性,32 岁。因"双耳及双手皮疹伴痛痒 2 周"至门诊就诊。患者于冬季前来就诊,2 周前无明显诱因下于双侧耳垂、双手指出现紫红色皮疹,遇热后皮疹色泽变红,并出现瘙痒、灼热及轻微疼痛。病程中无发热、关节酸痛及口腔黏膜破溃。往年冬季耳部及手足部位有多次类似皮疹发作,严重时皮损处可有破溃,愈后遗留瘢痕。

2. 既往史

否认传染病史,否认手术外伤史,否认输血史,否认药物过敏史。

3. 体格检查

T 37.0℃,P 80 次/min,R 20 次/min,BP 120 mmHg/70 mmHg。神志清楚,精神可,营养好,回答切题,自动体位,查体合作,全身浅表淋巴结无肿大。头颅无畸形,巩膜无黄染。双侧瞳孔等大等圆,对光反射灵敏。颈软,无抵抗,甲状腺无肿大。胸廓对称无畸形,胸骨无压痛;双肺呼吸音清晰,未闻及干、湿性啰音。腹平坦,腹壁软,全腹无压痛,无肌紧张及反跳痛,肝脾肋下未触及,肝肾脏无叩击痛。脊柱、四肢无畸形。肌力正常,肌张力正常,生理反射正常,病理反射未引出。

皮肤科体检:双侧耳廓、耳垂、双手指及手背见大小不一的紫红色隆起性红斑,界限不明显,压之红色可以消退,去除压力后,红色复原缓慢,患处皮肤温度降低。口腔及外生殖器黏膜未见皮疹。如图 27 - 1 所示。

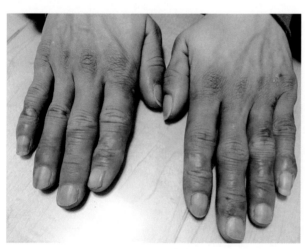

图 27 - 1　冻疮

4. 实验室及影像学检查或特殊检查

血常规:WBC 4.7×10^9/L,RBC 4.20×10^{12}/L,Hb 125G/L,PLT 220×10^9/L,N 65%,LY 27%,MO 7%。ANA (一),ENA (一),C3、C4 正常。

二、诊治经过

(1) 初步诊断:冻疮。

(2) 诊疗经过:门诊就诊后,予复方硝苯地平软膏每日 2 次外用,氦氖激光每日 1 次照射,连续 10 次,皮疹逐渐消退。

三、病例分析

1. 病史特点

(1) 男性,32 岁,冬季就诊。

(2) 皮疹分布于双侧耳廓、耳垂、双手指及手背。

(3) 皮疹为大小不一紫红色红斑,压之褪色,去压复色缓慢。

(4) 遇热后出现瘙痒、灼热和轻微疼痛。

(5) 无黏膜受累,无发热、关节痛。

(6) 往年冬季有类似发作。

2. 诊断与诊断依据

(1) 诊断:冻疮。

(2) 诊断依据:①青年男性,于冬季发病;②皮疹位于耳部及双手等肢体末端末梢循环不良处;③基本损害为紫红色的淤血性红斑;④遇热后瘙痒、灼热、疼痛;⑤往年冬季多次类似发作。

3. 鉴别诊断

(1) 寒冷性多形红斑。

(2) 冻疮样狼疮。

四、处理方案及基本原则

(1) 局部治疗:未破溃者局部治疗以扩血管抗血栓形成为主,可使用含樟脑或硝苯地平的霜剂或软膏、甘素钠软膏、多磺酸黏多糖乳膏等;已破溃者局部以防治感染为主,可用新霉素或红霉素软膏。

(2) 扩血管治疗:可口服烟酸、硝苯地平等血管扩张剂,或将丹参加入低分子右旋糖酐静脉点滴,以扩张血管、改善微循环。

(3) 物理治疗:氦氖激光、红外线光疗或频谱照射可改善局部微循环促进愈合。

(4) 加强锻炼、增强御寒能力:平日加强体育锻炼,入冬前加强对冷环境的适应性锻炼可以促进血液循环,逐渐增强对寒冷的适应能力,预防发作。

五、要点与讨论

1. 要点

(1) 冻疮系寒冷作用于皮肤,导致小动脉收缩、血流淤滞、组织缺氧,如受冻时间长、动脉持续痉挛,则血管麻痹扩张,静脉淤血,使局部血液循环不良而发病。

(2) 本病常发生于初冬、早春季节。多见于儿童、妇女和缺少活动或肢体末梢血液循环不良的人。

(3) 皮损好发于耳廓、耳垂、鼻尖、手指、手背、足跟、足趾、足背等部位,常两侧分布。

2. 讨论

本病须与寒冷性多形红斑和冻疮样狼疮相鉴别。前者也发于寒冷季节,尤在季节转换时,皮损对称分布于四肢远端,为多形性,以水肿性丘疹为主,典型损害呈虹膜样红斑,起病较急,病程 2～4 周可自愈,再发有间歇期,不会整个冬季患病。后者为慢性皮肤型红斑狼疮,系肢端的微血管收到冷创伤引起,多见于女性,皮损分布于指尖、耳轮、小腿、足跟,皮疹呈冻疮样,但常发生于面部 DLE 之后,有时可有系统累及,查 ANA、ENA 可帮助鉴别。

六、思考题

1. 冻疮的病因及临床表现有哪些?
2. 冻疮的诊断和鉴别诊断要点是什么?
3. 列举冻疮的防治原则。

（马　莉）

日 晒 伤

一、病历资料

1. 现病史

患者,女性,30岁。因"面部、背部发疹1天伴灼痛"就诊。患者2天前在海边沙滩度假,有暴晒史,1天前晨起即发现面部和后背部暴露部位红肿、灼热疼痛,当时自行予凉水湿敷半小时后稍缓解,但红肿仍进行性加重,夜间灼痛难忍,遂就诊本院。追问病史,患者发疹前1天海边度假时,在10:00~14:00阳光最猛烈的时候有近2 h在海水中游泳,而且未采取任何的防护措施。

2. 既往史

否认传染病史,否认手术外伤史,否认输血史,否认过敏史,否认高血压和糖尿病等其余系统疾病。

3. 体格检查

T 37.0℃, P 80次/min, R 20次/min, BP 120 mmHg/69 mmHg。神志清楚,精神可,营养好,回答切题,自动体位,查体合作,全身浅表淋巴结无肿大。头颅无畸形,巩膜无黄染。双侧瞳孔等大等圆,对光反射灵敏。颈软,无抵抗,甲状腺无肿大。胸廓对称无畸形,胸骨无压痛;双肺呼吸音清晰,未闻及干、湿性啰音。腹平坦,腹壁软,全腹无压痛,无肌紧张及反跳痛,肝脾肋下未触及,肝肾脏无叩击痛。脊柱、四肢无畸形。肌力正常,肌张力正常,生理反射正常,病理反射未引出。

皮肤科体检:额部,双侧颧颊部、后背部弥漫性水肿性红斑。如图 28-1 所示。

4. 实验室及影像学检查或特殊检查

无。

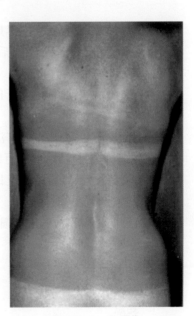

图 28-1 日晒伤

二、诊治经过

(1) 初步诊断:晒斑(日晒伤)。

(2) 诊疗经过:面部予3%硼酸溶液积极冷湿敷,每隔2~3 h湿敷至少20 min,肩背部外涂含5%地塞米松的炉甘石洗剂,每日3~4次,当天疼痛感强烈时可临时口服一粒散利痛,严格防晒。2天后红肿减轻,开始出现糠皮样脱屑。第3天随访,红肿完全消退,发疹部位出现色素沉着,嘱外用单乳霜促进皮肤的修复。

三、病例分析

1. 病史特点

(1) 女性,30岁,皮疹分布于面肩背曝光部位。

(2) 发病前1天有暴晒史。

(3) 皮疹表现为额部,双侧颧颊部、背部弥漫性水肿性红斑。

(4) 伴有灼痛感。

2. 诊断与诊断依据

(1) 诊断:晒斑(日晒伤)。

(2) 诊断依据:①年轻女性,发疹前海滩度假,强烈的日光暴露史;②发疹部位为面、背部日光暴露部位局限性的水肿性红斑;③伴灼痛感。

3. 鉴别诊断

(1) 光敏性接触性皮炎。

(2) 发疹性药疹。

四、处理方案及基本原则

(1) 局部外用药物:早期尽量积极,以消炎、减轻水肿、安抚和止痛为主要目的,一般予水粉剂和冷湿敷为主,直到急性症状消退;后期,红肿消退后,可使用一些质地轻薄的保湿霜,帮助皮肤屏障功能的修复,减轻炎症后的色素沉着。

(2) 镇痛治疗:严重的广泛日晒伤,疼痛剧烈的,可早期口服解热镇痛类药物,甚至镇静类药物缓解症状。

(3) 糖皮质激素:严重的广泛日晒伤,在红斑基础上可出现大量的水疱,甚至发生寒战、发热、恶心和心动过速等全身症状,此时可以短期(1~3天)系统性使用小至中等剂量的糖皮质激素。

(4) 支持治疗:严重的广泛日晒伤伴有全身症状时,注意水、电解质的平衡,可予补液加强全身的支持治疗及其他必要的对症处理。

(5) 预防:严格防晒,避免损伤的进一步加重。

五、要点与讨论

1. 要点

(1) 日晒伤是强烈日光照射后引起的一种皮肤的急性损伤反应。

(2) 在暴晒处发生红斑、水肿,甚至水疱。

(3) 皮疹多有灼痛感,甚至连衣服或床单与之接触也难以忍受。

(4) 持续数天后,红肿减退,疼痛消失,继之以糠皮样脱屑。

(5) 急性期后,皮肤逐渐出现色素沉着。

2. 讨论

根据发疹前有暴晒史,日光暴露局部皮肤出现弥漫性红斑、水肿伴有灼痛感等特点,诊断不难。治疗早期局部外用药物应该尽量积极,以消炎、减轻水肿、安抚和止痛为主要目的,直到急性症状消退;红肿消退的后期,可用医学护肤品帮助皮肤屏障功能的修复。对严重广泛的日晒伤,甚至伴有全身症状的,可考虑短期使用糖皮质激素,减轻急性期的反应,并注意加强全身的支持治疗和对症处理。

日晒伤病因明确,应以预防为主。除采用撑伞、戴帽子、穿衣服等物理性的防护手段外,在可能日光强暴露时外涂高 SPF 值的遮光剂,每隔 2 h 重复涂抹并注意遮光剂的防水性等,都是防护要点。

六、思考题

1. 日晒伤的主要临床表现和诊断要点有哪些?
2. 列举日晒伤的治疗原则。

(严淑贤)

案例 29

多形性日光疹

一、病历资料

1. 现病史

患者,女性,35岁。因"前臂、踝部反复间歇性发疹伴痒5年"就诊本院。患者5年来,每年四、五月份天气转暖开始,前臂伸侧、外踝部暴露在外面,接触日晒后就会出现一簇簇米粒大小的红色皮疹,瘙痒剧烈,刚开始遇日晒后次日发疹,近2年日晒2～3h后就出现皮疹,而且皮疹面积逐步增大。避光保护并外用丁酸氢化可的松软膏1周左右皮疹可消退,消退后有轻度的色素沉着斑。皮疹间歇性发作,至盛夏皮疹发作频率逐步减少,秋冬季无发疹。

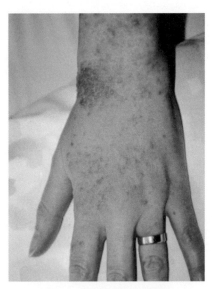

图 29-1 多形性日光疹

2. 既往史

否认传染病史,否认手术外伤史,否认输血史,否认过敏史,否认高血压和糖尿病等其余系统疾病。

3. 体格检查

T 37.0℃, P 80 次/min, R 20 次/min, BP 110 mmHg/60 mmHg。神志清楚,精神可,营养好,回答切题,自动体位,查体合作,全身浅表淋巴结无肿大。头颅无畸形,巩膜无黄染。双侧瞳孔等大等圆,对光反射灵敏。颈软,无抵抗,甲状腺无肿大。胸廓对称无畸形,胸骨无压痛;双肺呼吸音清晰,未闻及干、湿性啰音。腹平坦,腹壁软,全腹无压痛,无肌紧张及反跳痛,肝脾肋下未触及,肝肾脏无叩击痛。脊柱、四肢无畸形。肌力正常,肌张力正常,生理反射正常,病理反射未引出。

皮肤科体检:双前臂伸侧、手背、双侧外踝部成簇分布的粟米大小水肿性丘疹,皮疹之间见正常皮肤。如图 29-1 所示。

4. 实验室及影像学检查或特殊检查

光试验:UVA - MED 35 J/cm², UVB - MED 90 mJ/cm²。

二、诊治经过

(1) 初步诊断:多形性日光疹。

(2) 诊疗经过:根据患者光试验结果,告知对 UVA 过敏,嘱其在发病季节注意光防护,尽量穿长袖长裤,如需暴露,外涂广谱的遮光剂。同时口服 β-胡萝卜素 20 mg bid,烟酰胺片 0.3 g tid 加强光防护,外用吲哚美辛酊,每天 2～3 次。瘙痒剧烈时可口服左西替利嗪 5 mg qd 控制瘙痒。5 天左右皮疹好转消退,嘱其继续加强光防护,定期随访。

三、病例分析

1. 病史特点

(1) 女性,35 岁,皮疹分布于双前臂、手背和外踝等光暴露部位。

(2) 间歇性发作,病程 5 年,有明显的季节性,春季加重,秋冬季消失。

(3) 日晒后发疹,表现为成片分布,不融合的粟米大小水肿性丘疹,避光并外用皮质激素软膏皮疹可消退。

(4) 发疹时伴有剧烈瘙痒。

(5) 光试验:UVA - MED 35 J/cm^2。

2. 诊断与诊断依据

(1) 诊断:多形性日光疹。

(2) 诊断依据:①中青年女性,间歇性发病,病程 5 年;②发病有明显的季节性,4、5 月份开始发疹并加重,秋冬季缓解或消退;③日晒后前臂、手背、踝部等暴露部位发出成簇瘙痒性的损害,潜伏期多为数小时到 1 天,皮疹呈小片状不融合。皮疹处邻近同样暴露的皮肤区域完全正常而不受累。若不再暴露则数天内外用皮疹激素软膏后可渐消退,消退后有轻度色素沉着,无瘢痕;④光试验结果显示对 UVA 的最小红斑量(MED)下降。

3. 鉴别诊断

(1) 接触性皮炎。

(2) 光毒性反应。

(3) 湿疹。

四、处理方案及基本原则

(1) 基本原则是在发病季节限制和尽可能避免日晒。穿长袖长裤、撑伞、局部用广谱遮光剂是控制症状、预防复发的主要措施。

(2) 在发病季节口服大剂量防光类维生素(烟酰、β-胡萝卜素、VitB6)。

(3) 皮疹较轻者,避光后即可自行消退。瘙痒明显者,可短期外用吲哚美辛酊、炉甘石洗剂或含糖皮质激素的酊剂或软膏。必要时口服抗组胺药物控制瘙痒。

(4) 皮疹较重者,可酌情选用羟氯喹、反应停等治疗,甚至可间断口服硫唑嘌呤或环孢霉素,急性发作期皮疹非常严重无法控制,还可短期系统使用糖皮质激素。

(5) 日晒或光疗脱敏治疗。

五、要点与讨论

1. 要点

(1) 多形性日光疹是一种常见的、特发性的光敏性疾病,中青年女性好发。

(2) 急性间歇性发病,日晒后数小时或数天发疹,有明显的季节性,一般春季和初夏加重,秋冬季缓解。

（3）发疹部位往往是秋冬季的避光部位转为春夏季的曝光部位,较重者可发生于面部。

（4）皮疹在不同患者有不同的表现,而在同一患者表现为单一性。皮疹常常呈小片状分布不融合,在皮疹之间的同样光暴露部位可以是正常皮肤。

（5）皮疹较轻者避光后可逐渐消退。

2. 讨论

根据病史特点,明显的季节性和特征性的临床表现,该疾病诊断不难。某些大丘疹型和环形红斑型要注意和亚急性皮肤型红斑狼疮相鉴别,有肥厚浸润性皮疹的,必要时需做皮肤病理活检,与皮肤淋巴细胞浸润症、皮肤淋巴细胞瘤、面部肉芽肿和结节病相鉴别。建议为患者做光试验,有条件者还可做光激发试验,明确光敏的情况和程度。治疗上一定要告知患者此病的长期和复发性,在疾病易发季节注意光防护,有助于疾病的逐年缓解甚至痊愈。

六、思考题

1. 多形性日光疹的临床表现有哪些特点?
2. 列举多形性日光疹的治疗原则。

（严淑贤）

案例 30
慢性光化性皮炎

一、病历资料

1. 现病史

患者,男性,56 岁,农民。因"面、颈、双上肢皮疹伴痒 2 年,泛发全身 4 个月"收治入院。2 年(4 月份春季)无明显诱因下患者出现面、颈、双上肢曝光部位红色皮疹,高于皮面,伴剧烈瘙痒,红豆至钱币大小,触之皮温稍高,无触痛等,否认发热、关节酸痛、口腔溃疡、肌肉乏力、胸闷、吞咽、呼吸困难等不适,10 天后就诊当地医院,予"地奈德乳膏外用+西替利嗪片 1♯ qd 口服 2 天"无明显好转,继予"DXM 10 mg 肌注 2d",皮疹消退瘙痒缓解。次年日晒后再次出现面、颈、双上肢红色皮疹,近 5 个月来逐渐泛发至双下肢、躯干部位,瘙痒剧烈,自觉日晒及温水浸泡后皮疹加剧。就诊当地医院,考虑"慢性光化性皮炎"予"复方甘草酸苷片 80 mg 静滴 5d+羟氯喹 0.2 bid+β 胡萝卜素 1 粒 qd+枸地氯雷他定 1 粒 qd,盐酸西替利嗪分散片 1 粒 qd po"后症状好转,出院后继续予羟氯喹口服 3 月,辅以抗过敏等对症治疗,皮疹仍反复,未完全消退。1 个月前自行再次予"DXM 10 mg 肌注 qd×2d,后逐渐减量至口服,2 周后停用激素,好转明显。但停药后皮疹仍反复,半个月前来我院就诊,查"UVA - MED 19.35 J/cm²,UVB - MED 8.8 mJ/cm²",予"复松霜,0.03% 他克莫司软膏外涂,雷公藤口服液 10 ml tid,左西替利秦 1 片 qd,甘乐 2 粒 tid po",无明显好转,现患者为进一步诊治,门诊拟"慢性光化性皮炎"收入我科。患病以来患者精神好,胃纳可,睡眠好,大小便正常,无体重明显下降。

2. 既往史

患者有高血压病史 20 余年,血压最高达 150 mmHg/90 mmHg,平日服用雅施达、倍他洛克降压,血压控制良好。否认传染病史,否认手术外伤史,否认输血史,否认过敏史和糖尿病等其余系统疾病。否认疫区接触史,否认疫情接触史。否认化学性物质、放射性物质、有毒物质接触史。否认吸毒史。吸烟史:吸烟 20 余年,平均 20 支/日,已戒烟 1 年。否认饮酒史。否认冶游史。

3. 体格检查

T 37.2℃,P 80 次/min,R 20 次/min,BP 128 mmHg/91 mmHg。神志清楚,发育正常,营养好,回答切题,自动体位,查体合作,步入病房,全身浅表淋巴结无肿大。头颅无畸形,眼睑正常,睑结膜未见异常,巩膜无黄染。双侧瞳孔等大等圆,对光反射灵敏,耳廓无畸形,外耳道无异常分泌物,无乳突压痛。外鼻无畸形,鼻通气良好,鼻中隔无偏曲,鼻翼无扇动,两侧副鼻窦区无压痛,口唇无发绀。双腮腺区无肿大,颈软,无抵抗,颈静脉无怒张,气管居中,甲状腺无肿大。胸廓对称无畸形,胸骨无压痛;双肺呼吸音清晰,未闻及干、湿性啰音。HR 80 次/min,律齐;腹平坦,腹壁软,全腹无压痛,无肌紧张及反跳痛,肝脾肋下未触及,肝肾脏无叩击痛,肠鸣音 4 次/min。肛门及外生殖器未见异常,脊柱、四肢无畸形,关节无红肿,无杵状指(趾),双下肢无水肿。肌力正常,肌张力正常,生理反射正常,病理反射未引出。

皮肤科体检:前额、双侧颧颞部、鼻背和鼻侧面颊部、颈伸侧、手背部丘疹,部分融合成红色或暗红色斑块,部分苔藓样变,明显肥厚有浸润感,;躯干、四肢伸侧散在红色绿豆大小丘疹;部分上覆细碎鳞屑;有结痂、色素沉着、散在抓痕。如图30-1、图30-2所示。

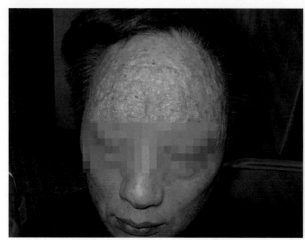
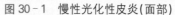
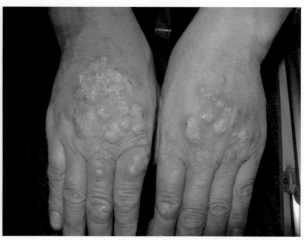

图30-1　慢性光化性皮炎(面部)　　　　图30-2　慢性光化性皮炎(手部)

4. 实验室及影像学检查或特殊检查

血常规 WBC 12.3×10⁹/L, N 75.2%, Hb 136 g/l; ESR 31 mm/h, IgE 34.6 IU/ml;肌酸激酶 431 U/L, ALB 34.8 g/L。血脂:TG 2.48 mmol/L。

心电图:窦性心律,正常心电图。心超:左室顺应性下降;二尖瓣、三尖瓣、主动脉瓣、肺动脉瓣轻度反流。

胸部 CT 平扫:左上肺纤维增殖灶,两下肺少许纤维灶。

B超:胆囊息肉,后腹膜无明显肿大淋巴结。甲状腺肿大伴多发结节,考虑结节性甲状腺肿。左侧颈总动脉粥样板形成。

光试验:UVA - MED 19.35 J/cm², UVB - MED 8.8 mJ/cm²。

二、诊治经过

(1) 初步诊断:慢性光化性皮炎。

(2) 诊疗经过:患者入院后检测血常规、嗜酸性细胞计数、肝肾功能、电解质、血糖、甲状腺功能等各项指标均在正常范围,TG 2.91 mmol/L,偏高。予避光,复方甘草酸苷片 100 mg 静滴 qd、雷公藤多苷片 2 片 tid po 抗炎,开思亭 10 mg qd po,氯苯钠敏 10 mg 肌注 qn 减轻瘙痒,烟酰胺 3 片 tid po 防光,厄贝沙坦降压。颈部、躯干、四肢外用复索霜、乳膏基质 1 号,每日两次,面部外用 0.1% 他克莫司软膏,每晚一次。治疗 8 天后,患者面部、躯干、双下肢皮疹较前明显好转,部分红斑颜色变暗、皮疹渐消退,无新发皮疹,故予以出院。出院后嘱其严格避光,继续口服复方甘草酸苷片(美能)50 mg tid,雷公藤多苷片 2 片 tid,开思亭 10 mg qd,烟酰胺 3 片 tid,未完全消退的皮疹局部继续外用复索霜和 0.1% 他克莫司软膏,一周后门诊随访,根据病情调整治疗方案。

三、病例分析

1. 病史特点

（1）男性,56 岁,农民。

（2）病程 2 年,皮疹首发于面、颈、双上肢等曝光部位,皮疹持续,后泛发全身。

（3）皮疹首发于春季,日晒可以使皮疹阵发性加重。

（4）皮疹在光暴露部位表现为红色或暗红色浸润性的丘疹和斑块。

（5）伴有剧烈的瘙痒。

（6）光试验:UVA－MED 19.35 J/cm^2, UVB－MED 8.8 mJ/cm^2 均低于正常值。

（7）病程中使用复方甘草酸苷片、羟氯喹、枸地氯雷他定、盐酸西替利嗪等多种药物治疗,并因皮疹阵发性加重多次肌注 DXM,最高剂量每日 10 mg。

2. 诊断与诊断依据

（1）诊断:慢性光化性皮炎。

（2）诊断依据:①中老年男性,皮疹主要分布在光暴露部位,日晒后加重;②皮疹在光暴露部位表现为红色或暗红色浸润性的丘疹和斑块,伴有剧烈的瘙痒;③皮疹持续 3 个月以上;④光试验结果显示对 UVA 和 UVB 都异常敏感。

3. 鉴别诊断

（1）异位性皮炎。

（2）泛发性慢性湿疹。

（3）多形性日光疹。

（4）蕈样肉芽肿。

四、处理方案及基本原则

（1）防光措施:尽量避免日晒,尽可能减少户外活动。外出应使用宽檐帽、遮阳伞、长袖衣裤和手套,避免日光灯等人工光源。外用广谱的遮光剂。

（2）尽可能明确和设法避免种种可能存在的致敏原。应用多种接触变应原和光敏物进行斑帖试验和光斑帖试验以明确致敏原。严重患者有时需在调动工作和生活环境后才能得到控制。

（3）口服大剂量防光类维生素（烟酰、β-胡萝卜素、VitB$_6$）。

（4）常规治疗:使用含皮质激素的外用药膏,外用药尽量单纯。面部尽量选择软性激素或 0.1%他克莫司。口服抗组胺药控制瘙痒,口服羟氯喹 0.2 g bid 减轻炎症反应及防光。

（5）急性加剧期治疗:可选用口服反应停 50 mg tid 或 qid,雷公藤 2 粒 tid,免疫抑制剂硫唑嘌呤 50 mg bid,严重者系统使用糖皮质激素治疗。

（6）光疗脱敏治疗。

五、要点与讨论

1. 要点

（1）慢性光化性皮炎是一种对紫外线照射极度敏感的慢性复发性皮肤病。好发于中老年男性,室外工作和活动者较常累及。

（2）慢性光化性皮炎是一种特殊的皮炎湿疹类疾病，表现为慢性湿疹或假性淋巴瘤样损害。典型皮损好发于面、颈、手背等曝光部位，表现为持久性红斑、丘疹、丘疱疹，以及浸润性丘疹或斑块，重者也可泛发全身。

（3）皮疹可在日晒后数小时甚至数天才出现，表现为迟发性。

（4）CAD 皮损持续 3 个月以上，一般在春季发生或加重，但也可持续到冬季，反复加剧，瘙痒明显，对生活质量的影响极大。

（5）光生物学检测：覆盖区皮肤进行最小红斑量（MED）测定，UVA 和（或）UVB 的 MED 值低于正常值，或伴有光斑贴试验的阳性。

2. 讨论

根据皮损好发于面、颈、手背等曝光部位，表现为持久性红斑、丘疹、丘疱疹，以及浸润性丘疹或斑块，伴有剧烈瘙痒，病程持续 3 个月以上，中老年男性常见，结合光试验的阳性结果，本病可以确诊。治疗首先要强调防光措施，尽量避免接触致敏原。因皮疹好发于面部，在选择外用糖皮质激素时要注意长期使用引起局部皮肤毛细血管扩展、色素沉着、多毛、萎缩、激素依赖等不良反应。进来研究和临床实践发现 0.1％他克莫司外用对 CAD 皮损有较好的疗效，但仍要注意不良反应，建议仅皮损局部使用，好转即停用。

六、思考题

1. 慢性光化性皮炎的临床表现有哪些？
2. 列举慢性光化性皮炎的诊断标准。

（严淑贤）

光化性角化病

一、病历资料

1. 现病史

患者,男,62岁,农民。因"面部皮疹5年"就诊。患者5年前开始无明显诱因面部鼻梁处出现米粒大小淡红斑,无明显不适,未予重视。皮疹逐渐增大,部分表面粗糙,覆盖少许鳞屑,偶有轻微瘙痒,抓破后少量出血、结痂。当地医院就诊,诊断"老年疣",未予特殊处理。为进一步诊治,就诊我科。

2. 既往史

否认传染病史,否认手术外伤史,否认输血史,否认过敏史,否认高血压和糖尿病等其余系统疾病。

3. 体格检查

T 36.5℃,P 70次/min,R 20次/min,BP 130 mmHg/70 mmHg。神志清楚,精神可,营养好,回答切题,自动体位,查体合作,全身浅表淋巴结无肿大。头颅无畸形,结膜无充血,巩膜无黄染。双侧瞳孔等大等圆,对光反射灵敏。颈软,无抵抗,甲状腺无肿大。胸廓对称无畸形,胸骨无压痛;双肺呼吸音清晰,未闻及干、湿性啰音。腹平坦,腹壁软,全腹无压痛,无肌紧张及反跳痛,肝脾肋下未触及,肝肾脏无叩击痛。脊柱、四肢无畸形。肌力正常,肌张力正常,生理反射正常,病理反射未引出。

皮肤科体检:面部鼻梁处直径约1 cm大小红色扁平丘疹,境界欠清,上覆黄白色粘着性鳞屑,不易剥离,部分表面角化、结痂。未见糜烂、溃疡。如图31-1所示。

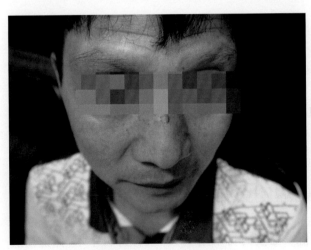

图 31-1 光化性角化病

4. 实验室及影像学检查或特殊检查

暂无。

二、诊治经过

(1) 初步诊断:光化性角化病。

（2）诊疗经过：就诊后完善血尿常规、肝肾功能、血糖等各项指标均在正常范围，行皮肤活检及病理检查示：表皮角化过度，棘层肥厚，向下增生，棘细胞排列紊乱，可见角化不良细胞，部分细胞核有非典型性，真皮浅层日光弹力变性，致密淋巴细胞呈带状浸润。结合临床，诊断"光化性角化病"明确，予手术切除，嘱其严格防晒，门诊随访。

三、病例分析

1. 病史特点
（1）男性，62 岁，慢性病程。
（2）农民，有长期室外日光暴露史。
（3）皮疹分布于面部光暴露部位。
（4）皮疹表现为鳞屑性红色丘疹，不能自行消退。
（5）伴有轻微瘙痒。
2. 诊断与诊断依据
（1）诊断：光化性角化病。
（2）诊断依据：①老年男性，慢性病程，有长期日晒史。②面部光暴露部位出现的鳞屑性红色丘疹，逐渐增大。③自觉症状不明显。④皮肤组织病理提示表皮角化过度，棘层肥厚，向下增生，棘细胞排列紊乱，可见角化不良细胞，部分细胞核有非典型性，真皮浅层日光弹力变性，致密淋巴细胞呈带状浸润。
3. 鉴别诊断
（1）脂溢性角化。
（2）Bowen 病。
（3）盘状红斑狼疮。

四、处理方案及基本原则

（1）防晒：外用 5% 二氧化钛软膏或其他防晒霜以防止病情加重，要注意防晒霜应同时对 UVA、UVB 有防护作用。
（2）物理治疗：液氮冷冻、二氧化碳激光或电灼治疗，适用于较小的损害，但治疗后需随访，注意复发可能。
（3）药物治疗：5% 氟尿嘧啶软膏每日 1～2 次，连续 2～3 周，对早期损害有效；5% 咪喹莫特软膏也有良好疗效，特别适用于不宜手术的老年患者；口服小剂量维 A 酸或外用维 A 酸乳膏也有一定疗效。
（4）光动力治疗：局部外用 20% 的 5-氨基酮戊酸溶液持续外敷 3 h 后用红光照射 30 min，每周 1 次，3～5 次可治愈。
（5）手术治疗：对可疑恶变皮损，应尽早手术切除。必要时可采用 Mohs 显微外科手术，保证彻底切除。

五、要点与讨论

1. 要点
（1）光化性角化病又名日光性角化病，是长期日光照射损伤皮肤而引起的一种癌前病变，可发展成鳞状细胞癌。

（2）皮疹最多见于面颈部、手背，可单发或多发，初为淡红色扁平丘疹或鳞屑性红斑，米粒至黄豆大小，圆形或不规则，表面角化或疣状增生。

（3）中老年男性好发，病程缓慢，部分皮损炎症明显，或形成糜烂，或转为皮角。

（4）日光损伤背景，比如：毛细血管扩张、皱纹等可作为诊断线索。

（5）组织病理有肥厚型、萎缩型、色素型等不同类型，但表皮内均有不典型角质形成细胞，呈核大、深染、染色质丰富、细胞排列紊乱等表现。

2. 讨论

根据老年患者面部发生的鳞屑性红斑、丘疹等临床表现和表皮不典型角质形成细胞的组织病理学特点，容易诊断。目前，对于光化性角化病的治疗仍存在争议。有些认为部分光化性角化病有自行缓解或者稳定趋势，可以不治疗。有些人认为光化性角化病有一定的癌变率，需早期积极治疗阻止其进展。根据皮损的部位、大小、数目、厚度、临床和病理特点，以及患者的年龄、免疫状态和经济能力，选择不同的治疗方式。不管何种治疗方式，患者均需定期随访，及早发现新发皮疹、复发或侵袭性进展可能。

六、思考题

1. 光化性角化病的临床表现和组织病理学特点是什么？
2. 光化性角化病的诊断和鉴别诊断要点有哪些？
3. 列举光化性角化病的治疗方法。

（吴文育）

案例 32

鸡眼和胼胝

一、病历资料

1. 现病史

患者,男性,32 岁。因"双足底皮疹 1 年,伴痛"前来就诊,患者双足底前中部出现皮疹,质硬,长期摩擦、行走后逐渐增大,疼痛明显。

2. 既往史

患者既往体健。否认传染病史,否认手术外伤史,否认输血史,否认过敏史,否认高血压和糖尿病等其余系统疾病。

3. 体格检查

皮肤科体检:双足底中前部见黄豆大小黄色局限性角质增生物,圆形,表面光滑,楔状向下增生至真皮部,表面刮除后见角质栓,周围有透明淡黄色环,形如鸡眼。

二、诊治经过

(1) 初步诊断:鸡眼。

(2) 诊疗经过:鸡眼膏外用,减少局部摩擦和压迫。

三、病例分析

1. 病史特点

(1) 男,32 岁,皮疹分布双足底前中部,伴疼痛明显。

(2) 长时间行走和摩擦可加重病情。

(3) 皮疹表现为双足底前中部见黄豆大小黄色局限性角质增生物,圆形,楔状向下增生至真皮部,表面刮除后见角质栓,周围有透明淡黄色环,形如鸡眼。

2. 诊断与诊断依据

(1) 诊断:鸡眼。

(2) 诊断依据:足底受摩擦部位,皮疹为圆锥状增生,行走时疼痛明显。

3. 鉴别诊断

(1) 胼胝:好发于手足受摩擦部位,形成局限性扁平角质增生,面积较广,境界不清,无圆锥状角质增生物嵌入深部和明显的疼痛感。如图 32-1 所示。

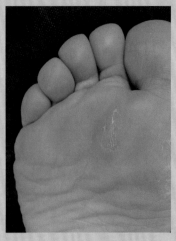

图 32-1 胼胝

（2）跖疣：为局限性的中央略凹陷的增生物，表面不光滑，削去表面增生物可见点状黑色斑点或出血，而鸡眼可以看到角质核心且压痛明显。

四、处理方案及基本原则

（1）减少局部的挤压和摩擦，预防发生。
（2）可外用腐蚀药物如高浓度水杨酸，二氧化碳灼烧或者手术切除。

五、要点与讨论

1. 要点
（1）局部的挤压摩擦是重要病因。
（2）足底或足趾形成圆锥状增生质硬斑块，中间有角质核，尖端深入皮内，状如鸡眼，行走时疼痛明显。

2. 讨论
鸡眼诊断根据皮疹发病的特殊部位、圆锥状增生、行走或挤压时疼痛明显容易诊断，主要与胼胝相互鉴别，胼胝可发生在手足长期受摩擦部位，局限性扁平角质增生，面积较广，境界不清，常无疼痛或轻微疼痛感。治疗上首先要避免摩擦和挤压的诱因，否则去除后仍容易复发。

六、思考题

1. 鸡眼的临床表现是什么？
2. 如何进行鸡眼的诊断和鉴别诊断？

（沈燕芸 唐 慧）

案例 33

湿　疹

一、病历资料

1. 现病史

患者,男性,60 岁。因"躯干、四肢皮疹伴瘙痒 20 余年,加重半月"入院。患者 20 余年前无明显诱因下于躯干处出现散在红色皮疹,米粒大小、高出皮面伴瘙痒,搔抓后有渗出,无明显水疱,外用激素药膏可好转,但有反复。10 年前皮疹加重,泛发全身,反复出现小水疱,伴明显瘙痒,在当地县医院多次给予静脉用或口服糖皮质激素类药物治疗,皮疹有好转,但停药后病情易复发。入院前半月,患者饮酒后出现皮疹加重,泛发全身,瘙痒剧烈,遂至我院门诊就诊,拟"湿疹"收住入院。患病以来患者精神好,胃纳可,睡眠不佳,大小便正常,无体重明显下降。

2. 既往史

否认传染病史,否认手术外伤史,否认输血史,否认过敏史,否认高血压和糖尿病等其余系统疾病。

3. 体格检查

T 37.0℃, P 76 次/min, R 20 次/min, BP 110 mmHg/65 mmHg。神志清楚,精神可,营养好,回答切题,自动体位,查体合作,全身浅表淋巴结无肿大。头颅无畸形,眼睑正常,睑结膜未见异常,巩膜无黄染。双侧瞳孔等大等圆,对光反射灵敏。颈软,无抵抗,甲状腺无肿大。胸廓对称无畸形,胸骨无压痛;双肺呼吸音清晰,未闻及干、湿性啰音。腹平坦,腹壁软,全腹无压痛,无肌紧张及反跳痛,肝脾肋下未触及,肝肾脏无叩击痛。脊柱、四肢无畸形。肌力正常,肌张力正常,生理反射正常,病理反射未引出。

皮肤科体检:躯干、四肢可见泛发粟粒、米粒大小暗红色丘疹,部分融合成红色斑块,双下肢见糜烂和渗出。部分上覆薄血痂及抓痕,亦可见苔藓化和少量色素沉着。如图 33 - 1、图 33 - 2 所示。

4. 实验室及影像学检查或特殊检查

血常规:WBC 7.59×10^9/L, RBC 5.20×10^{12}/L, Hb 158 g/L, PLT 210×10^9/L, N 58.1%, LY 23.3%, MO 9%, E 8.4%。嗜伊红细胞 638×10^6/L。

肝功能、肾功能、血糖、电解质:无明显异常。

二、诊治经过

(1) 初步诊断:湿疹。

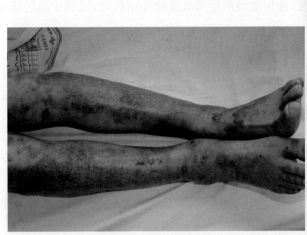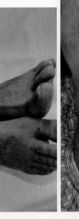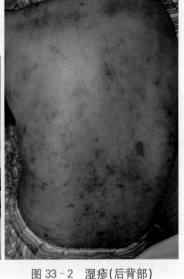

图 33-1　湿疹(下肢)　　　　　　　　图 33-2　湿疹(后背部)

(2) 诊疗经过:入院后完善相关检查,给予复方甘草酸苷注射液 100 ml qd 静滴、苦参素葡萄糖注射液 100 ml bid 静滴和 10% 葡萄糖酸钙 10 ml qd 静滴,并予氯雷他定片 10 mg qd 和西替利嗪片 10 mg qn 口服。躯干四肢皮疹予丁酸氢化可的松乳膏外用,糜烂渗出部位用 3% 硼酸溶液湿敷。治疗 10 天后无新发皮疹,躯干、四肢原有皮疹部分消退,遗留色素沉着,瘙痒感明显减轻,糜烂渗出消失。故予出院,嘱患者门诊随访皮疹变化。

三、病例分析

1. 病史特点
(1) 男性,60 岁,皮疹分布于躯干四肢。
(2) 皮疹分布对称,瘙痒明显,反复缓解发作。
(3) 皮疹表现为丘疹、斑块、糜烂、渗出和苔藓化。
2. 诊断与诊断依据
(1) 诊断:湿疹。
(2) 诊断依据:①中老年男性,病程较长,反复发作。②皮疹为多形性,分布较为对称,以丘疹、红色斑块为主,合并糜烂、渗出和苔藓化。③瘙痒剧烈,病程不规则。④外周血嗜酸性粒细胞比例和嗜伊红细胞计数升高。
3. 鉴别诊断
(1) 嗜酸性粒细胞增多性皮炎。
(2) 结节性痒疹。
(3) 神经性皮炎。

四、处理方案及基本原则

(1) 寻找和去除诱因:了解患者的生活工作环境和饮食习惯等,并检查有无慢性病灶及内脏器官疾病,以去除可能的致病因素。避免各种刺激因素,如热水烫洗、搔抓、饮酒等。

（2）系统治疗：选用抗组胺药物口服减轻瘙痒，可以和复方甘草酸苷注射液、雷公藤多甙片等中药联合应用以提高疗效。

（3）皮疹的对症治疗：根据皮疹的情况，选用适当剂型和成分的外用药物，以利于减轻瘙痒，避免继发感染。

五、要点与讨论

1. 要点

（1）本病是由多种内外因素引起的变态反应性皮肤病。

（2）按病程和皮疹的表现可以分为急性、亚急性和慢性三期，病程不定，易复发，三期可以相互转换。

（3）皮疹形态多样，分布多对称，瘙痒明显。

2. 讨论

根据反复发作的病程，皮疹多形而对称，瘙痒明显，此病诊断不难。治疗以抗瘙痒和外用药对症治疗为主。糖皮质激素的口服或注射一般不宜使用，该药长期使用可引起较多不良反应，且停药后可较快复发。滥用糖皮质激素引起的继发性红皮病的病例在临床上也并不少见，临床医生应该慎重评估后酌情使用。

六、思考题

1. 湿疹的临床表现有哪些？
2. 列举皮肤科外用药的使用原则。

（唐　慧）

案例 34

特应性皮炎

一、病历资料

1. 现病史

患者,男性,27岁。因"全身反复皮损瘙痒27年,加重2周"就诊。患者出生后2个月开始面部出现红斑、水肿,部分渗水结痂,治疗后好转。此后反复发疹,渐泛发全身,以四肢为主,瘙痒明显,夜间为甚。患者进食海鲜或学习紧张、休息不好时加重。近2周皮损加重,瘙痒加剧而来就诊。患病以来患者精神可,睡眠好,大小便正常,无体重明显下降。

2. 既往史

患者有过敏性鼻炎史,其父有哮喘史。否认传染病史,否认手术外伤史,否认输血史,否认高血压和糖尿病等其余系统疾病。

3. 体格检查

T 37.0℃, P 86次/min, R 22次/min, BP 120 mmHg/78 mmHg。神志清楚,精神可,营养好,回答切题,自动体位,查体合作,浅表淋巴结无明显肿大。头颅无畸形,巩膜无黄染。双侧瞳孔等大等圆,对光反射灵敏。颈软,无抵抗,甲状腺无肿大。胸廓对称无畸形,胸骨无压痛;双肺呼吸音清晰,未闻及干、湿性啰音。腹平坦,腹壁软,全腹无压痛,无肌紧张及反跳痛,肝脾肋下未触及,肝肾脏无叩击痛。脊柱、四肢无畸形,关节活动无受限。肌力正常,肌张力正常,生理反射正常,病理反射未引出。

皮肤科体检:皮损泛发面部、躯干、四肢、手足,皮肤干燥,多发红斑、丘疹、丘疱疹;躯干部分渗出,手足和四肢部分苔藓化。如图34-1、图34-2、图34-3所示。

4. 实验室及影像学检查或特殊检查

血常规:WBC $9.2×10^9$/L, RBC $4.20×10^{12}$/L, Hb 13 g/L, PLT $210×10^9$/L, N 67%, LY 22%, E 11%。E $1254×10^9$/L。血IgE 2568 ng/ml,吸入性和食入性IgE筛选(+)。

二、诊治经过

(1) 初步诊断:特应性皮炎。

(2) 诊疗经过:给予盐酸依巴斯汀10 mg bid po,复方甘草酸苷片2片 tid po以缓解变态反应,躯干、四肢皮损外用糠酸莫米松乳膏 qd,面部皮损外用0.1%他克莫司乳膏 bid,渗出处予3%硼酸溶液湿敷 tid,待无渗出时也用糠酸莫米松乳膏。2周后复诊见皮疹显著好转。

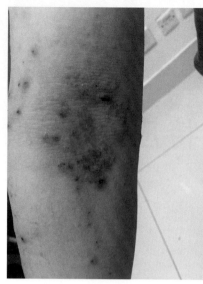

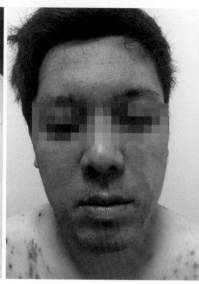

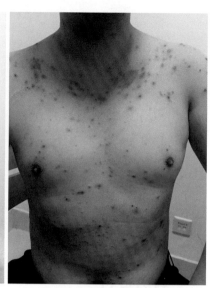

图 34-1 特应性皮炎(四肢)　　图 34-2 特应性皮炎(面部)　　图 34-3 特应性皮炎(胸腹部)

三、病例分析

1. 病史特点

(1) 男性,27 岁,全身反复皮损瘙痒 27 年,加重 2 周。

(2) 幼年发病,全身皮肤干燥。

(3) 患者有过敏性鼻炎史,其父有哮喘史。

(4) 全身皮肤干燥,皮损多发红斑、丘疹、水肿,苔藓化,部分渗出、结痂周围有丘疱疹。

(5) 血 IgE 和特异性 IgE 升高,血嗜酸粒细胞绝对计数升高。

2. 诊断与诊断依据

(1) 诊断:特应性皮炎。

(2) 诊断依据:①幼年发病,长期、反复皮肤瘙痒发疹;②全身皮肤干燥,原发皮损多形性,继发苔藓化,部分渗出、结痂;③患者及其父有遗传过敏史;④血 IgE 和特异性 IgE 升高,血嗜酸粒细胞绝对计数升高。

3. 鉴别诊断

(1) 神经性皮炎。

(2) 脂溢性皮炎。

(3) 接触性皮炎。

(4) 鱼鳞病。

(5) 皮肤瘙痒症。

四、处理方案及基本原则

(1) 寻找并去除病因及诱发因素:避免情绪紧张、过度劳累、焦虑、抑郁,注意控制可能诱发本病的食物,保持皮肤清洁,避免局部刺激,保持环境清洁。

（2）局部治疗：主要为对症疗法，可用滋润保湿剂，局部外用糖皮质激素，较大的儿童和成人可使用中、强效皮质激素制剂；对苔藓样变皮损可用强效皮质激素制剂。面部需慎用皮质激素，可外用钙调磷酸酶抑制剂。

（3）系统治疗：可用抗组胺药物、白三烯受体拮抗剂、复方甘草酸苷等，糖皮质激素仅用于皮损急性、广泛，一般疗法无明显效果的重症者。

（4）其他治疗：常规疗效较差的成人患者可加用紫外线光疗，继发感染可用抗感染药物。

五、要点与讨论

1. 要点

（1）特应性皮炎系指与遗传相关，具有产生高 IgE 倾向，易伴发哮喘、过敏性鼻炎的一种慢性复发性、瘙痒性、炎症性皮肤病。

（2）本病的临床特点多种多样，但最基本的为慢性反复性发作、剧烈瘙痒、有年龄阶段性的皮疹表现和一定的好发部位。通常可分为三个阶段，即婴儿期、儿童期和青少年成人期，它们可以相继发展或仅有其中一两个阶段。

（3）有些伴发情况与本病关联，因而具有一定的诊断意义，如干皮症、鱼鳞病、掌纹症，遗传过敏史等。

（4）大多数患者血中总 IgE 和特异性 IgE 升高。

（5）诊断标准有多个，我国特应性皮炎的指南中推荐 Williams 诊断标准。

（6）保湿润肤，修复皮肤屏障，抗瘙痒，局部和系统抗炎，免疫调节，防止继发感染。还要避免触发因素。

2. 讨论

特应性皮炎的严重程度可用欧洲特应性皮炎评分标准（SCORAD）来评判，针对患者个体，应按严重程度分级治疗。轻微程度的特应性皮炎，主要指导患者或家属做好一般注意事项，如避免食入或吸入过敏原，保湿润肤剂的使用；轻度患者（SCORAD 0～15）局部可用糖皮质激素、钙调磷酸酶抑制剂，可口服无明显镇静作用的抗组胺药；中度患者（SCORAD15～40）往往反复发病，可予以有镇静作用的抗组胺药，紫外线光疗（NUVB 或 UVA1），可给予心理指导；严重患者（SCORAD＞40）病情往往顽固持久，在前述治疗不能控制并加重时，可系统性应用免疫抑制剂，如糖皮质激素、环孢霉素A 等。

六、思考题

1. 特应性皮炎分哪些阶段，有何临床表现？
2. 能写出一个特应性皮炎诊断标准吗？
3. 特应性皮炎是怎样分级治疗的？

（魏明辉）

案例 35

接触性皮炎

一、病历资料

1. 现病史

患者,女性,54 岁。因"面部弥漫性皮疹瘙痒 4 天"前来就诊。患者就诊前曾于 5 天前使用面膜敷面,过后当天晚起就感觉面部有灼热感伴瘙痒。第 2 天头面部出现弥漫性红斑,至外院就诊后给予开瑞坦 10 mg qd 及复方甘草酸苷片 50 mg tid 口服 3 天,皮疹逐渐加重且眼睑肿胀明显,睁眼困难,为进一步诊治至我院就诊,拟"接触性皮炎"收治入院。起病以来,无发热、无胸闷、呼吸困难和恶心呕吐,无关节和肌肉酸痛等其他症状,光照后无明显加重。

2. 既往史

否认传染病史,否认手术外伤史,否认输血史,否认过敏史,否认高血压和糖尿病等其余系统疾病。

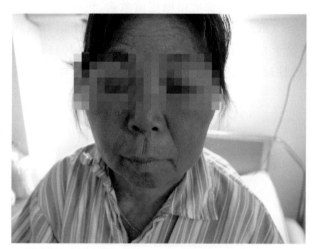

图 35-1 接触性皮炎

3. 体格检查

T 37.0℃,P 80 次/min,R 20 次/min,BP 130 mmHg/80 mmHg。神志清楚,精神可,营养好,回答切题,自动体位,查体合作,全身浅表淋巴结无肿大。头颅无畸形,双眼睑肿胀,结膜无明显充血,巩膜无黄染。双侧瞳孔等大等圆,对光反射灵敏。颈软,无抵抗,甲状腺无肿大。胸廓对称无畸形,胸骨无压痛;双肺呼吸音清晰,未闻及干、湿啰音。腹平坦,腹壁软,全腹无压痛,无肌紧张及反跳痛,肝脾肋下未触及,肝肾脏无叩击痛。脊柱、四肢无畸形。肌力正常,肌张力正常,生理反射正常,病理反射未引出。

皮肤科体检:面部见弥漫性水肿性红斑,边界尚清晰,其上散在少许丘疱疹(见图 35-1)。

4. 实验室及影像学检查或特殊检查

血常规和尿常规检查无特殊发现。肝肾功能、心肌酶谱、ANA、ENA、B 超、心电图和胸片等检查均无异常。

二、诊治经过

（1）初步诊断：接触性皮炎。

（2）诊疗经过：入院后完善检查，均无明显异常实验室结果。治疗给予 3% 硼酸水湿敷，bid。给予甲基强的松龙 40 mg/d 静脉点滴 qd，口服西替利嗪片 10 mg qd，并辅以奥美拉唑等胃黏膜保护剂。第 5 天后面部红斑明显消退，遂改为甲波尼龙片 32 mg/d 口服，嘱出院后门诊随访。

三、病例分析

1. 病史特点

（1）患者，女性，54 岁。急性发病，发展快，发病前有化妆品接触史。

（2）皮疹局限于接触部位，伴剧烈瘙痒及灼痛感。

（3）基本损害为水肿性红斑，边界清晰。

（4）系统使用糖皮质激素治疗效果明显。

2. 诊断与诊断依据

（1）诊断：接触性皮炎。

（2）诊断依据：急性发病，发病前有化妆品接触史，损害局限，以患部边界清楚的局限性红斑为主要特征。

3. 鉴别诊断

急性湿疹。

四、处理方案及基本原则

（1）接触性皮炎一般都是对外界接触物过敏导致，所以应积极查并立即停止接触致敏源。

（2）局部处理通常按急性、亚急性、慢性皮疹的表现对症处理。

（3）全身治疗主要是根据接触物对患者的过敏程度，轻者可选用抗组胺药口服，重者应酌情系统使用糖皮质激素治疗。

五、要点与讨论

1. 要点

（1）接触性皮炎是指皮肤黏膜接触外界某些物质后，主要在接触部位发生的炎症反应性皮肤病。引起本病的物质主要有动物性、植物性和化学性物质三大类，其中尤以化学物质致病为多见。根据其发病机制通常可将接触性皮炎分成两类：即变态反应性接触性皮炎和刺激性接触性皮炎。

（2）接触性皮炎的临床特点是在接触部位发生边缘鲜明的损害，轻者为水肿性红斑，较重者有丘疹、水疱甚至大疱，更严重者则可有表皮松解，甚至坏死。

（3）接触性皮炎有时由于搔抓将接触物带至全身其他部位，如外阴、腰部等，也可发生类似的皮炎。机体若处于高度敏感状态，皮损不仅限于接触部位，范围可很广，甚至泛发全身。自觉症状轻者瘙痒，重者灼痛或胀痛。全身反应有发热、畏寒、头痛恶心及呕吐等。

2. 讨论

（1）引起刺激性接触性皮炎的原发刺激性物质无个体选择性，任何人接触后均可发生，且无潜伏期，是通过非免疫机制而直接损害皮肤。当去除刺激物后炎症反应很快消失。如强酸强碱，任何人接触一定浓度、一定时间，接触部位均会出现急性皮炎。另一种为长期接触的刺激性弱的物质，如肥皂、洗衣粉、汽油、机油等，多为较长时间内反复接触所致。这与原发性刺激物的性质和物理状态、个体因素（如皮肤多汗、皮脂多、年龄、性别、遗传背景等）及环境因素有关。

（2）变应性物质引起的接触性皮炎为变态反应，主要为Ⅳ型变态反应，是细胞介导的迟发型变态反应。当初次接触变应原后不立即发病，经过 4～20 天（平均 7～8 天）潜伏期，使机体先致敏，再次接触变应原后在 12～48 h 即发生皮炎。

六、思考题

1. 接触性皮炎的发病机制、类型和临床表现是什么？
2. 接触性皮炎的治疗原则和预防措施有哪些？
3. 接触性皮炎与急性湿疹的鉴别要点有哪些？

（杜荣昌）

案例 *36*
自身敏感性皮炎

一、病历资料

1. 现病史

患者,女性,48 岁。因"左足皮疹 10 天,渗水 1 周,四肢皮疹 2 天"就诊。患者 10 天前左足背出现红色疹,瘙痒,自用盐水和醋交替涂擦。一周前局部皮肤破溃渗水。2 天前躯干、四肢及手足泛发皮疹,并出现小水疱瘙痒较剧。患者发病以来无发热,精神可,睡眠好,大小便正常,无体重明显下降。否认近 1 月口服或外用药物。

2. 既往史

否认传染病史,否认手术外伤史,否认输血史,否认过敏史,否认高血压和糖尿病等其余系统疾病。

3. 体格检查

T 37.0℃, P 86 次/min, R 22 次/min, BP 120 mmHg/80 mmHg。神志清楚,精神可,营养好,回答切题,自动体位,查体合作,左腹股沟 2 个淋巴结,活动,无压痛。头颅无畸形,巩膜无黄染。双侧瞳孔等大等圆,对光反射灵敏。颈软,无抵抗,甲状腺无肿大。胸廓对称无畸形,胸骨无压痛;双肺呼吸音清晰,未闻及干、湿性啰音。腹平坦,腹壁软,全腹无压痛,无肌紧张及反跳痛,肝脾肋下未触及,肝肾脏无叩击痛。脊柱、四肢无畸形。肌力正常,肌张力正常,生理反射正常,病理反射未引出。

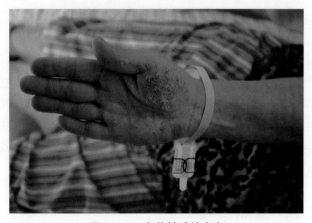

图 36-1　自体敏感性皮炎

皮肤科体检:胸、腹部、背部、四肢及手足泛发粟粒大红色丘疹和浆液性小水疱,部分附有小血痂。胸、腹部、背部的皮疹较分散,四肢、手足皮疹较密集。左足背有一糜烂区,有渗出,周围密集丘疹、水疱,部分结痂,未见脓性分泌物。口黏膜未见红斑、水疱、糜烂。如图 36-1 所示。

4. 实验室及影像学检查或特殊检查

血常规:WBC 7.9×10^9/L, RBC 4.10×10^{12}/L, Hb 133 g/L, PLT 220×10^9/L, N 60%, LY 30%, MO 5%, E 5%。

二、诊治经过

(1) 初步诊断:自身敏感性皮炎。

(2) 诊疗经过:给予盐酸左西替利嗪 5 mg qd po,复方甘草酸苷片 50 mg tid po,缓解变态反应;外用丁酸氢化可的松乳膏 bid;左足糜烂渗出处予 3% 硼酸溶液湿敷 qid,待无渗出时也用丁酸氢化可的松乳膏;特嘱忌用刺激物刺激皮疹。2 周后复诊见皮疹消退。

三、病例分析

1. 病史特点

(1) 女性,48 岁,左足皮疹 10 天,加重 1 周,躯肢皮疹 2 天。

(2) 发病前无发热,否认近 1 月口服或外用药物史。

(3) 原发左足皮疹经不恰当处理后加重,此后皮疹泛发,瘙痒较剧。

(4) 皮疹表现为胸、腹部、背部、四肢及手足泛发粟粒大红色丘疹和浆液性小水疱,但以四肢、手足皮疹较密集;左足背有一糜烂区,有渗出,周围密集丘疹、水疱,部分结痂,未见脓性分泌物;黏膜未累及。

2. 诊断与诊断依据

(1) 诊断:自身敏感性皮炎。

(2) 诊断依据:①原发左足皮疹经不恰当处理后出现红肿、糜烂和渗液;②此后皮疹泛发,以四肢为甚,瘙痒较剧;③皮疹为粟粒大红色丘疹和浆液性小水疱。

3. 鉴别诊断

(1) 传染性湿疹样皮炎。

(2) 湿疹。

(3) 药物性皮炎。

(4) 病毒疹。

四、处理方案及基本原则

(1) 主要关键是治疗原发灶,原发灶的治疗根据皮损性质选择药物及剂型,如渗液较多的可外用 3% 硼酸溶液进行湿敷等。如有继发感染应作细菌培养,选用敏感抗生素局部外用或内服。

(2) 可给抗组胺药物,或大剂量维生素 C、静脉注射硫代硫酸钠、复方甘草酸苷等中药。

(3) 如损害广泛,病情严重,可短期系统使用糖皮质激素。

(4) 无渗出的皮疹可予以糖皮质激素乳膏。

五、要点与讨论

1. 要点

(1) 自身敏感性皮炎是由于患者对自身所患皮肤病变经刺激后形成的某种物质吸收后发生过敏所引起的皮肤炎症反应。

(2) 患者先有原发灶,以接触性皮炎、淤积性湿疹、钱币状湿疹、脂溢性皮炎和特应性皮炎为多见。

(3) 原发灶如处理不当,使用刺激性外用药,受到机械性、物理性和化学性刺激,或细菌感染等,则可使局部自身组织的蛋白与药物或细菌等结合形成抗原性物质,被吸收后引起变态反应。

(4) 继发的皮疹类似于湿疹的表现,故采集病史很重要。

(5) 原发灶好转后,继发灶亦能逐渐好转。

(6) 继发感染时予以抗感染治疗。

2. 讨论

根据原发皮疹经不恰当处理后加重,出现红肿、糜烂和渗液,此后皮疹泛发,以四肢为甚,瘙痒较剧,皮疹为粟粒大红色丘疹和浆液性小水疱等特点,诊断不难。治疗以处理原发灶和系统抗变态反应为主。在抗变态反应的处理中,要严格掌握糖皮质激素的应用指针,一旦应用要控制在短期内。继发感染时予以抗感染治疗,但要合理使用。

六、思考题

1. 自身敏感性皮炎的病因和临床表现有哪些?

2. 自身敏感性皮炎的诊断和鉴别诊断要点是什么?

3. 列举自身敏感性皮炎的治疗原则。

(魏明辉)

案例 37

荨 麻 疹

一、病历资料

1. 现病史

患者,女性,28 岁。因"全身皮疹及瘙痒 2 天,伴腹痛和发热"入院。患者 2 天前进食较多海鲜并饮酒后,于当晚全身泛发红色皮疹,瘙痒剧烈且伴腹痛。皮疹于 1～2 小时内可消退且不留痕迹,但此起彼消,反复发作。至当地医院就诊,考虑为"荨麻疹",予"异丙嗪 25 mg"肌注,"葡萄糖酸钙 10 ml"静滴,同时予氯雷他定 10 mg 口服,但皮疹和腹痛均无明显好转。发病后第 2 天出现发热,体温最高 38.5℃,腹痛加重。患者至外院查血常规示:WBC 12.2×10⁹/L,RBC 3.8×10¹²/L,Hb 120 g/L,PLT 168×10⁹/L,N 82%,LY 15%。故予"甲泼尼龙 40 mg 和左氧氟沙星 0.5 g"静滴 1 天后,皮疹较前有所减轻,腹痛缓解。患者为求进一步诊治,至我院急诊,拟"急性荨麻疹"收住院。患者否认发病前 1 月内有药物使用史,病程中无咽痛,无胸闷、呼吸困难和恶心呕吐,无关节和肌肉酸痛。

2. 既往史

否认传染病史,否认手术外伤史,否认输血史,否认药物过敏史,否认高血压和糖尿病等其余系统疾病,有变应性鼻炎史 20 余年。

3. 体格检查

T 37.8℃,P 98 次/min,R 20 次/min,BP 105 mmHg/60 mmHg。神志清楚,精神可,营养好,回答切题,自动体位,查体合作,全身浅表淋巴结无肿大。头颅无畸形,眼睑正常,睑结膜未见异常,巩膜无黄染。双侧瞳孔等大等圆,对光反射灵敏。颈软,无抵抗,甲状腺无肿大。胸廓对称无畸形,胸骨无压痛;双肺呼吸音清晰,未闻及干、湿性啰音。腹平坦,腹壁软,脐周轻压痛,无肌紧张及反跳痛,肝脾肋下未触及,肝肾脏无叩击痛。脊柱、四肢无畸形。肌力正常,肌张力正常,生理反射正常,病理反射未引出。

皮肤科体检:面部、躯干和四肢散在花生至手掌大小红色风团,双下肢可见抓痕和结痂。如图 37 - 1、图 37 - 2 所示。

4. 实验室及影像学检查或特殊检查

血常规:WBC 13.9×10⁹/L,RBC 3.9×10¹²/L,Hb 126 g/L,PLT 180×10⁹/L,N 86%,LY 13%。

肝功能,肾功能,血糖,电解质:无明显异常

心电图:正常。

胸片:双肺纹理增多。

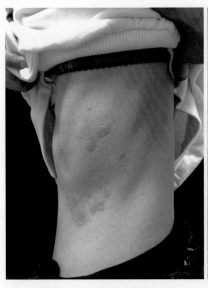
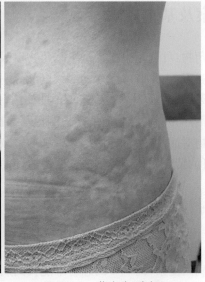

图 37-1 荨麻疹(肋区)   图 37-2 荨麻疹(腹部)

B超:肝胆胰脾双肾均未见明显异常。

二、诊治经过

(1) 初步诊断:急性荨麻疹。

(2) 诊疗经过:入院后完善相关检查,予以甲泼尼龙 40 mg qd、磷霉素 8.0 bid 和奥美拉唑 40 mg qd 静滴,同时予西替利嗪 10 mg qd 口服。因皮疹瘙痒明显,故予炉甘石洗剂外用。治疗 4 天后患者皮疹基本消退未再有新发,热退,腹痛消失,遂将甲泼尼龙改为 32 mg/d 口服,并辅以奥美拉唑胶囊、碳酸钙 D₃ 和西替利嗪口服。予出院,嘱患者门诊随访。

三、病例分析

1. 病史特点

(1) 女性,28 岁,皮疹泛发全身且伴有腹痛和发热。

(2) 发病前曾有进食海鲜和饮酒史。

(3) 皮疹表现为风团,瘙痒明显,此起彼伏,1~2 h 可消退不留痕迹。

(4) 否认发病前药物使用史。

2. 诊断与诊断依据

(1) 诊断:急性荨麻疹。

(2) 诊断依据:①青年女性,发疹前有进食海鲜和饮酒史;②风团泛发全身,瘙痒明显;③伴发热和腹痛,糖皮质激素治疗有效;④否认发病前药物使用史。

3. 鉴别诊断

(1) 荨麻疹型药疹。

(2) 荨麻疹性血管炎。

四、处理方案及基本原则

（1）抗组胺药物：可选用第二代抗组胺药物口服，必要时两种药物联合应用。

（2）糖皮质激素：为荨麻疹治疗的二线药物，一般用于对抗组胺药无效的急性严重的荨麻疹，如皮疹广泛、累及呼吸道或胃肠道等。应避免长期使用，并注意监测和预防不良反应。

（3）抗生素治疗：如有发热，血液学检测提示存在感染因素，则可酌情使用抗生素。

（4）外用药物对症治疗：可外用炉甘石洗剂等减轻瘙痒。

（5）其他：可酌情合并使用降低血管壁通透性的药物，如葡萄糖酸钙等。

五、要点与讨论

1. 要点

（1）荨麻疹病因复杂，约 3/4 的患者不能找到病因。

（2）风团是荨麻疹的特征性皮疹，可伴或不伴瘙痒。

（3）急性荨麻疹除了风团和瘙痒的表现之外，还可伴有发热、腹痛、胸闷、呼吸困难等其他系统的症状。

2. 讨论

根据风团这一特征性的皮疹，荨麻疹的诊断不难。治疗以抗组胺和对症治疗为主，对于严重的病例，抗组胺药物治疗往往无效，则可短期应用糖皮质激素注射或口服。控制症状后，需按病情逐步减量糖皮质激素的用量。荨麻疹的病因往往难以确定，如症状和血清学的检测提示有感染的存在，可酌情合并使用抗生素。

六、思考题

1. 荨麻疹的分类和鉴别诊断要点是什么？

2. 列举急性荨麻疹的治疗原则。

（唐　慧）

案例 38

血管性水肿

一、病历资料

1. 现病史

患者,女性,29岁。因"唇部反复肿胀1月"入院。患者入院前1月无明显诱因下出现上唇部肿胀,自觉轻痒及麻木胀感。肿胀约2~3天可自行消退,消退后不留痕迹,水肿反复发作。发病时无胸闷气急,否认喉部不适及呼吸困难,否认家族中有类似病史,为求进一步诊治收住入院。

2. 既往史

否认传染病史,否认手术外伤史,否认输血史,否认药物过敏史,否认高血压和糖尿病等其余系统疾病,有变应性鼻炎史10余年。

3. 体格检查

T 37.0℃, P 85次/min, R 20次/min, BP 120 mmHg/80 mmHg。神志清楚,精神可,营养好,回答切题,自动体位,查体合作,全身浅表淋巴结无肿大。头颅无畸形,结膜无充血,巩膜无黄染。双侧瞳孔等大等圆,对光反射灵敏。颈软,无抵抗,甲状腺无肿大。胸廓对称无畸形,胸骨无压痛;双肺呼吸音清晰,未闻及干、湿性啰音。腹平坦,腹壁软,全腹无压痛,无肌紧张及反跳痛,肝脾肋下未触及,肝肾脏无叩击痛。脊柱、四肢无畸形。肌力正常,肌张力正常,生理反射正常,病理反射未引出。

皮肤科体检:上唇局限性水肿,水肿处皮肤紧张发亮,境界不明显,呈淡红色,为非凹陷性水肿。如图38-1所示。

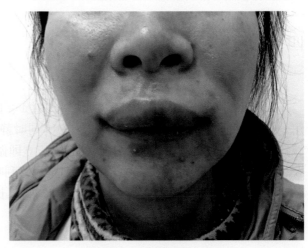

图 38-1 血管神经性水肿

4. 实验室及影像学检查或特殊检查

血常规:WBC $7.9 \times 10^9/L$, RBC $4.9 \times 10^{12}/L$, Hb 130 g/L, PLT $280 \times 10^9/L$, N 70%, LY 26%。

总 IgE 559 IU/ml。过敏原检查:粉尘螨(+)。

二、诊治经过

(1) 初步诊断:血管性水肿。

(2) 诊疗经过:入院后检测血常规、肝肾功能、血糖等均无明显异,予以依巴斯汀片 10 mg qd 口服,复方甘草酸苷注射液 100 ml qd、维生素 C 及葡萄糖酸钙静滴,1 周后患者唇部水肿消退,故予以出院,门诊随诊。

三、病例分析

1. 病史特点

(1) 女性,29 岁,皮疹分布于唇部。

(2) 皮疹表现为上唇局限性非凹陷性水肿。

(3) 水肿 2～3 天可自行消退,退后不留痕迹,反复发作。

(4) 伴有轻痒及麻木胀感。

2. 诊断与诊断依据

(1) 诊断:血管性水肿。

(2) 诊断依据:①青年女性,反复发作;②上唇部局限性非凹陷性水肿;③水肿 2～3 可自行消退,退后不留痕迹。

3. 鉴别诊断

(1) 面肿型皮肤恶性网状细胞增生症。

(2) Melkersson-Rosenthal 综合征。

(3) 上腔静脉梗阻综合征。

四、处理方案及基本原则

(1) 抗组胺药治疗:首选二代抗组胺药。

(2) 当有喉头水肿症状时,应立即皮下注射 1∶1 000 肾上腺素 0.5～1.0 mL(有心血管疾病时慎用),必要时每 30～60 min 皮下注射 0.5 mL,同时静脉滴注糖皮质激素,静脉注射氨茶碱或口服麻黄碱,吸氧。若上述处理无效而又窒息危险时,应立即做气管切开术。

(3) 遗传性血管性水肿尚无满意治疗,可用桂利嗪治疗,肾上腺素是唯一暂时有效的药物。也可在急性发作时输入新鲜血浆以补充 C1 酯酶抑制物。长期使用抗纤溶酶制剂或雄性激素类药物可预防发病。

五、要点与讨论

1. 要点

(1) 突然发作、真皮深层和皮下组织水肿。

(2) 痒不明显,常表现为疼痛。

(3) 常累及黏膜组织。

(4) 多于 72 h 内消退。

2. 讨论

血管性水肿是一种发生于皮下疏松组织或黏膜的局限性水肿,可分为获得性血管性水肿,遗传性血管性水肿和颤动性血管性水肿。

(1)获得性血管性水肿:可由药物、食物、吸入物或物理刺激等因素引起。

(2)遗传性血管性水肿:为常染色体显性遗传病,多数有家族史,是由于 C1 酯酶抑制物功能缺陷所致。

(3)颤动性血管性水肿:为常染色体显性遗传病,由颤动刺激而诱发,患者在颤动刺激约 4 min 后发生局部肿胀,至少持续约 12 h,不伴荨麻疹。

六、思考题

1. 血管性水肿分型有哪些?
2. 血管性水肿的常见病因有哪些?
3. 列举血管性水肿的临床表现及治疗原则。

（唐　慧）

案例 39
糖皮质激素依赖性皮炎

一、病历资料

1. 现病史

患者,女性,43 岁。因"面部反复发疹 6 年,伴瘙痒 4 年,加重 5 个月"入院。2007 年,患者无明显诱因下出现面部粟米大小红色皮疹,略高出皮面,无脓头、渗液等,自觉皮肤油腻,不伴明显瘙痒,至当地诊所就诊,诊断为"痤疮",给予诊所自制药膏外用于面部(具体不详),皮疹未见明显好转。后患者自行购买"地奈德乳膏""丁酸氢化可的松乳膏"断续外用于面部,用药后患者自觉面部皮肤油腻感减轻,红色皮疹好转。2009 年起,患者面部反复出现大片红肿、伴灼热、瘙痒感,至当地诊所就诊,曾给予"药物静脉滴注治疗×2 天"(具体不详),"地奈德乳膏+赛庚啶乳膏"混合外用于面部,用药后瘙痒缓解,但面颊红肿依旧。2012 年 3 月起,患者购买并使用某美容院"抗过敏产品"长达 1 年半,包括爽肤水、面霜、面膜等,使用期间自觉面部红肿消退明显。2013 年 8 月患者双下颌部开始陆续出现针尖大小的红色皮疹,略高出皮面,伴有轻度瘙痒。2013 年 10 月患者至我科门诊就诊,诊断为"激素依赖性皮炎",嘱其停用美容院的"抗过敏产品"及含有皮质激素的药膏,给予"帅能 2 片 tid","多西环素 1 片 bid(20 天停)","芙必叮 1 片 qn"等药物,并建议患者纯净水冷敷治疗。患者用药后 2 天,一度出现面颊部明显红斑、肿胀,伴脓头,未停药,1 周后面部脓头消失、红斑略有消退,后自行停药。2013 年 11 月下旬患者因皮疹再次加重,红肿灼热明显,夜间瘙痒剧烈,再度至我科门诊复诊,以"激素依赖性皮炎"收入我科病房。

2. 既往史

否认传染病史,否认手术外伤史,否认输血史,否认药物过敏史,否认高血压和糖尿病等其余系统疾病。患者有睡眠障碍 5 年,自行服用安定等镇静类药物调节睡眠。

3. 体格检查

T 37.2℃, P 76 次/min, R 18 次/min, BP 127 mmHg/72 mmHg。神志清楚,发育正常,营养好,回答切题,自动体位,查体合作,步入病房。全身浅表淋巴结无肿大。头颅无畸形,眼睑正常,睑结膜未见异常,巩膜无黄染。双侧瞳孔等大等圆,对光反射灵敏,耳廓无畸形,外耳道无异常分泌物,无乳突压痛。外鼻无畸形,鼻通气良好,鼻中隔无偏曲,鼻翼无扇动,两侧副鼻窦区无压痛,口唇无发绀。双腮腺区无肿大,颈软,无抵抗,颈静脉无怒张,气管居中,甲状腺无肿大。胸廓对称无畸形,胸骨无压痛;双肺呼吸音清晰,未闻及干、湿性啰音。HR 76 次/min,律齐;腹平坦,腹壁软,全腹无压痛,无肌紧张及反跳痛,肝脾肋下未触及,肝肾脏无叩击痛,肠鸣音 5 次/min。肛门及外生殖器未见异常,脊柱、四肢无畸形,关节无红肿,无杵状指(趾),双下肢无水肿。肌力正常,肌张力正常,生理反射正常,病理反射未引出。

　　皮肤科体检：面部泛发红斑，以面颊、口周、鼻部、前额为主。其上散在丘疹、少量脓头和明显脱屑，伴毛细血管扩张。如图 39 - 1 所示。

　　4. 实验室及影像学检查或特殊检查

　　性激素水平：人体催乳素 333.03 mIU，促黄体生成素 5.23 IU/L，卵泡刺激素 6.21 IU/L，睾酮 1.64 nmol/L，雌二醇 136.4 pmol/L，孕酮 3.25 nmol/L。

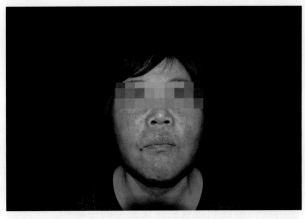

图 39 - 1　糖皮质激素依赖性皮炎

二、诊治经过

　　(1) 初步诊断：糖皮质激素依赖性皮炎。

　　(2) 诊疗经过：患者入院后，检测血常规、肝肾功能、电解质、血糖、心电图等各项指标均在正常范围。给予复方甘草酸苷注射液（美能）100 ml qd 静滴、美满霉素 50 mg bid po 抗炎、利湿合剂 20 ml tid po 减轻渗出、依巴斯汀片 10 mg bid po 控制瘙痒，安体舒通 20 mg bid po、纯净水冷湿敷 bid 减轻红肿。治疗 10 天后，患者面部红斑、渗出、结痂情况明显好转，给予出院，出院后继续口服复方甘草酸苷片 75 mg tid，美满霉素 25 mg bid，利湿合剂 10 ml tid，依巴斯丁 10 mg qd，安体舒通 20 mg bid；嘱患者回家后继续予纯净水冷喷或冷湿敷，每日两次，可尝试使用正规的表皮屏障修复类护肤品帮助皮肤屏障的修复；避免日晒，避免辛辣刺激的饮食。

三、病例分析

　　1. 病史特点

　　(1) 中年女性，面部反复发疹 6 年，间歇性发作并进行性加重。

　　(2) 皮疹早期为散在分布丘疹，后期出现水肿性红斑伴毛细血管扩张，有脓头，严重时甚至出现渗出结痂。

　　(3) 皮疹早期不痒，此后逐渐出现瘙痒及灼热感，并逐步加重。

　　(4) 病程中长期反复使用多种含糖皮质激素的软膏，期间有一年半使用美容院购买的"抗过敏产品"，使用上述药物和产品时，皮疹好转或减轻，停用后皮疹加重。

　　2. 诊断与诊断依据

　　(1) 诊断：糖皮质激素依赖性皮炎。

　　(2) 诊断依据：①中年女性，面部皮疹间歇性发作并进行性加重；②皮疹表现为面部弥漫的水肿性红斑伴毛细血管扩张，有散在脓头；③皮疹瘙痒和灼热感剧烈；④病程中长期反复使用多种含糖皮质激素的软膏和美容院购买的成分不明的"抗过敏产品"，使用上述药物和产品时，皮疹好转或减轻，停用后皮疹加重。

　　3. 鉴别诊断

　　(1) 脂溢性皮炎。

　　(2) 面部接触性皮炎。

　　(3) 玫瑰痤疮。

四、处理方案及基本原则

(1) 停用一切糖皮质激素外用制剂。

(2) 心理治疗:对患者进行心理疏导,帮助患者去掉应用糖皮质激素的心理依赖。

(3) 外用治疗:长期采用冷喷或冷湿敷的方法,帮助减退红肿炎症及毛细血管的扩张,此后可外用医学护肤的保湿类产品,增加角质层的含水量,恢复表皮屏障功能。

(4) 控制瘙痒:口服抗组胺药物。

(5) 抗感染抗过敏治疗:急性发作期,严重者可使用复方甘草酸苷减轻炎症反应,同时可根据病情使用清热解毒利湿或活血化瘀类的中草药。

(6) 抗感染治疗:有继发细菌、真菌感染时合并外用抗生素,甚至口服抗生素。

(7) 采用斑贴试验或光斑贴试验等多种检测手段,明确可能的致敏原,尽量避免。

五、要点与讨论

1. 要点

(1) 糖皮质激素依赖性皮炎是因长期反复不当的外用糖皮质激素引起的皮炎。表现为外用糖皮质激素后原发皮损消失,但停用后又出现炎性损害,需反复使用糖皮质激素以控制症状并逐渐加重的一种皮炎。

(2) 临床表现为反复出现明显的红斑,丘疹、脓疱、脱屑,长期用药后留下色素沉着(减退)、萎缩纹、毛细血管扩张、多毛、脓疱等症状,伴有刺痛、烧灼感等皮炎表现。

(3) 多发于面部、外阴和皱褶部等皮肤薄嫩处。

2. 讨论

根据面部和皱褶部等部位反复出现红斑、肿胀、丘疹、脓疱、脱屑、色素沉着(减退)、毛细血管扩张等特征性表现,同时伴有刺痛、烧灼感,结合患者长期反复不当外用含糖皮质激素的药物,用药后皮损减轻或消失,停药后又发,并进行性加重这些特点,该病诊断不难。在诊断过程中要注意病史的仔细询问,尤其是要关注某些不明渠道购买的"抗敏类护肤品",以免误诊和漏诊。激素依赖的患者,常常合并有心理上的依赖问题,而且治疗初期,停用以往的护肤品或药物往往会引起疾病的反弹加重,因此首诊时要充分向患者做好病情的解释工作和心理疏导,使其有信心配合治疗,摆脱对激素的依赖。要注意密切随访,在疾病缓解期,不需要口服用药时,要尽可能为患者寻找致敏源,避免接触,防止疾病的加重。

六、思考题

1. 糖皮质激素依赖性皮炎的定义和临床表现是什么?

2. 糖皮质激素依赖性皮炎的诊断和鉴别诊断要点是什么?

3. 列举糖皮质激素依赖性皮炎的治疗原则。

(严淑贤)

案例 40
嗜酸性粒细胞增多性皮炎

一、病历资料

1. 现病史

患者,男性,68 岁。因"全身反复皮疹伴瘙痒 3 年余"入院。患者 3 年前无明显诱因下于上肢出现粟粒大小高出皮面的红色皮疹,伴瘙痒。当地医院诊为"湿疹样皮炎",给予抗组胺药物及利湿中药口服、皮质类固醇激素外用等治疗,症状有所减轻。但此后病情时有反复,皮疹不断复发加重,逐渐蔓延至面颈、躯干及四肢。因皮疹明显增多加重,且发作频繁,患者来本院就诊。门诊予查血嗜酸性粒细胞计数波动于 $1\,200\times10^6/L\sim1\,500\times10^6/L$,考虑"湿疹,嗜酸性粒细胞增多性皮炎待排",给予口服抗组胺药物、复方甘草酸苷、胸腺肽等治疗,患者皮疹好转,瘙痒减轻,血嗜酸性粒细胞计数下降至正常。此后皮疹时有反复,2 年前无明显诱因下躯干、四肢皮疹泛发加重,伴显著瘙痒,门诊疗效不佳。查血嗜酸性粒细胞计数:$2\,970\times10^6/L$,于当日以"湿疹,嗜酸性粒细胞增多性皮炎?"收入院。入院后完善相关检查排除寄生虫病、血液病等,组织病理活检报告"表皮灶性角化不全,棘层略肥厚,真皮浅层细血管略增生、扩张,周围小片状淋巴细胞浸润伴较多嗜酸性粒细胞",结合患者既往嗜酸性粒细胞反复增多病史,明确诊断为"嗜酸性粒细胞增多性皮炎"。予甲泼尼龙 40 mg/d 静脉滴注,抗组胺药物及对症支持治疗,病情好转、血嗜酸性粒细胞下降出院。出院后口服甲泼尼龙片 32 mg/d,并逐渐减量,以 4 mg/d 维持半年后停药。此后皮疹多次反复,表现为红斑,绿豆大小红色丘疹,泛发全身,瘙痒明显。发作时血嗜酸性粒细胞计数波动于:$(1\,144\sim3\,916)\times10^6/L$。多次住院激素治疗,病情控制后出院激素逐渐减量至停。近一个月,患者皮疹及瘙痒更为加剧,严重影响工作生活。口服抗组胺药物、雷公藤多苷治疗无效。为求进一步诊治,门诊以"嗜酸性粒细胞增多性皮炎"收住入院。患者起病来无发热,无呼吸困难,无胸闷气急,无头晕头痛,无关节肿胀,无肌肉酸痛,无口腔溃疡,无光照后皮疹加重,肌力正常。患病以来患者精神好,胃纳可,睡眠欠佳,两便正常,无明显体重下降。

2. 既往史

否认肝炎、结核等传染病史,否认手术外伤史,否认输血史,否认食物、药物过敏史,预防接种史不详。系统回顾:十二指肠、胃溃疡病史 20 余年,慢性支气管炎病史 10 余年,肺气肿、肺大泡病史 1 年,否认高血压、糖尿病等其他病史。

3. 体格检查

T 36.9℃, P 86 次/min, R 20 次/min, BP 140 mmHg/76 mmHg。神志清楚,精神可,发育正常,营养好,回答切题,自动体位,查体合作,步入病房。全身浅表淋巴结无明显肿大。头颅无畸形,眼睑正常,睑结膜未见异常,巩膜无黄染。双侧瞳孔等大等圆,对光反射灵敏,耳廓无畸形,外耳道无异常分泌物,无乳突压痛。外鼻无畸形,鼻通气良好,鼻中隔无偏曲,鼻翼无扇动,两侧鼻旁窦区无压痛,口唇无发绀。双腮腺区无肿大,颈软,无抵抗,颈静脉无怒张,气管居中,甲状腺无肿大。胸廓对称无畸形,胸骨无压痛;双肺呼吸音清,未闻及干、湿啰音。HR 86 次/min,律齐;腹平坦,腹壁软,全腹无压痛,无肌紧张及反跳痛,肝脾肋下未触及,肝肾脏无叩击痛,肠鸣音 5 次/min。肛门及外生殖器未见异常,脊柱、四肢无畸形,关节无红肿,无杵状指(趾),双下肢轻度凹陷性水肿。肌力正常,肌张力正常,生理反射正常,病理反射未引出。

皮肤科检查:皮损广泛分布于头面、躯干、四肢,以腹部、背部和四肢伸侧为主,可见散在的暗红色至暗褐色斑丘疹、丘疹,约米粒至绿豆大小、散在抓痕和色素沉着。口腔、外阴黏膜未见明显损害。如图 40 - 1、图 40 - 2、图 40 - 3 所示。

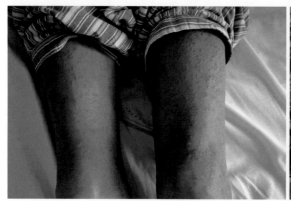

图 40 - 1　嗜酸性粒细胞增多性皮炎(下肢)

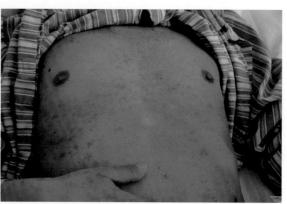

图 40 - 2　嗜酸性粒细胞增多性皮炎(胸腹部)

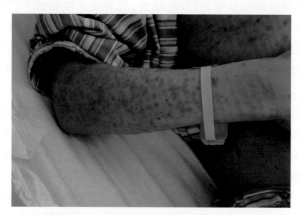

图 40 - 3　嗜酸性粒细胞增多性皮炎(上肢)

4. 实验室及影像学检查或特殊检查

嗜伊红细胞(2014 - 12 - 02):3 916×10⁶/L。

组织病理:表皮灶性角化不全,棘层略肥厚,真皮浅层细血管略增生、扩张,周围小片状淋巴细胞浸润伴较多嗜酸性粒细胞。

二、诊治经过

(1) 初步诊断:嗜酸性粒细胞增多性皮炎。

(2) 诊疗经过:患者入院后完善相关检查,包括血尿常规、肝肾功能、ESR、电解质、血糖、免疫功能、寄生虫血清抗体、病毒及肿瘤指标、过敏原检测等。阳性结果显示:血嗜酸性粒细胞百分比 52%,血嗜酸性粒细胞计数 3 916×10⁶/L, LDH 369 IU/L。淋巴细胞亚群 CD 6 项:CD19⁺ 5.64%,CD3⁺ 75.84%,

CD4/CD8 0.64，CD4$^+$ 29.08%，CD8$^+$ 45.61%，NK$^+$ 17.84%。骨髓穿刺结果示"骨髓嗜酸性粒细胞增生异常活跃，嗜酸性粒细胞增多，染色体无殊"。B超检查示甲状腺右叶结节良性可能。左侧颈部、锁骨上、双侧腋下、腹股沟淋巴结略肿大。右侧颈部、锁骨上未见明显异常肿大淋巴结。肝脏回声增粗伴小囊肿。胆囊、胰腺、脾脏、双肾、双侧输尿管检查未见明显异常。后腹膜大血管旁未见明显异常肿大淋巴结。根据既往病史及实验室检查结果诊断"嗜酸性粒细胞增多性皮炎"。治疗上首先给予抗组胺药物、复方甘草酸苷、苦参素、胸腺肽等治疗。因患者皮疹反复加重，瘙痒明显，故于两天后加用甲泼尼龙8 mg bid 口服。治疗3天后，患者皮疹好转，瘙痒减轻，复查血常规及嗜伊红细胞计数指标明显改善。治疗5天后嗜酸性粒细胞百分比0.10%，嗜酸性粒细胞计数22×10^6/L。故予出院，门诊随诊。

三、病例分析

1. 病史特点
(1) 患者男性，68岁，慢性病程。
(2) 因"全身反复皮疹伴瘙痒3年余"入院。
(3) 皮损广泛分布于头面、躯干、四肢，以腹部、背部和四肢伸侧为主，可见大片暗红色至暗褐色斑疹、斑丘疹、斑块，部分皮疹增厚，呈苔藓样变，伴少量脱屑、散在抓痕。口腔、外阴黏膜未累及。
(4) 病程中反复血嗜酸性粒细胞绝对计数及百分比升高，最高达3 916×10^6/L。
(5) 皮肤组织病理学活检示：表皮灶性角化不全，棘层略肥厚，真皮浅层细血管略增生、扩张，周围小片状淋巴细胞浸润伴较多嗜酸粒细胞。
(6) 骨髓检查示骨髓嗜酸性粒细胞增生异常活跃，嗜酸性粒细胞增多，染色体无殊。
(7) 查寄生虫血清抗体及病毒肿瘤指标无殊。
(8) 抗组胺药物、皮质类固醇激素治疗有效。治疗后临床症状、实验室指标均改善。
2. 诊断与诊断依据
(1) 诊断：嗜酸性粒细胞增多性皮炎。
(2) 诊断依据：①老年男性，慢性病程，全身反复皮疹伴瘙痒3年余；②皮疹表现为头面部、躯干、四肢可见大片状暗红色至暗褐色斑疹、斑丘疹、斑块，部分皮疹增厚，呈苔藓样变；③伴血嗜酸性粒细胞绝对计数升高，最高达3 916×10^6/L，嗜酸性粒细胞百分比也升高，最高达52%；④皮肤组织病理活检示真皮较多嗜酸粒细胞浸润；⑤骨髓检查示骨髓嗜酸性粒细胞增生异常活跃；⑥查寄生虫血清抗体以及病毒肿瘤指标无殊；⑦抗组胺药物、皮质类固醇激素治疗有效。
3. 鉴别诊断
(1) 嗜酸性粒细胞增多综合征。
(2) 湿疹。
(3) 特应性皮炎。
(4) 玫瑰糠疹。
(5) 副银屑病。
(6) 蕈样肉芽肿。

四、处理方案及基本原则

嗜酸性粒细胞增多性皮炎病因不明，治疗以消除患者皮疹和瘙痒症状为主要目的，以血嗜酸性粒细胞下降作为判断疗效的客观指标。临床上宜根据患者皮疹严重程度及血液中嗜酸性粒细胞升高程度给予阶梯治疗。同时应尽量查找并明确嗜酸性粒细胞增多的原因,排除寄生虫感染、恶性肿瘤等因素,以便确定个体化治疗方案,控制疾病发展。

(1) 基础治疗:口服抗组胺药物＋糖皮质激素外用治疗,适用于轻症患者无内脏损害。

(2) 糖皮质激素和(或)免疫抑制剂治疗:基础治疗无效的患者以及重症患者,应考虑给予糖皮质激素和(或)免疫抑制剂治疗。免疫抑制剂治疗包括环孢素、沙利度胺、羟基脲、甲氨蝶呤、环磷酰胺、别嘌呤醇等药物。

(3) 中医中药治疗:雷公藤、复方甘草酸苷,以及清热解毒等中药方剂治疗。

(4) 其他:外用治疗或其他对症支持治疗,有利于皮疹干燥、收敛,预防继发感染。

五、要点与讨论

1. 要点

(1) 诊断标准:①以皮肤症状为主要表现;②外周血嗜酸性粒细胞持续增高,N>$1.5×10^9$/L,持续时间 6 个月以上;③骨髓中嗜酸性粒细胞增多;④除外过敏、寄生虫感染、恶性肿瘤等可引起嗜酸性粒细胞增多的其他疾病。

(2) 好发于老年男性,皮疹分布以躯干、四肢为主,多表现为慢性、多形性、泛发性、非特异性湿疹皮炎样过敏性皮疹,容易误诊。

(3) 治疗以消除患者皮疹和瘙痒症状、降低血嗜酸性粒细胞水平为目的。临床上宜根据患者皮疹严重程度及血液中嗜酸性粒细胞升高程度给予阶梯治疗。同时应尽量查找并明确嗜酸性粒细胞增多的原因,排除寄生虫感染、恶性肿瘤等因素,以便确定个体化治疗方案,控制疾病发展。

2. 讨论

根据该病好发于老年男性,以皮肤损害为主,常伴有剧烈瘙痒,表现为躯干、四肢湿疹皮炎样慢性、多形性、泛发性、非特异性皮疹,血液中嗜酸性粒细胞升高,骨髓嗜酸性粒细胞增生活跃等特点,诊断不难。不同于嗜酸性粒细胞增多综合征,嗜酸性粒细胞增多性皮炎患者一般无发热,不伴有呼吸、循环、消化、神经系统等脏器损害,是嗜酸性粒细胞增多综合征的轻型或此疾病谱的良性型。

临床上嗜酸性粒细胞增多性皮炎皮损表现缺乏特异性:原发表现为红斑、丘疹、丘疱疹、水疱、风团、斑块、结节,继发损害为抓痕、渗出、结痂、苔藓样变及色素沉着;严重者出现大疱,甚至进展为红皮病。因此,需要与湿疹、特应性皮炎等过敏性皮肤病作鉴别。

临床治疗以消除患者皮疹和瘙痒症状、降低血嗜酸性粒细胞水平为目的,宜根据患者皮疹严重程度及血液中嗜酸性粒细胞升高程度给予阶梯治疗。对于轻症患者,给予口服抗组胺药物＋糖皮质激素外用等基础治疗;而对于基础治疗无效的患者以及重症患者,应考虑给予糖皮质激素和(或)免疫抑制剂治疗。同时应尽量查找并明确嗜酸性粒细胞增多的原因,排除寄生虫感染、恶性肿瘤等因素,以便确定个体化治疗方案,控制疾病发展。

六、思考题

1. 嗜酸性粒细胞增多性皮炎与嗜酸性粒细胞增多综合征的关系如何?

2. 嗜酸性粒细胞增多性皮炎的病因和临床表现有哪些?

3. 嗜酸性粒细胞增多性皮炎的诊断和鉴别诊断要点有哪些?

4. 简术嗜酸性粒细胞增多性皮炎的治疗原则以及治疗进展。

(黄　岚)

急性泛发性发疹性脓疱病

一、病历资料

1. 现病史

患者,男性,20岁,因"全身红斑、脓疱伴瘙痒1周"入院。入院前1周,患者身起红斑,伴瘙痒,有发热,体温不详。追问病史,在发疹前1周,患者因感冒、发热,口服阿司匹林和阿莫西林胶囊。当地医院给予复方甘草酸苷片及氯雷他定等口服抗过敏治疗2天,皮疹进一步加重,红斑基础上出现脓疱,为进一步治疗收入我科。患者起病来无胸闷气急、呼吸困难等。患者精神好,胃纳不佳,睡眠时常有痒醒,两便正常,无明显体重下降。

2. 既往史

否认传染病史,否认手术外伤史,否认输血史,否认过敏史及家族史,否认有高血压糖尿病等其余系统疾病。

3. 体格检查

T 38.9℃,P 92次/min,R 20次/min,BP 110 mmHg/66 mmHg。神志清楚,精神可,营养好,回答切题,自主体位,查体合作,全身浅表淋巴结无肿大。头颅无畸形,五官正常。颈软,无抵抗,甲状腺无肿大。胸廓对称无畸形,胸骨无压痛;双肺呼吸音清晰,未闻及干、湿啰音。腹平坦,腹壁软,全腹无压痛,无肌紧张及反跳痛,肝脾肋下未触及,肝肾脏无叩击痛。肌力正常,肌张力正常,生理反射正常,病理反射未引出。

皮肤科体检:躯干四肢可见片状红斑,躯干、四肢近端红斑大部融合,红斑基础上可见粟粒大小、非毛囊性小脓疱,尼氏征阴性,脓疱未见融合,面部浮肿性红斑,覆少许鳞屑;口腔黏膜等未见异常。如图41-1,图41-2,图41-3所示。

4. 实验室及影像学检查或特殊检查

血常规:WBC 12.12×10^9/L, RBC 3.73×10^{12}/L, Hb 113 g/L, N 89%; E 2.10%, PLT 174×10^9/L,嗜伊红细胞绝对值 254×10^6/L; GLU 4.60 mmol/L。尿常规、肝、肾功能、血脂、电解质正常。肝炎标志物:阴性。RF<11.50 IU/mL,CRP 12.48 mg/L。血培养:阴性。创面培养:无菌生长。

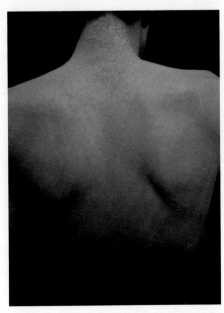

图 41-1　急性泛发性发疹性脓疱病(后背)

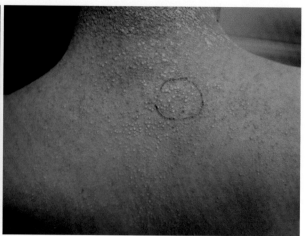

图 41 - 2　急性泛发性发疹性脓　　　　图 41 - 3　急性泛发性发疹性脓疱病(颈背部)
　　　　　　疱病(上肢)

胸部 CT 检查:两肺纹理增多。

心电图检查:心电图正常范围。

腹部 B 超检查:肝、胆、胰、脾、双肾未见异常。

皮肤病理检查:表皮角化不全,角质层下海绵状态及脓疱形成,真皮浅层可见小片淋巴细胞浸润伴少数嗜酸粒细胞,真皮轻度水肿。

间接免疫荧光:阴性。

二、诊治经过

(1) 初步诊断:急性泛发性发疹性脓疱病。

(2) 诊疗经过:入院后完善各项检查,肝、肾功能、电解质、心功能等各项指标均在正常范围,RPR、HIV 抗体阴性。WBC 12.12×10^9/L, N 89%。血培养:阴性。创面培养:无菌生长。予依巴斯汀 10 mg,每日 1 次,口服,甲泼尼龙,40 mg,静脉注射,每日 1 次。外用炉甘石洗剂。治疗期间同时给予保胃、补钙治疗,监测血糖、电解质、血压等。1 周后,脓疱消失,红斑变暗,激素改为口服甲泼尼龙 32 mg/d,予出院,门诊随访皮疹的恢复情况和监测指标,持续并调整治疗方案。

三、病例分析

1. 病史特点

(1) 男性,20 岁,皮疹分布于头面、躯干、四肢,以躯干、四肢近侧端为主。

(2) 皮疹表现为红斑大部融合,红斑基础上可见粟粒大小、非毛囊性小脓疱,尼氏征阴性,脓疱未见融合。

(3) 发疹前有感染服药病史(阿司匹林和阿莫西林)。

(4) 发热、白细胞计数及中性粒细胞百分比增高。

(5) 皮肤病理检查示:表皮角化不全,角质层下海绵状态及脓疱形成,真皮浅层可见小片淋巴细胞浸润伴少数嗜酸性粒细胞,真皮轻度水肿。

2. 诊断与诊断依据

(1) 诊断:急性泛发性发疹性脓疱病。

(2) 诊断依据:①青年男性,皮疹头面、躯干、四肢,以躯干,四肢近侧端为主;②红斑大部融合,红斑基础上可见粟粒大小、非毛囊性小脓疱,尼氏征阴性,脓疱未见融合;③发疹前有感染服药病史(阿司匹林和阿莫西林);④发热,白细胞计数及中性粒细胞百分比增高;⑤皮肤病理真皮内可见嗜酸粒细胞浸润。

3. 鉴别诊断

(1) 脓疱型银屑病。

(2) 角层下脓疱病。

(3) 疱疹样脓疱病。

四、处理方案及基本原则

(1) 抗组胺药治疗:发疹前有感染服药病史,皮疹瘙痒,故给予患者抗组胺药依巴斯汀 10 mg,每日一次,口服。

(2) 糖皮质激素治疗。患者血培养为阴性,创面培养显示无菌生长。皮疹广泛,伴有发热,故给予甲泼尼龙 40 mg 静脉注射,每日 1 次。治疗期间同时给予保胃、补钙治疗,监测血糖、电解质、血压等。皮疹控制后激素逐渐减量。

(3) 外用药物治疗:患者红斑基础上有脓疱,故早起给予炉甘石洗剂治疗,后期可用润肤剂尿素酯治疗。

五、要点与讨论

1. 要点

急性泛发性发疹性脓疱病:①皮损特征:发生在水肿性红斑基础上的非毛囊性、小的(直径通常小于 5 mm)、泛发性、浅表性、无菌性脓疱,可伴有其他皮损如水疱、大疱、紫癜或靶形皮损;②组织病理学特征:角层下脓疱或表皮内海绵状脓疱形成,疱腔内主要为中性粒细胞,真皮浅层水肿,血管周围有以淋巴细胞、嗜酸粒细胞、组织细胞等为主的炎症浸润,可伴有白细胞碎裂性血管炎变化(血管内皮细胞肿胀、管腔狭窄,管壁纤维蛋白样变性和中性粒细胞浸润,伴有核尘及红细胞外溢),以及灶状角质形成细胞坏死,无银屑病样的表皮增生和乳头瘤样增生;③发热(体温一般高于 38℃);④外周血常规检查:白细胞总数升高,中性粒细胞计数增高($>7.0\times10^9/L$);⑤急性发病,自然病程一般不超过 15 天。

2. 讨论

此病发病前多数有用药史或感染史,病程有自限性,但仍需做好一系列对症支持及密切随访,诊断此病需排除一系列疾病,故需要完善相关检查。

六、思考题

1. 急性泛发性发疹性脓疱病的临床表现有哪些?

2. 急性泛发性发疹性脓疱病需要和哪些皮肤病相鉴别?

(黄　琼)

案例 42

重症多形红斑型药疹

一、病历资料

1. 现病史

患者,女性,35岁。因"全身皮疹伴口腔、外阴破溃 4 天"入院。患者入院前 4 天头面部出现散在粟粒大小红色皮疹伴瘙痒,未治疗。后皮疹迅速增多,累及躯干及四肢,部分皮疹扩大融合呈片状,其上出现较多黄豆大小较松弛的水疱,口腔及外阴破溃伴疼痛。遂就诊于我院,追问病史,患者有癫痫史 10 年,原口服德巴金控制尚可。近半年癫痫发作频繁,发疹前 17 天前因改卡马西平口服,每日 3 次,每次 0.1 g 至就诊当日。查血常规:WBC 5.66×10^9/L, N 75.7%。肝功能:ALT 65 IU/L, AST 48 IU/L。血钾 3.3 mmol/L。$HLA-B*15:02$ 基因检测:阳性;皮损处皮肤活组织病理检查示:"表皮角质形成细胞大片坏死,基底细胞液化变性,表皮下疱,真皮浅层水肿,血管周围稀疏淋巴细胞及嗜酸性粒细胞浸润"。皮损处直接免疫荧光检查(一)。为进一步诊治而入院。患者发病来无发热,无咽喉疼痛,无日光暴晒史。

2. 既往史

否认既往药物过敏史,否认传染病史,否认手术外伤史,否认输血史,否认高血压和糖尿病等其余系统疾病。有癫痫史 10 年。

3. 体格检查

T 37.0℃, P 70 次/min, R 20 次/min, BP 120 mmHg/80 mmHg。Wt 60 kg。神志清楚,精神可,营养好,回答切题,自动体位,查体合作,全身浅表淋巴结无肿大。头颅无畸形,双眼结膜充血,部分有糜烂及少量渗出,巩膜无黄染。双侧瞳孔等大等圆,对光反射灵敏。颈软,无抵抗,甲状腺无肿大。胸廓对称无畸形,胸骨无压痛;双肺呼吸音清晰,未闻及干、湿性啰音。腹平坦,腹壁软,全腹无压痛,无肌紧张及反跳痛,肝脾肋下未触及,肝肾无叩击痛。脊柱、四肢无畸形。肌力正常,肌张力正常,生理反射正常,病理反射未引出。

皮肤科体检:面、躯干、四肢散在水肿性红斑,中央颜色较深,部分伴直径 1~3 cm 水疱、大疱,疱壁松弛,疱液较清亮,疱壁破溃后形成表皮剥脱面,伴少量淡黄色渗液,尼氏征(+)。手掌及足底见紫红色瘀斑,伴直径约 2 cm 大疱,疱液清亮,尼氏征(一)。口腔及外生殖器黏膜多发性糜烂。双眼结膜充血,部分有糜烂及少量渗出。如图 42-1、图 42-2、图 42-3、图 42-4 所示。

4. 实验室及影像学检查或特殊检查

血常规:WBC 5.66×10^9/L, N 75.7%。

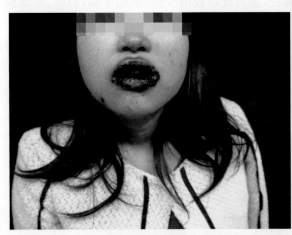

图42-1　重症多形红斑型药疹(脸部)

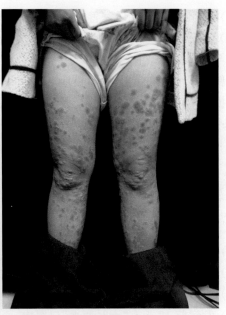

图42-2　重症多形红斑型药疹(下肢)

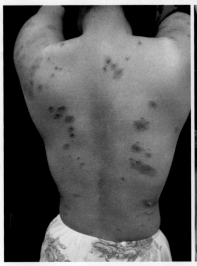

图42-3　重症多形红斑型药疹
(背部)

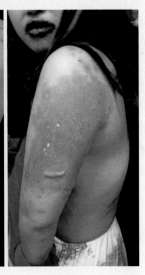

图42-4　重症多形红斑
型药疹(上肢)

肝功能：ALT 65 IU/L，AST 48 IU/L。

肾功能：正常。

血钾 3.3 mmol/L，血糖 4.9 mmol/L。

$HLA-B*15:02$ 基因检测：阳性。

皮损处皮肤活组织病理检查：表皮角质形成细胞大片坏死，基底细胞液化变性，表皮下水疱，真皮浅层水肿，血管周围稀疏淋巴细胞及嗜酸性粒细胞浸润。

皮损处直接免疫荧光检查：阴性。

二、诊治经过

(1) 初步诊断：重症多形红斑型药疹。

（2）诊疗经过：入院后完善检查，禁用"卡马西平"。予甲强龙 40 mg bid 静滴，丙种球蛋白 0.4 g/（kg·d）静滴 5 天，还原型谷胱甘肽片 0.4 g tid 口服，兰索拉唑 30 mg bid 静滴，磷霉素 8 g bid 静滴，氯化钾 0.5 g tid 口服，并予以营养支持治疗。记录 24 小时出入液量，加强口腔、眼结膜及外阴黏膜护理，创面用新霉素油纱布覆盖，每日更换。治疗一周后，患者皮疹较前变淡，水疱干涸，口腔、眼结膜及外阴黏膜皮损基本消失，复查血常规及肝肾功能无明显异常，甲强龙减至 40 mg qd 静滴、20 mg qd 口服治疗 6 天，患者皮疹逐渐好转，甲强龙进一步减量并予出院。门诊随访皮疹的恢复情况，甲强龙逐渐减量并停药。

三、病例分析

1. 病史特点

（1）女性，35 岁。

（2）皮疹分布于全身并累及口眼及外阴黏膜。

（3）病情进展迅速。

（4）发病前 17 天有"卡马西平"口服史。

（5）面、躯干、四肢散在水肿性红斑，中央颜色较深，部分伴直径 1～3 cm 水疱、大疱，疱壁松弛，疱液较清亮，疱壁破溃后形成表皮剥脱面，伴少量淡黄色渗液，尼氏征（＋）。手掌及足底见紫红色瘀斑，伴直径约 2 cm 大疱，疱液清亮，尼氏征（－）。口腔及外生殖器黏膜多发性糜烂。双眼结膜充血，部分有糜烂及少量渗出。

（6）表皮剥脱面伴有疼痛。

2. 诊断与诊断依据

（1）诊断：重症多形红斑型药疹。

（2）诊断依据：①中年女性，发疹前有明确的服药史和潜伏期；②起病急，病情进展迅速，皮疹分布广泛；③特征皮疹表现为典型或不典型的靶型损害，水疱和大疱，同时有黏膜糜烂；④皮疹剥脱面伴疼痛。

3. 鉴别诊断

（1）中毒性表皮坏死松解症（TEN）。

（2）多形红斑。

（3）类天疱疮。

（4）药物反应伴嗜酸性粒细胞增多和系统症状（DRESS）。

四、处理方案及基本原则

（1）禁用致敏药物。

（2）支持治疗：包括防治血容量不足、纠正水电解质紊乱、必要的肠内或肠外营养支持治疗、表皮剥脱处和口眼生殖器黏膜的护理等。

（3）抗过敏治疗：系统使用足量的糖皮质激素。

（4）丙种球蛋白：0.4 g/（kg·d）×3～5 d 静脉冲击。

（5）免疫抑制剂治疗：可以使用环孢菌素及环磷酰胺等。

（6）血浆置换：可去除外周血中的炎症因子，减少炎症反应。

（7）生物制剂治疗：近几年有研究报道 TNF－α 阻断剂能特异性阻断 TNF－α，从而减少角质形成细胞的凋亡。

五、要点与讨论

1. 要点

（1）重症多形红斑型药疹的临床特征为典型或不典型的靶型皮疹伴皮肤黏膜累及。

（2）引起此病最常见的致敏药物为抗癫痫药、别嘌呤醇、解热镇痛药、头孢菌素类、中药及中成药等。

（3）通常潜伏期为 7～21 天。

（4）病死率约为 5% 左右。

（5）治疗需早期诊断、停用致敏药物及积极的支持治疗和合理的系统药物治疗。

2. 讨论

根据皮疹发病急，发疹前有明确的药物使用，皮损表现为典型或不典型靶型损害，部分可有水疱和大疱，黏膜累及，结合皮损的病理和直接免疫荧光检查以及 HLA‐B＊15：02 检查阳性，诊断不难。临床上中药及中成药导致的重症多形红斑型药疹并不少见，需提高警惕。治疗的关键为早期诊断，停用致敏药物，以系统和支持治疗为主。严重者可早期使用糖皮质激素和静脉丙种球蛋白抗过敏，必要时可加用免疫抑制剂及生物制剂。预防上，用药前筛查重症药疹相关的 HLA 等位基因可有助于减少因服药所致的重症药疹的发生。

六、思考题

1. 重症多形红斑型药疹的常见致敏药物和临床表现有哪些？

2. 重症多形红斑型药疹的诊断和鉴别诊断要点是什么？

3. 列举重症多形红斑型药疹的治疗原则。

（骆肖群）

案例 43

中毒性表皮坏死松解症

一、病历资料

1. 现病史

患者,男性,22岁。因"全身皮疹及发热3天,加重伴大疱1天"入院。患者3天前出现口腔水疱和糜烂,疼痛剧烈,半天后躯干四肢出现散发的鲜红色斑片,略高出皮面,瘙痒并出现发热,体温最高38.0℃。遂至当地医院就诊查血常规:WBC 5.47×10^9/L, N 72.9%, LY 13.7%, E 8.5%, RBC 4.62×10^{12}/L, PLT 148×10^9/L。拟"多形红斑",予复方甘草酸苷片100 ml和头孢曲松2.0 g静滴1天,辅以司他斯汀口服,口泰漱口,炉甘石洗剂外用。经过治疗后体温不退且出现外生殖器水疱和糜烂,皮疹触痛明显,故于隔日转至上级医院。经追问病史,患者在发疹前3天曾因咽痛而服用"磺胺甲恶唑"2粒。查肝功能:ALT 132 IU/L, AST 59 IU/L。肾功能:BUN 5.20 mmol/L, Cr 39 μmol/L,血糖4.40 mmol/L。外院拟"重症多形红斑型药疹",当日即予甲强龙40 mg qd、磷霉素8.0 bid、奥美拉唑40 mg qd和复方甘草酸苷100 ml qd静滴,并予口泰漱口、3%硼酸溶液湿敷外阴和炉甘石洗剂外用,并予18-氨基酸等对症支持治疗。但皮疹迅速加重泛发至全身,隔日面部、胸部、后背和四肢出现松弛性大疱和大面积的皮肤松解,体温最高至39.5℃。患者为进一步诊治至我院急诊,拟"中毒性表皮坏死松解症"收治入院。

2. 既往史

否认传染病史,否认手术外伤史,否认输血史,否认过敏史,否认高血压和糖尿病等其余系统疾病。

3. 体格检查

T 39.0℃, P 110次/min, R 20次/min, BP 105 mmHg/60 mmHg,体重64 kg。神志清楚,精神委顿,回答切题,自动体位,查体合作,全身浅表淋巴结无肿大。头颅无畸形,双眼睑轻度粘连,结膜充血明显,双侧瞳孔等大等圆,对光反射灵敏。颈软,无抵抗,甲状腺无肿大。胸廓对称无畸形,胸骨无压痛;双肺呼吸音清晰,未闻及干、湿性啰音。腹平坦,腹壁软,全腹无压痛,无肌紧张及反跳痛,肝脾肋下未触及,肝肾脏无叩击痛。脊柱、四肢无畸形。肌力正常,肌张力正常,生理反射正常,病理反射未引出。

皮肤科体检:全身弥漫性红斑,伴水疱、大疱、面部、胸部、后背、臀部和四肢大部分皮肤剥脱、糜烂、渗液渗血(总面积>30%),尼氏征(+),口腔黏膜破溃、结痂,外阴黏膜糜烂渗出,眼睑糜烂,轻度粘连。如图43-1、图43-2所示。

4. 实验室及影像学检查或特殊检查

血常规:WBC 7.8×10^9/L, RBC 5.20×10^{12}/L, Hb 145 g/L, PLT 190×10^9/L, N 67.5%, LY 24.1%, MO 5.9%, E 1%。

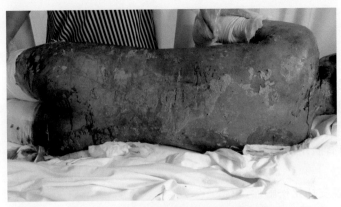

图43-1 中毒性表皮坏死松解症(后背)

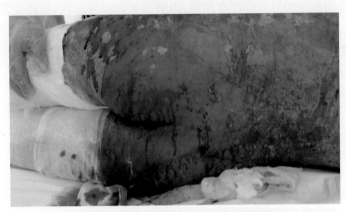

图43-2 中毒性表皮坏死松解症(臀部)

电解质,肝功能,肾功能,血糖:K+ 4.30 mmol/L, Na+ 133 mmol/L, Cl− 91 mmol/L, ALT 145 IU/L, AST 71 IU/L, TB 14 μmol/L, ALB 35 g/L, AKP 154 IU/L, γ-GT 222 IU/L, BUN 5.10 mmol/L, Cr 49 μmol/L, BIS 5.80 mmol/L。

胸部CT:两肺纹理增多,随访。

二、诊治经过

(1) 初步诊断:中毒性表皮坏死松解症。

(2) 诊疗经过:患者入院后完善相关检查,每日3次监测患者生命体征,记24小时出入液量。予甲强龙80 mg qd 静滴抗炎抗过敏、奥美拉唑40 mg bid 静滴以保护消化道黏膜,磷霉素8.0 bid 静滴以抗感染,还原性谷胱甘肽2.4 g qd 静滴以保肝,并予人免疫球蛋白25 g/d 连续静滴五天。同时予白蛋白10 g/d 对症支持治疗,并加强皮肤、口腔、眼部、外阴护理。皮肤创面每日予新霉素软膏封包,眼部予玻璃棒每日2次分离粘连的眼睑,并予氟米龙滴眼液和玻璃酸钠滴眼液治疗。每日予口泰漱口,制霉菌素甘油涂口腔。治疗期间检测血常规、血糖、电解质和肝肾功能等。经过一周的治疗后,患者体温平,皮肤无进一步松解,糜烂面渗出明显减少,部分皮疹干涸,口腔和外阴糜烂好转,肝功能恢复正常,故甲强龙减量至68 mg/d,后皮疹和黏膜损害持续好转,2周后创面干燥,可见新生皮肤。予甲强龙40 mg/d 口服出院,嘱其门诊随访。

三、病例分析

1. 病史特点

(1) 男性,22 岁,皮疹发展迅速,触痛明显,伴有高热。

(2) 皮疹主要表现为全身弥漫性红斑,伴水疱、大疱和皮肤松解(总面积>30%),尼氏征(+),口腔、外阴和眼睑的黏膜均有累及。

(3) 发病前 3 天曾有服用磺胺类药物史,伴有内脏损害。

2. 诊断与诊断依据

(1) 诊断:中毒性表皮坏死松解症。

(2) 诊断依据:①青年男性,发疹前有口服磺胺类药物史;②皮疹发展迅速,全身弥漫性红斑,伴水疱、大疱和皮肤松解(总面积>30%);③伴有高热、内脏损害等全身症状,黏膜受累明显。

3. 鉴别诊断

(1) 葡萄球菌性烫伤样皮肤综合征。

(2) 寻常型天疱疮。

(3) 重症多形红斑型药疹。

四、处理方案及基本原则

(1) 禁用致敏药物,完善检查,明确病情。

(2) 予甲强龙 80 mg/d 及人免疫球蛋白 25 g/d(连续 5 天)静滴。

(3) 予奥美拉唑保护胃黏膜、磷霉素抗感染、还原性谷胱甘肽保肝。

(4) 创面予新霉素软膏封包,加强眼部、口腔、鼻腔及外阴部护理。

(5) 加强支持治疗,预防激素不良反应。

(6) 监测生命体征和 24 小时出入液量,监测血常规、肝肾功能和电解质等。

五、要点与讨论

1. 要点

(1) 中毒性表皮坏死松解症是药疹中最严重的一型,发病急,皮疹可迅速发展至全身。

(2) 皮疹特点为暗红色的斑片,迅速融合成片,并在此基础上发生松弛性的水疱、大疱和表皮松解,黏膜也可有大片坏死剥脱。

(3) 全身中毒症状严重,多伴有高热和内脏损害。

2. 讨论

根据发疹前的用药史,起病急、皮疹形态和黏膜损害等特点,该病的诊断并不难。易引起此型药疹的药物包括磺胺类、卡马西平、别嘌醇、巴比妥类、抗结核药物等。应及时应用大剂量糖皮质激素静滴治疗[相当于泼尼松 1.5~2.0 mg/(kg·d)]和人免疫球蛋白冲击治疗,辅以对症支持治疗。除此之外,还应进行积极的创面和黏膜的护理,以预防继发感染。

六、思考题

1. 重症药疹的分类、诊断及鉴别诊断是什么？
2. 列举中毒性表皮坏死松解症的治疗原则。

（唐　慧）

案例 *44*

盘状红斑狼疮

一、病历资料

1. 现病史

患者,男性,50岁。因"左侧面部和耳廓皮疹2年,加重1月"入院。患者1年前秋冬季遇冷后出现左面部和耳廓出现红色皮疹,边界清楚,皮疹上有少许鳞屑,较难剥离,日晒后可加重,缓慢发展,无明显自觉症状,曾外用激素类药膏,皮疹可缓解,但未能完全消退。1月前,外出旅游日晒较多后,面部皮损明显扩大,伴轻微灼痛,为进一步诊治,故来我科就诊。患病以来患者有乏力,但无发热、脱发、口腔溃疡、肌肉关节酸痛、腰酸腰痛等不适,精神好,胃纳可,睡眠好,大小便正常,无体重明显下降。

2. 既往史

否认传染病史,否认手术外伤史,否认输血史,否认过敏史,否认高血压和糖尿病等其余系统疾病。

3. 体格检查

T 37.0℃,P 80 次/min,R 20 次/min,BP 120 mmHg/69 mmHg。神志清楚,精神可,营养好,回答切题,自动体位,查体合作,全身浅表淋巴结无肿大。头颅无畸形,左侧上眼睑肿胀,左侧睑结膜充血,巩膜无黄染。双侧瞳孔等大等圆,对光反射灵敏。颈软,无抵抗,甲状腺无肿大。胸廓对称无畸形,胸骨无压痛;双肺呼吸音清晰,未闻及干、湿性啰音。腹平坦,腹壁软,全腹无压痛,无肌紧张及反跳痛,肝脾肋下未触及,肝肾脏无叩击痛。脊柱、四肢无畸形。肌力正常,肌张力正常,生理反射正常,病理反射未引出。

皮肤科体检:左侧面颊部和耳廓可见浸润性红斑,境界清楚,表面其上可见鳞屑,不易剥离,鳞屑下可见角质栓和扩大毛孔,边缘明显色素增深,略高于中心,中央色淡,少许毛细血管扩张。全身未见明显坏死、溃疡和结节。如图 44 - 1 所示。

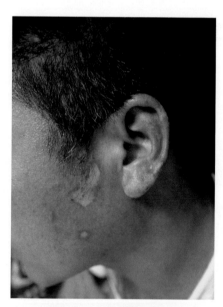

图 44 - 1　盘状红斑狼疮

4. 实验室和影像学检查

血常规:WBC 4.2×10⁹/L,RBC 4.20×10¹²/L,Hb 125 g/L,PLT 160×10⁹/L,N 75%,LY 23%。

尿常规:潜血(+),蛋白(微量),RBC 30.60/μL,WBC 15.30/μL。

抗核抗体(＋)，滴度 1∶100，核型 颗粒，均质。nRNP/Sm(－)，Sm（－），SS‐A(－)，Ro‐52(－)，SS‐B(－)。抗双链 DNA 抗体(－)。

ESR 6 mm/h；补体 C3 片段 0.87 g/L，补体 C4 0.20 g/L。

心电图：窦性心律，轻度 T 波改变。

胸片：两肺纹理增多。

B 超：双侧颈部、双侧锁骨上、双侧腋下、双侧腹股沟淋巴结未见明显异常肿大。胆囊息肉。肝脏、胰腺、脾脏、双肾、膀胱未见明显异常。双侧输尿管未见明显扩张。后腹膜大血管周围未见明显肿大淋巴结。

皮肤组织病理：左面颊皮损组织的表皮部分基底细胞空泡变性，真皮浅、中层细血管及附属器周围可见较致密团块状淋巴细胞浸润。

二、诊治经过

(1) 初步诊断：盘状红斑狼疮。

(2) 诊疗经过：患者完善相关检查，结合既往病史及检查结果考虑"盘状红斑狼疮"，予以羟氯喹，200 mg 口服 bid，白芍总苷胶囊，600 mg 口服 tid，外用 0.03％他克莫司软膏 bid，嘱其出院后门诊随访。1 个月后患者病情稳定，皮疹好转。

三、病例分析

1. 病史特点

(1) 男性，50 岁，左侧面部和耳廓皮疹 2 年，加重 1 个月。

(2) 皮疹进行性发展，本次病情加重前有明显暴晒史。

(3) 皮肤科检查：左侧面颊部和耳廓可见浸润性红斑，境界清楚，表面可见鳞屑，不易剥离，鳞屑下可见角质栓和扩大毛孔，边缘明显色素增深，略高于中心，中央色淡，少许毛细血管扩张。

(4) 实验室检查。血常规：正常范围。尿常规：潜血(＋)，蛋白微量，RBC 30.60/μL，WBC 15.30/μL。抗核抗体 (＋)，滴度 1∶100，核型 颗粒，均质。nRNP/Sm(－)，Sm(－)，SS‐A(－)，Ro‐52(－)，SS‐B(－)。抗双链 DNA 抗体 (阴性)。ESR 6 mm/h；补体 C3 片段 0.87 g/L，补体 C4 0.20 g/L。

(5) 左面颊皮损组织病理：表皮部分基底细胞空泡变性，真皮浅、中层细血管及附属器周围可见较致密团块状淋巴细胞浸润。

2. 诊断与鉴别诊断

(1) 诊断：盘状红斑狼疮。

(2) 诊断依据：①中年男性性，左侧面部和耳廓皮疹 2 年，加重 1 月；②病情加重前有明显暴晒史；③皮疹为盘状红斑，表面有不易剥离鳞屑，鳞屑下可见角质栓和扩大毛孔；④无明显全身症状和系统损害；⑤抗核抗体低度阳性，其他自身免疫抗体阴性；⑥补体 C3 片段 0.87 g/L，轻度下降；⑦左面颊皮损组织病理：表皮部分基底细胞空泡变性，真皮浅、中层细血管及附属器周围可见较致密团块状淋巴细胞浸润，阵发性针刺样痛。

3. 鉴别诊断

(1) 扁平苔藓。

(2) 脂溢性皮炎。

(3) 系统性红斑狼疮。

四、处理方案及基本原则

（1）一般治疗：适当休息，避免过劳；避免暴晒日光和紫外线等照射；避免服用光敏药物。

（2）局部治疗：①糖皮质激素或钙调神经磷酸酶抑制剂的外用；②皮损浸润明显可糖皮质激素皮内注射；③必要时可用液氮冷冻或 CO_2 激光等治疗。

（3）内服疗法：①抗疟药：羟基氯喹，起始剂量为每日 0.4 g，病情好转后减量。②反应停，开始剂量为每日 150～200 mg，2～3 周后可减至维持量每日 25～50 mg。③雷公藤制剂。

五、要点与讨论

盘状红斑狼疮（discoid lupus erythematosus，DLE）损害初期时为一片或数片鲜红色斑，发生在面部、耳轮或其他部位，绿豆或黄豆大，上覆黏着性鳞屑，以后逐渐向外围扩大，呈圆形或不规则形，边缘明显色素增深，略高于中心，中央色淡，有毛细血管扩张，鳞屑下有角质栓和扩大毛孔。患者可无感觉或伴不等程度瘙痒和烧灼感。新的损害可逐渐增多或经多年而不增加。损害疏散分布或可融合成片，两侧颧颊和鼻梁间的损害可连续成蝶翼形。黏膜损害主要在唇，其次为颊、舌、腭部，一般为灰白色小片糜烂，或覆痂皮，绕以紫色红晕。病程慢性，陈旧损害中央萎缩明显，有时伴着色斑点或色素脱失，较四周低洼。头皮上损害的萎缩常更显著，失去头发，称假性斑秃。盘状损害有时经日光暴晒或劳累后加剧，少数（约 5%）病例可转变成系统性，偶见发展成鳞状细胞癌。

倘若损害局限在颈部以上皮肤，称局限性 DLE，此外，尚可累及上胸、臂、手足背和足跟等部位，称播散性 DLE，其中约 1/5 病例为系统性，具有系统的累及。损害肥厚或疣状的称肥厚性或疣状 DLE。

六、思考题

1. 盘状红斑狼疮临床表现有哪些？
2. 盘状红斑狼疮诊断和鉴别诊断要点是什么？

（梁　俊）

系统性红斑狼疮

一、病历资料

1. 现病史

患者,女性,32岁。因"反复面部、指端皮疹,伴关节痛2年余"入院。患者2年无明显诱因双手指出现红色丘疹,无痒感,自觉双手指关节、腕关节及膝关节疼痛,伴有脱发,后渐渐出现面部淡红斑,当时未及特殊治疗。皮疹渐延至双手大小鱼际处,遇冷后加重,自觉时常低热、乏力。2013年3月至某医院住院治疗,辅检:ANA1 1000,U1RNP阳性,Sm弱阳性,SSA阳性,dsDNA 52.17%,尿蛋白阳性。肾活检:轻度系膜性增生性狼疮肾炎,诊断为"SLE、狼疮性肾炎"。口服泼尼松6片、羟氯喹、双嘧达莫等治疗,症状好转后出院,持续在该院随访。2014年6月起患者双颧部出现红色斑片,自诉日晒后症状加重,无痛痒等不适感觉。至当地医院就诊,具体不详,诉症状未见好转,皮疹逐渐蔓延至双上肢、前胸及项背部,皮疹日晒后加重,自觉低热乏力及脱发,病程中无口腔溃疡。2015年2月至我院就诊,现为进一步治疗收治入院。患者患病以来胃纳欠佳,大小便正常。近1周来患者自觉左侧头部疼痛,恶心,无呕吐,大便较稀,无体重明显下降;无口干、干眼症状;无吞咽困难;自觉时有低热,最高37.5℃。

2. 既往史

否认肝炎史,否认结核史,否认手术史,否认外伤史,否认输血史,否认食物、药物过敏史。预防接种史不详,各系统回顾无特殊。

3. 体格检查

T 36.8℃,P 84次/min,R 21次/min,BP 110 mmHg/76 mmHg,Ht 160 cm,Wt 48 kg,神志清楚,发育正常,营养好,回答切题,自动体位,查体合作,步入病房,皮肤黏膜检查见皮肤专科,无肝掌,全身浅表淋巴结无肿大。头颅无畸形,眼睑正常,睑结膜未见异常,巩膜无黄染。双侧瞳孔等大等圆,对光反射灵敏,耳廓无畸形,外耳道无异常分泌物,无乳突压痛。外鼻无畸形,鼻通气良好,鼻中隔无偏曲,鼻翼无扇动,两侧副鼻窦区无压痛,口唇无发绀。双腮腺区无肿大,颈软,无抵抗,颈静脉无怒张,气管居中,甲状腺无肿大。胸廓对称无畸形,胸骨无压痛;双肺呼吸音清晰,未闻及干、湿性啰音。HR 84次/min,律齐;腹平坦,腹壁软,全腹无压痛,无肌紧张及反跳痛,肝脾肋下未触及,肝肾脏无叩击痛,肠鸣音2~3次/min。肛门及外生殖器未见异常,脊柱、四肢无畸形,关节无红肿,无杵状指(趾),双下肢无水肿。肌力正常,肌张力正常,生理反射正常,病理反射未引出。

皮肤科体检:面颊部对称性暗红色蝶形红斑。颈部及前胸紫红色斑疹、瘀斑,上覆少许鳞屑。双手指及大小鱼际可见水肿性红斑及暗红色斑点,甲下未见毛细血管扩张。如图45-1、图45-2、图45-3所示。

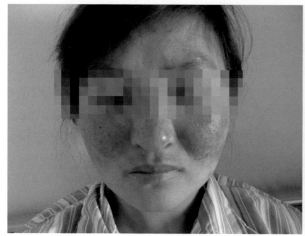

图 45-1　系统性红斑狼疮(面部)

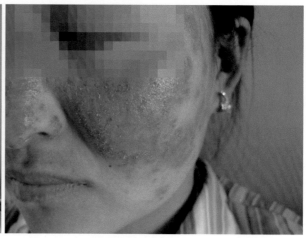

图 45-2　系统性红斑狼疮(左侧头局部)

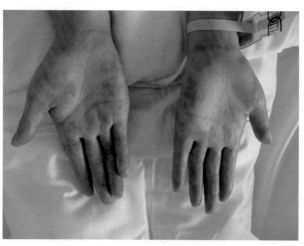

图 45-3　系统性红斑狼疮(双手)

4. 实验室及影像学检查或特殊检查

血常规:WBC 2.55×10^9/L, RBC 4.13×10^{12}/L, Hb 115 g/L, N 2.21×10^9/L, N 75.60%;PLT 128×10^9/L;Ret 1.60%。

ESR:50 mm/h。

T. B. NK:CD3$^+$,总 T 细胞 89%,CD8$^+$ T 细胞 51%,CD4$^+$/CD8$^+$ 0.75,CD19$^+$总 B 细胞 4%。

尿常规:WBC 39.80/μL,尿蛋白(一),尿蛋白定量 0.05 g/24 h。

粪常规:未见异常。

心肌标志物:肌红蛋白<21.00 ng/ml,肌钙蛋白 T 0.134 0 ng/m。

电解质,肝功能,肾功能,心肌酶谱,血糖:无特殊。

ANA1:1 000 核型(颗粒型)。dsDNA 定量 677.20 IU/ml。核小体定量>200 RU/ml。抗中性粒细胞胞浆抗体(一),CCP 抗体(一)。

补体 C3 片段 0.24 g/L,补体 C4<0.07 g/L。

胸部 CT:两肺纹理增,多脊柱侧弯。

心电图:窦性心动过速。

骨密度检测:骨密度低于同龄人,建议定期随访。

B超:甲状腺未见异常,双侧甲状旁腺未显示。双侧颈部、双侧锁骨上、双侧腋下、双侧腹股沟淋巴结未见明显异常肿大。胆囊、肝脏、胰腺、脾脏、双肾、膀胱未见明显异常。双侧输尿管未见明显扩张。后腹膜大血管周围未见明显肿大淋巴结。

二、诊治经过

(1) 初步诊断:系统性红斑狼疮。

(2) 诊疗经过:入院后入院后检测肿瘤标志物、肝肾功能、肌酶、RF、CCP、尿蛋白、尿红细胞均在正常范围,胸部CT,肝肾B超未见异常。予甲泼尼龙40 mg ivgtt,羟基氯喹0.2 bid po,奥克40 mg iv保胃,氯化钾0.5 tid po,钙尔奇D 1粒 qd po,皮疹减轻,脱发减轻,体温正常,外周血白细胞恢复正常,血dsDNA,核小体水平较治疗前下降,C3升高。故予出院,门诊随访皮疹和dsDNA,核小体,补体水平恢复情况,激素逐步减量,注意检测尿蛋白,随访血糖,血压,血电解质和骨密度。

三、病例分析

1. 病史特点

(1) 女,32岁,双手部起疹2年余,面部蝶形红斑9月余。

(2) 皮疹日晒后症状加重,无痛痒等不适感觉。

(3) 自觉双手指关节、腕关节及膝关节疼痛,伴有脱发。

(4) 辅检:ANA1 1 000,U1RNP阳性,Sm弱阳性,SSA阳性,dsDNA52.17%。肾活检:轻度系膜性增生性狼疮肾炎,外周血WBC 2.55×10^9/L,C3 0.24 g/L,dsDNA定量677.20 IU/ml,核小体定量>200 RU/ml。

2. 诊断及诊断依据

(1) 诊断:系统性红斑狼疮。

(2) 诊断依据:①青年女性,32岁,面部对称性蝶形红斑,有光敏现象。②脱发,全身多关节疼痛,伴低热,乏力。③双手指及大小鱼际可见渗出性水肿性红斑及鲜红色斑点,甲下未见毛细血管扩张,指尖红斑。④尿蛋白(+),肾病理,系膜弥漫增生。⑤ANA(+),滴度1:1 000,核型(颗粒型)。⑥外周血白细胞计数降低,C3降低,dsDNA抗体阳性,滴度升高,Sm(+)。

3. 鉴别诊断

(1) 皮肌炎。

(2) 亚急性皮肤型红斑狼疮。

(3) 混合结缔组织病。

(4) 多形性日光疹。

四、处理方案及基本原则

(1) 糖皮质激素:是控制病情,诱导缓解首先的药物,根据病情严重性和内脏受损情况选择不同的治疗剂量,1~2 mg/kg。诱导缓解后逐步减量进入维持治疗阶段。

(2) 抗疟药:抑制炎症介质和dsDNA的产生,作用缓慢。皮疹和关节炎疗效好,可以减少糖皮质激素的用量,是红斑狼疮的基本用药,长期用药不良反应少,还可预防LE的复发。

(3) 保胃治疗:预防和治疗大剂量糖皮质激素对胃的刺激,减少激素对胃肠道的不良反应。

（4）补钾、补钙：激素有排钾的不良反应，长期应用也会使钙丢失。激素应用时常规补钾、补钙。

（5）免疫抑制剂治疗：红斑狼疮是 T 细胞和 B 细胞功能异常的自身免疫性疾病，激素疗效不好或减少激素用量或重要脏器受累如肾、肺，可选用免疫抑制剂 CTX、MTX、MMF 等治疗。

（6）避光处理：短波紫外线诱发 SLE 皮疹、加重 LE 的皮疹及其病情。防晒干预是防治 LE 的有效措施。

（7）NSAIDs：关节痛可给予非类固醇消炎（NSAID）类药物，缓解关节痛和发热等。

五、要点与讨论

1. 要点

（1）系统性红斑狼疮是累及多器官的系统性自身免疫性疾病。皮疹是其重要的临床表现，特异性皮疹是发现 SLE 重要的特征性的早期指标。

（2）伴有发热、关节炎。

（3）血液系统、心包膜、胸浆膜和肾最易受累的器官。

（4）血清学检测是发现 SLE 重要的手段，ANA，Sm、dsDNA 抗体有特异性。

2. 讨论

根据年轻女性，慢性病史，临床表现面部对称性蝶形红斑，有光敏现象，双手指及大小鱼际可见渗出性水肿性红斑及鲜红色斑点，脱发；关节疼痛，伴低热，乏力；尿蛋白（＋）；血清学检查 ANA（＋），外周血 WBC 和 C3 降低，dsDNA 抗体阳性，Sm（＋），一般诊断 SLE 不难。

治疗以糖皮质激素、抗疟药为主，辅以免疫调节、补充电解质、解热镇痛药治疗。病情严重或危重，脏器受累严重者可以使用大剂量糖皮质激素、免疫抑制剂、丙种球蛋白冲击治疗，针对靶点的生物制剂等治疗方法。肾受累要通过肾病理检查以确定类型，早期选择使用免疫抑制剂。病史中发现激素应用减量过快，是病情复发的一方面因素。诱导缓解后长期一定剂量的激素，HCQ 是必要的基本治疗，尤其病情反复发作者，更需如此。LE 早期诊断，患者早期多以皮疹为主，早期发现皮疹，作必要相关的血清学检测和皮肤病理检查，对诊断 SLE 至关重要。激素长期治疗要有必要的对症处理措施。

六、思考题

1. 系统性红斑狼疮的病因和免疫学发病机制的进展是什么？
2. 系统性红斑狼疮的 2009 年诊断标准，与 1997ARA 标准区别如何？
3. 系统性红斑狼疮特异性皮疹和特异性血清学指标有哪些？

（李　锋）

硬 皮 病

一、病历资料

1. 现病史

患者,女,42岁。因"双手遇冷发白发紫5年,全身皮肤硬化半年"就诊。患者5年前双手出现阵发性发白发紫,多在寒冷刺激或精神激动后发作,无其他不适,未予诊治。半年前患者自双手开始出现手指肿胀发亮,逐渐手指变细、硬化,并向上发展至前臂、上臂、面部和躯干。4个月前就诊当地医院,诊断"硬皮病",予口服"泼尼松""青霉胺"(具体剂量不详)半月左右,出现药物性肝损害,遂停用所有药物。近1个月来患者觉胸部皮肤紧绷,影响呼吸,同时伴多个关节疼痛,部位不固定,活动时明显。于我院门诊就诊,行皮肤活检病理检查示:真皮胶原纤维增厚、排列紧密,与皮肤表面平行,真皮及皮下小血管周围灶性淋巴细胞浸润,查自身抗体 ANA1:3 200,颗粒型,Scl-70阳性,其余阴性,类风湿因子阴性,血尿常规未见异常,ESR升高,诊断"系统性硬皮病"。为进一步诊治,收住入院。病程中患者无发热、乏力,无吞咽困难,无明显呼吸困难,无肌肉酸痛无力,无口腔溃疡,无脱发。精神可,胃纳可,睡眠好,大小便正常,体重无明显下降。

2. 既往史

否认传染病史,否认手术外伤史,否认输血史,否认过敏史,否认高血压和糖尿病等其余系统疾病。否认家族中类似病史。

3. 体格检查

T 36.7℃, P 75次/min, R 18次/min, BP 100 mmHg/70 mmHg, Ht 166 cm, Wt 55 kg。神志清楚,精神可,营养可,回答切题,自动体位,查体合作,全身浅表淋巴结无肿大。头颅无畸形,结膜无充血,巩膜无黄染。双侧瞳孔等大等圆,对光反射灵敏。颈软,无抵抗,甲状腺无肿大。胸廓对称无畸形,胸骨无压痛,双侧胸廓扩张度减弱,双肺呼吸音清晰,未闻及干、湿性啰音,HR 75次/min,律齐。腹平坦,腹壁软,全腹无压痛,无肌紧张及反跳痛,肝脾肋下未触及,肝肾脏无叩击痛。脊柱、四肢无畸形,关节无红肿,双肘及多个指关节有压痛,指关节活动轻度受限,无双下肢水肿。肌力正常,肌张力正常,生理反射正常,病理反射未引出。

皮肤科体检:面颈部、躯干、上肢皮肤弥漫水肿性硬化,皮纹消失,不易捏起,弥漫色素沉着,背部散在色素减退。面具脸,鼻部变尖,张口轻度受限。双手呈腊肠指样改变,指腹可见凹陷性瘢痕,甲周毛细血管扩张。如图46-1、图46-2所示。

4. 实验室及影像学检查或特殊检查

血常规:WBC 6.06×10⁹/L, RBC 4.29×10¹²/L, Hb 110 g/L, PLT 170×10⁹/L, N 61.20%, LY 25.40%。

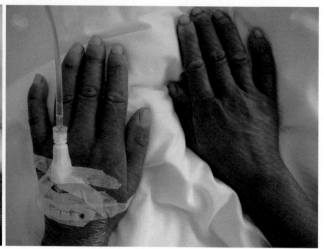

图 46-1   系统性硬皮病   图 46-2   系统性硬皮病

ESR 33 mm/h。

RF<11.50 IU/mL。

抗核抗体、ENA 抗体谱:抗核抗体(+),滴度 1:3 200,核型颗粒型;核小体(一),着丝点蛋白 B(一),dsDNA(一),线粒体 M2(一),核糖体 P 蛋白(一),nRNP/Sm(一),Ro-52(一),Scl-70(+),Sm(一),SS-A(一),SS-B(一)。

尿常规:蛋白(一),红细胞 $3.2/\mu l$,白细胞 $5/\mu l$,管型(一)。

皮肤病理(前臂):真皮胶原纤维增厚、排列紧密,与皮肤表面平行,真皮及皮下小血管周围灶性淋巴细胞浸润,结合临床符合"硬皮病"。

二、诊治经过

(1) 初步诊断:系统性硬皮病。

(2) 诊疗经过:入院后完善三大常规、肝肾功能、电解质、血糖、心电图、B 超、心超、食道吞钡等检查未见明显异常。肺部 CT 示两肺多发间质性改变。肺功能示轻度限制性肺通气功能障碍,吸呼肌肌力减退,肺弥散功能中度减退,提示存在肺部受累,予静滴丹参注射液 20 ml qd,口服泼尼松 30 mg qd,脉络舒通颗粒 1 包 bid po,积雪苷片 4 粒 tid po,同时予口服奥美拉唑、钙尔奇 D、氯化钾等护胃、补钾、补钙治疗。治疗 2 周后,患者病情稳定,予以出院,嘱其门诊定期随访,调整激素用量。

三、病例分析

1. 病史特点

(1) 女性,42 岁,慢性病程。

(2) 起病表现为雷诺现象。

(3) 皮疹表现为自双手开始向上发展的全身皮肤硬化,伴色素异常。

(4) 伴多关节疼痛。

2. 诊断与诊断依据

(1) 诊断:系统性硬皮病。

（2）诊断依据：①中年女性，慢性病程；②皮疹表现为全身皮肤硬化和雷诺现象，伴多关节疼痛；③查体见面具脸、腊肠指，面颈、躯干、上肢皮肤硬化，皮纹消失，不易捏起，伴色素异常；④ANA 阳性1∶3 200，Scl - 70 阳性，皮肤病理表现为真皮胶原纤维增厚致密。

3. 鉴别诊断

（1）硬肿病。

（2）硬化性黏液性苔藓。

（3）雷诺病。

（4）类风湿关节炎。

四、处理方案及基本原则

（1）一般治疗：避免精神紧张，防寒保暖，避免使用引起血管收缩的药物，尽早辅以物理疗法和主动或被动锻炼。

（2）糖皮质激素：对于病情进展的系统性硬皮病，伴肺部、关节等系统受累者，可谨慎使用，一般口服泼尼松 30 mg/d，维持数周后逐渐减量，对关节症状及间质性肺炎有一定疗效。

（3）青霉胺：通过干扰胶原分子间连锁的复合物、松弛分子间的结合而促使胶原破坏，抑制新胶原合成而对硬皮病有一定疗效。由于潜在的不良反应，限用于弥漫性硬皮病或迅速进展的肢端型硬皮病，初量为 250 mg/d，逐渐增加剂量。该患者由于使用青霉胺后出现明显的肝功能异常，不宜继续使用。

（4）积雪苷：能抑制成纤维细胞活性，软化结缔组织。积雪苷片口服每日 3 次，每次 3~4 片，1 个月左右开始见效。

（5）血管扩张药物：静滴或口服丹参及丹参相关中药可改善血管痉挛，其他血管扩张药物有口服肼苯哒嗪、硝苯地平、静滴前列地尔，外涂硝酸甘油软膏等。

（6）秋水仙碱：通过瓦解微管来抑制胶原合成，减少胶原沉积，促进胶原降解和增加胶原的活性，能使皮肤变软或阻止其进展，至少可使病情稳定，对吞咽困难和雷诺现象也有一定的效果。对病期<5 年者疗效较好，一般需服数月后才显效，治疗应持续很长时间。剂量为 1 mg/d（每周服 6 天），并逐渐加量，但最大量不应超过 2 mg/d。注意骨髓抑制等不良反应。

（7）活血化瘀中药：使用脉络舒通颗粒等活血化瘀类中药，改善微循环和结缔组织代谢。

五、要点与讨论

1. 要点

（1）硬皮病是以局限性或弥漫性皮肤及内脏器官组织的纤维化或硬化，最后发生萎缩为特点的一种自身免疫性疾病。

（2）临床需区分局限性和系统性硬皮病，有助于判断预后。局限性硬皮病病变局限于皮肤，一般内脏不受累，预后较好，系统性硬皮病呈慢性进行性发展，表现为广泛皮肤硬化，可有多系统受累，弥漫型预后不良。

（3）怀疑系统性硬皮病时，需进行全面系统的检查，评估内脏受累情况。

（4）Scl - 70 抗体阳性者更易发展成弥漫型系统性硬皮病，易出现肺间质性病变，预后差。

（5）积极的药物治疗如糖皮质激素、环磷酰胺等仅在系统受累时使用，而对皮肤硬化无明显效果。

2. 讨论

根据患者缓慢进展的皮肤硬化伴雷诺现象、关节痛和肺部受累等临床表现和皮肤病理示真皮胶原纤维增厚致密,ANA、Scl70抗体阳性等表现,诊断不难。但治疗具有挑战性,虽然糖皮质激素对硬皮病疗效不显著,但对关节炎、肺间质病变的炎症期有一定疗效,剂量通常为泼尼松30～40 mg/d,连用数周后减量,以10～15 mg/d维持量。可联合免疫抑制剂治疗,提高疗效,同时减少糖皮质激素的用量。使用糖皮质激素时需同时予激素保驾药物,包括护胃、补钙、补钾药物,定期监测血压、血糖、电解质等,尽量避免药物不良反应。

六、思考题

1. 系统性硬皮病的诊断标准是什么?
2. 硬皮病的治疗原则是什么?
3. 阐述系统性硬皮病治疗的研究进展。

(吴文育)

案例 47

皮 肌 炎

一、病史资料

1. 现病史

患者,女性,63 岁,因"面部皮疹 6 个月,四肢肌肉酸痛无力 2 个月"入院。患者 6 个月前面部出现红斑,以两上眼睑、眶周、前额为明显,伴肿胀并有灼热感,光照后皮疹加重。当地医院诊断为"过敏性皮炎",用激素软膏外用并口服抗组胺药等有所好转,停药后又复发。近 2 个月觉四肢肌肉酸痛无力,行走不便,易疲劳,有进食梗阻和吞咽困难.门诊检查 ANA+1:100,ENA(一),C3、C4 正常,肝酶和肌浆酶 ALT 40 IU/L、AST 40 IU/L、CPK 821 IU/L, LDH 425 IU/L,拟"皮肌炎"收入住院。患者患病以来胃纳欠佳,大小便正常,无体重明显下降。无发热、关节痛、反复口腔溃疡、脱发、口干和干眼症状。

2. 既往史

否认传染病史,否认手术外伤史,否认药物过敏史,否认高血压、糖尿病等其他系统疾病史。

3. 体格检查

T 37.0℃,P 80 次/min, R 20 次/min, BP 120 mmHg/80 mmHg。神志清楚,精神可,营养好,回答切题,自动体位。全身浅表淋巴结无肿大,头颅无畸形,双侧巩膜无黄染,瞳孔等大等圆,对光反射灵敏。甲状腺无肿大,胸廓对称无畸形,双肺呼吸音清晰,腹软、平坦、无压痛。肝脾肋下未及,脊柱四肢无畸形。双上肢肌力 4 级,双下肢肌力 3 级,下蹲站起困难,四肢近端肌肉有压痛,颈肌活动受限,平躺后不能抬离枕头。

皮肤科检查:两上眼睑暗紫红色斑,累及眶周,前额、面颊、耳前。两手掌指关节和近端指间关节伸面红斑,丘疹呈线条状排列(Gottron 征),后背、前颈部红色斑片,间杂片状色素沉着和色素减退斑。如图 47-1 所示。

4. 实验室检查及影像学检查或特殊检查

血常规:WBC 6.55×10⁹/L, RBC 4.103×10¹²/L, Hb 125 g/L, N 75.60%, PLT 145×10⁹/L。

肌酸激酶 821 IU/L,肌酸激酶同工酶 MB 8 IU/L,乳酸脱氢酶 425 IU/L, α-羟丁酸脱氢酶 94 IU/L。

ANA+ 1:100,ENA (一),C3、C4 正常。

尿粪常规正常。

肝肾功能、电解质、血糖、肿瘤指标均正常。

肌电图:示四肢近端肌肉肌源性损害。

139

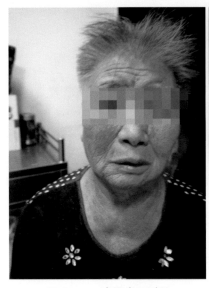
图 47-1 皮肌炎(面部)

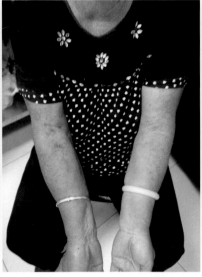
图 47-2 皮肌炎(双臂)

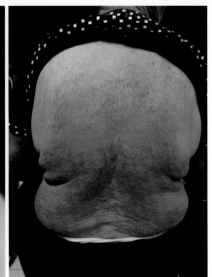
图 47-3 皮肌炎(背部)

胸部 CT:两肺纹理增多。

心电图:正常。

B 超:甲状腺未见异常,双侧颈部、双侧锁骨上、双侧腋下、双侧腹股沟淋巴结未见明显异常肿大。胆囊、肝脏、胰腺、脾脏、双肾、膀胱未见明显异常。双侧输尿管未见明显扩张。后腹膜大血管周围未见明显肿大淋巴结。双侧乳房、子宫双侧附件无殊。

鼻咽镜检查:正常。

二、诊治经过

(1) 初步诊断:皮肌炎。

(2) 诊疗经过:入院后完善检查,排查肿瘤。诊断明确后给予甲泼尼龙 40 mg/d 静脉滴注,辅以奥克 40 mg iv 保护胃黏膜,氯化钾 0.5 tid po,钙尔奇 D 1 粒 qd po。两周后肌肉酸痛无力好转,吞咽困难改善,复查肌浆酶 CPK 232 IU/L, LDH 370 IU/L,改甲泼尼龙 32 mg/d 口服,分 3 次口服,带药出院,门诊随访。

三、病例分析

1. 病史特点

(1) 老年女性,63 岁,皮疹分布面部、手背、前颈部。

(2) 有四肢肌肉酸痛无力,吞咽困难。

(3) 肌浆酶异常升高,CPK 821 IU/L, LDH 425 IU/L。

(4) 肌电图示肌源性损害。

2. 诊断依据

(1) 诊断:皮肌炎。

(2) 诊断依据:①典型皮疹;②肌肉症状;③肌浆酶升高;④肌电图示肌源性损害。

3. 鉴别诊断

(1) 红斑狼疮。

　　(2) 多形性日光疹。
　　(3) 面部过敏性皮炎。

四、处理方案和基本原则

　　(1) 首选糖皮质激素治疗:根据病情,每日泼尼松 1~2 mg/kg,病情难控制者可考虑泼尼松冲击治疗,肌浆酶下降才可撤减激素,并缓慢减量及维持。
　　(2) 对糖皮质激素治疗无效或因并发症无法耐受大剂量激素的患者,可加用免疫抑制剂,如硫唑嘌呤或甲氨蝶呤等。
　　(3) 如对激素或免疫抑制剂均无效的患者,可推荐血浆置换。
　　(4) 皮疹对症处理,要求避光,羟氯喹可有一定效果。
　　(5) 全身系统检查:包括常规实验室检查和肿瘤指标检查。

五、要点和讨论

1. 要点
　　(1) 皮肌炎的典型皮损如表 47-1 所示。

表 47-1　皮肌炎的典型皮损

特有的	Gottron 丘疹
	Gottron 征
特征性的	眶周融合的紫红色斑,伴或不伴眼睑和眶周水肿(heliotrope 征)
	明显甲周毛细血管扩张,伴或不伴护膜出血、萎缩
	对称融合的紫红色斑,累及手背和指背、手臂伸侧、三角肌区、肩后区和颈部(披肩征),颈前和上胸部 V 字区(V 征),面部和前额中央,头皮
	机工手皮损
皮肌炎共有的	血管萎缩性皮肤异色病
	钙质沉着:儿童中常见

　　(2) 皮肌炎的诊断要点如表 47-2 所示。

表 47-2　皮肌炎的诊断要点

① 肢带肌和颈前屈肌对称性软弱无力,有时尚有吞咽困难或呼吸肌无力;
② 肌肉活检:受累肌肉变性、再生、坏死、吞噬作用和单一核细胞浸润表现;
③ 血清中骨骼肌酶增高:CPK、醛缩酶、LDH;
④ 肌电图为疾病表现;
⑤ 皮肌炎典型皮疹:
确诊皮肌炎:③~④项标准加上⑤。 确诊多发性肌炎:符合①、②、③、④。 可能皮肌炎:2 项标准加上⑤。 可能多发性肌炎:符合①~④中 3 项。

2. 讨论

糖皮质激素可减轻肌肉炎症,对皮肌炎的治疗十分重要。如患者出现吞咽困难,多已预示疾病进展,甚至会影响心肺功能。

皮肌炎患者伴发恶性肿瘤较多,尤其老年患者,因此要查找肿瘤,全身体检包括鼻咽部、女性乳房和生殖器系统、男性直肠和前列腺。

六、思考题

1. 皮肌炎的临床表现有哪些?
2. 皮肌炎的鉴别诊断有哪些?
3. 皮肌炎的治疗原则是什么?

（唐　慧　罗　燕）

嗜酸性筋膜炎

一、病历资料

1. 现病史

男,33岁,因"双上肢皮肤发硬半年"入院,6月前患者双前臂皮肤发硬,逐渐向上肢皮肤发展,未治疗,皮疹逐渐增多,累及双下肢,偶出现双膝、肘关节疼痛,伴肌肉酸痛、乏力,遂就诊于某社区医院,考虑"硬皮病",多次查血 EC 计数均大于 $1.5×10^9$/L,尿常规正常,给予"白芍总苷、维生素 E"等药物治疗,治疗 5 月后部分皮疹未见明显改善,肌肉、关节症状无缓解,为明确诊治,2 月 9 日就诊于我院,行病理活检示"表皮变薄,真皮上中部细血管周围少量淋巴细胞浸润,皮下组织间隔、筋膜周围嗜酸细胞浸润,筋膜层胶原纤维增生、变厚、硬化的纤维化,请结合临床",为求进一步诊治,以"筋膜炎"收入院。病程中患者否认发热,否认手指遇冷发白、发紫、指尖溃疡等,否认面部皮疹。追问病史,患者口腔反复溃疡史 3 年,平均 2~3 次/年。患病以来患者精神好,胃纳可,睡眠欠佳,大小便正常,无体重明显下降。现用药:复方甘草酸苷、白芍总苷、维生素 C。

2. 既往史

否认传染病史,否认手术外伤史,否认输血史,否认过敏史。预防接种史:预防接种史不详。系统回顾:各系统回顾无特殊。

3. 体格检查

体检、专科检查情况:T 37℃, P 98 次/min, R 20 次/min, BP 107 mmHg/82 mmHg,神志清楚,发育正常,营养好,回答切题,自动体位,查体合作,步入病房,全身皮肤黏膜未见异常,无肝掌,全身浅表淋巴结无肿大。上下肢皮疹,详见专科检查。头颅无畸形,眼睑正常,睑结膜未见异常,巩膜无黄染。双侧瞳孔等大等圆,对光反射灵敏,耳廓无畸形,外耳道无异常分泌物,无乳突压痛。外鼻无畸形,鼻通气良好,鼻中隔无偏曲,鼻翼无扇动,两侧副鼻窦区无压痛,口唇无发绀。双腮腺区无肿大,颈软,无抵抗,颈静脉无怒张,气管居中,甲状腺无肿大。胸廓对称无畸形,胸骨无压痛;双肺呼吸音清晰,未闻及干、湿性啰音。HR 98 次/min,律齐;腹平坦,腹壁软,全腹无压痛,无肌紧张及反跳痛,肝脾肋下未触及,肝肾脏无叩击痛,肠鸣音 4 次/min。肛门及外生殖器未见异常,脊柱、四肢无畸形,关节无红肿,无杵状指(趾),双下肢无水肿。肌力正常,肌张力正常,生理反射正常,病理反射未引出。

皮肤科体检:双上肢皮肤发硬,皮肤不能捏起,用力弯曲见上肢屈侧皮肤呈"橘皮"样改变。双小腿皮肤发硬不能捏起,双外踝周围见一蚕豆大小瘀斑,表面黑色血痂,痂下未见明显分泌物。口腔、外阴无破溃。如图 48-1 所示。

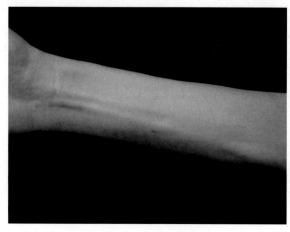

图 48-1 嗜酸性筋膜炎

4. 实验室及影像学检查或特殊检查

血常规和 ESR：WBC 4.24×10^9/L，RBC 4.02×10^{12}/L，Hb 125 g/L，N 52.10%，LY 31.30%，MO 8.50%，E 15.90%，B 0.20%，PLT 198×10^9/L，N 2.21×10^9/L，ESR 9 mm/h。

尿常规：潜血（一），TB（一），GLU（一），ALB（一），红细胞计数 0.80/μL，白细胞计数 1/μL，上皮细胞计数 0.40/μL，管型计数和细菌计数均为 0。

粪便常规、隐血：无明显异常。

肝功能、肾功能、电解质、血糖、心肌酶谱：无明显异常。

抗核抗体 ANA1:320，核型为颗粒型。ENA 抗体谱，双链 DNA 定性，双链 DNA 定量：阴性。抗心磷脂抗体(IgA/G/M)：2.30 RU/ml。

补体、免疫球蛋白、风湿：补体 C3 片段 0.88 g/L，补体 C4 0.23 g/L。IgE 240.20 ng/ml，IgG 16 g/L，IgA 4.18 g/L，IgM 1.07 g/L，RF<11.50 IU/mL，CRP<3.48 mg/L。

肿瘤指标：未见异常。

DIC：正常。

甲状腺功能、TPO、ATG：正常。

心电图：窦性心动过速。

胸部 CT：两肺纹理增多，脊柱侧弯。

B 超：甲状腺左叶小结节，良性可能。双侧甲状旁腺未显示。双侧颈部、双侧锁骨上、双侧腋下、双侧腹股沟淋巴结未见明显异常肿大。胆囊息肉。肝脏、胰腺、脾脏、双肾、膀胱未见明显异常。双侧输尿管未见明显扩张。后腹膜大血管周围未见明显肿大淋巴结。

皮肤组织病理诊断：筋膜层胶原纤维增生、变厚、硬化的纤维化，血管周围有灶性或小片状淋巴细胞、浆细胞和组织细胞，部分有不等数量的嗜酸性粒细胞浸润，可见细血管扩张和增生，请结合临床随访。直接免疫荧光检查显示筋膜和肌间隔中有 IgG、C3 的沉积，深部真皮与皮下脂肪中的脉管周围有 IgM、C3 沉积。

二、诊治经过

（1）初步诊断：嗜酸性筋膜炎。

（2）诊疗经过：入院后入院后检测肿瘤标志物、肝肾功能、肌酶、RF、CCP、尿蛋白、尿红细胞均在正常范围，胸部 CT、肝肾 B 超未见异常，ANA 阳性，IgG 升高，C3 下降。予泼尼松 10 mg tid，雷尼替丁 0.15 g tid，胸腺肽 30 mg qd，氯化钾 0.5 g tid，钙尔琦 1 粒 qd，脉络舒通颗粒 1 包一天 2 次，皮疹减轻，故予出院，门诊随访皮疹缓解情况，激素逐步减量，随访血糖、血压、血电解质和骨密度。

三、病例分析

1. 病史特点

（1）中年男性，双上肢条带状硬化皮肤，不能捻起，用力后呈"橘皮"样改变。

（2）血 EC 升高>1 500/ml，连续 3 次以上。

（3）皮肤病理筋膜层胶原纤维增生、变厚、硬化,脂膜间隔及血管周围有淋巴细胞、浆细胞浸润。

（4）直接免疫荧光检查显示筋膜和肌间隔中有 IgG、C3 的沉积,深部真皮与皮下脂肪中的脉管周围有 IgM、C3 沉积。

（5）ANA 阳性,免疫球蛋白升高,补体下降。

2. 诊断与诊断依据

（1）诊断:嗜酸性筋膜炎。

（2）诊断依据:①四肢皮肤发硬,不能捻起;②双上肢皮疹分布呈条状分布,沿静脉呈"坑道"样改变;③皮肤病理筋膜肥厚、胶原增粗,周围有淋巴细胞、浆细胞浸润;④ANA 阳性,免疫球蛋白升高,补体下降。

3. 鉴别诊断

（1）系统性硬化症。

（2）混合结缔组织病。

（3）嗜酸性细胞增多症。

（4）硬肿病。

四、处理方案及基本原则

（1）糖皮质激素:皮质类固醇激素对早期病例有一定疗效,是控制病情首先的药物,剂量 1～2 mg/kg,疗程 3～6 月。

（2）抗纤维化药物:秋水仙素 1～1.5 mg,每日分 2 次服用,共 3～6 个月。根据病情有时青霉胺亦可选用,可用以溶解组织纤维化。

（3）中药活血化瘀:低分子右旋糖酐 500 ml 加丹参注射液 16～20 ml(每支丹参 2 ml 相当于生药 4 g)作静脉滴注,每日 1 次,10 次为一个疗程,共 3～6 个疗程;脉络舒通颗粒 1 包一天 2 次。

（4）调节免疫治疗:免疫调节剂如胸腺肽可以调节失衡的免疫功能;亦可采用甲氰咪胍,每日口服 0.8 g,共 1～3 个月;或使用雷尼替丁,每日口服 0.45 g,共 1 个月;螺内酯 20 mg bid。

（5）对症处理:其他阿司匹林或非甾体类抗炎药可缓解关节或肌肉疼痛,氯喹亦可服用,对肢体关节挛缩病应加强锻炼和进行物理治疗等。

五、要点与讨论

1. 要点

诊断依据:

（1）四肢皮肤发硬,不能捻起。

（2）双上肢皮疹分布呈条状分布,沿静脉呈"坑道"样改变。

（3）皮肤病理筋膜肥厚、胶原增粗,血管周围主要是淋巴细胞和浆细胞浸润,偶有嗜酸性粒细胞浸润。

（4）直接免疫荧光检查显示筋膜和肌间隔中有 IgG、C3 的沉积,深部真皮与皮下脂肪中的脉管周围有 IgM、C3 沉积。

（5）ANA 阳性,免疫球蛋白升高,补体下降。

（6）肌肉筋膜 MRI 检查。

2. 讨论

根据临床表现双上肢皮疹分布呈条状分布,沿静脉呈"坑道"样改变,肌肉筋膜病理学特征性改变以及免疫指标的异常,可以诊断嗜酸性筋膜炎。

治疗以糖皮质激素为主,辅以活血化瘀治疗,抗纤维化治疗青霉胺亦可选用,病情严重者可选用免疫抑制剂。病理诊断非常重要,组织活检时一定要取到肌肉筋膜。肌肉 MRI 也有助于临床诊断。

六、思考题

1. 嗜酸性筋膜炎临床表现和病理特征有哪些?
2. 嗜酸性筋膜炎的诊断和鉴别诊断要点是什么?
3. 请列举嗜酸性筋膜炎的治疗原则。

(李　锋)

天 疱 疮

一、病历资料

1. 现病史

患者,女性,55岁。因"躯干部皮疹伴口腔破溃 2 年余"入院。患者入院前 2 年余出现躯干部红色皮疹,伴水疱,水疱松弛易破,同时口腔内有糜烂,伴疼痛。患者曾在外院多次就诊,予口服糖皮质激素治疗,最高剂量泼尼松 60 mg/d,药物不规则服用及减量,皮疹反复。1 周前患者至我院就诊,行皮肤活检,组织病理示:"基底层上棘层松解,疱内少量棘层松解细胞,真皮浅层血管周围散在嗜酸粒细胞浸润"。皮肤直接免疫荧光(DIF):"表皮细胞间 IgG 沉积"。间接免疫荧光(IIF):"细胞间阳性,1:80"。为进一步诊治收入院。

2. 既往史

否认传染病史,否认手术外伤史,否认输血史,否认过敏史,否认高血压和糖尿病等其余系统疾病。

3. 体格检查

T 37.0℃, P 80 次/min, R 20 次/min, BP 130 mmHg/69 mmHg, Wt 48 kg。神志清楚,精神可,营养好,回答切题,自动体位,查体合作,全身浅表淋巴结无肿大。头颅无畸形,巩膜无黄染。双侧瞳孔等大等圆,对光反射灵敏。颈软,无抵抗,甲状腺无肿大。胸廓对称无畸形,胸骨无压痛;双肺呼吸音清晰,未闻及干、湿性啰音。腹平坦,腹壁软,全腹无压痛,无肌紧张及反跳痛,肝脾肋下未触及,肝肾脏无叩击痛。脊柱、四肢无畸形。肌力正常,肌张力正常,生理反射正常,病理反射未引出。

皮肤科体检:躯干部散在大小不一红斑、水疱、糜烂,上覆油腻黏着性鳞屑,见尼氏征(+),口腔颊黏膜见较大面积糜烂面。皮损约累及 20% 体表面积。如图 49-1、图 49-2 所示。

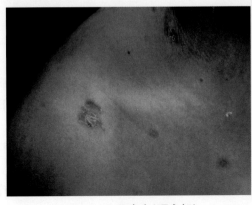 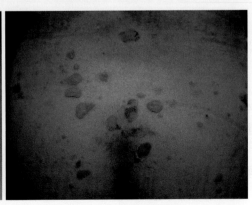

图 49-1　天疱疮(颈肩部)　　　　图 49-2　天疱疮(臀部)

4. 实验室及影像学检查或特殊检查

皮肤组织病理示:基底层上棘层松解,疱内少量棘层松解细胞,真皮浅层血管周围散在嗜酸粒细胞浸润。

皮肤直接免疫荧光(DIF):表皮细胞间 IgG 沉积。间接免疫荧光(IIF):细胞间阳性,1:80。

二、诊治经过

(1) 初步诊断:寻常型天疱疮。

(2) 诊疗经过:入院后入院后检测肿瘤标志物、肝肾功能、血糖、骨密度等各项指标均在正常范围,胸片、心电图、腹部 B 超等检查未见异常,与甲强龙 40 mg qd ivgtt＋甲泼尼龙片 8 mg qd po[1 mg/(kg·d)]抗炎,兰索拉唑 30 mg qd ivgtt 护胃,氯化钾缓释片 0.1 g tid po 补钾,碳酸钙片 500 μg qd po 补钙。每日予 3％硼酸溶液清洁,新霉素软膏制作成油纱布封包糜烂面,口泰三餐后漱口,保持口腔清洁。治疗 2 周后,患者躯干部糜烂面基本愈合,皮损面积缩小,口腔内糜烂均愈合,故予出院,门诊随访皮疹恢复情况,激素逐渐减量。

三、病例分析

1. 病史特点

(1) 女性,55 岁,皮疹分布于躯干部及口腔,皮损约占 20％体表面积。

(2) 皮疹表现为斑丘疹、斑块、水疱、糜烂,尼氏征(＋),口腔内亦有糜烂。

(3) 皮肤组织病理提示表皮基底层上棘层松解。

(4) DIF:表皮细胞间 IgG 沉积,IIF:细胞间阳性,1:80。

2. 诊断与诊断依据

(1) 诊断:寻常型天疱疮。

(2) 诊断依据:①中老年女性,慢性病程;②躯干部散在大小不一红色斑丘疹、斑块、水疱、糜烂,尼氏征(＋),口腔内数枚糜烂面;③皮肤组织病理提示表皮基底层上棘层松解,DIF:表皮细胞间 IgG 沉积,IIF:细胞间阳性,1:80;④糖皮质激素治疗有效。

3. 鉴别诊断

(1) 大疱性类天疱疮。

(2) 线状 IgA 大疱性皮病。

(3) 多形红斑。

(4) Hailey-Hailey 病。

四、处理方案及基本原则

(1) 系统糖皮质激素治疗:抑制炎症反应,控制皮损,治疗目标是用尽可能低的剂量控制病情。累及 20％体表面积的,选用泼尼松 1.0 mg/(kg·d)作为起始量,疗效通过临床表现来评价,如每日新发水疱的数量和皮疹愈合的速度以及尼氏征转阴。随后皮质激素逐渐减量。

(2) 免疫抑制剂:硫唑嘌呤、环磷酰胺、MMF 等与皮质激素联合应用,可使疾病早期得到控制,并使临床缓解的概率增高。

(3) 血浆置换:有助于迅速减少循环抗体的滴度,可考虑用于皮质激素联合免疫抑制剂治疗反应欠佳、血清循环抗体滴度高的严重天疱疮患者。

（4）大剂量 IVIg：治疗顽固性或大剂量糖皮质激素有禁忌的天疱疮患者的另一选择，大剂量应用时具有免疫调节作用。

（5）辅助治疗：系统应用糖皮质激素时，需注意糖皮质激素的不良反应，一并使用保胃、补钾、补钙等辅助治疗。

（6）抗感染治疗：如出现感染症状，及时根据药敏结果使用抗生素治疗，有助于皮损愈合。

（7）局部治疗：注意局部破损皮肤的护理、口腔卫生，避免条件致病菌感染，加速皮损愈合。红斑结痂性损害可外用糖皮质激素软膏。

五、要点与讨论

1. 要点

（1）天疱疮是一组累及皮肤及黏膜的自身免疫性大疱性疾病，好发于中老年人。根据临床和病理表现，分为寻常型天疱疮、落叶型天疱疮、药物诱导型天疱疮、IgA 天疱疮和副肿瘤性天疱疮。

（2）寻常型天疱疮约占所有天疱疮的 70%，特征性皮损为松弛、壁薄、易破的大疱，尼氏征（＋）。

（3）50%～70% 的患者有口腔黏膜损害，常发生在皮损之前，也可能是唯一的临床表现。

（4）组织病理学上表现为角质形成细胞间黏附的丧失，造成表皮内水疱形成。免疫病理学：皮损及血循环中的 IgG 抗体，直接作用于角质形成细胞表面。

2. 讨论

根据松弛性大疱、尼氏征阳性、黏膜损害、组织病理提示棘层松解、直接免疫荧光表皮细胞间 IgG 沉积等特点，诊断不难。治疗以糖皮质激素、免疫抑制剂、抗感染治疗和局部治疗为主。对于糖皮质激素及免疫抑制剂不敏感的难治性天疱疮可选用血浆置换、大剂量 IVIg 等方法。

六、思考题

1. 天疱疮的分型和临床表现有哪些？
2. 天疱疮的诊断和鉴别诊断要点是什么？
3. 天疱疮的治疗方法有哪些？

（骆肖群）

案例 50

大疱性类天疱疮

一、病历资料

1. 现病史

患者，女性，63岁。因"全身皮疹伴瘙痒1月，加重1周"入院。患者于1个月前无明显诱因下出现双下肢红斑、丘疹，伴明显的瘙痒，自行口服氯雷他定、外用激素药物治疗效果不佳。1周前躯干、四肢出现数个黄豆大小的水疱，并明显增多，波及头皮、耳后、颈部，伴瘙痒。患者至我院，查血常规示：WBC 8.9×10^9/L，N 65%，E 12%；RBC 1 095$\times 10^6$/L，皮肤病理检查示"表皮下水疱，疱腔内及浅层血管周围见大量嗜酸性粒细胞"。直接免疫荧光示"基膜带 IgG、C3 带状沉积，IgA、IgM 均阴性"。间接免疫荧光示"基底膜带 IgG 1∶160 阳性"。为进一步诊治而入院。患者无发热，否认发疹前一个月内服用其他药物史。胃纳可，大小便正常，近期无体重改变。

2. 既往史

否认传染病史，否认手术外伤史，否认输血史，否认过敏史，否认高血压和糖尿病等其余系统疾病。

3. 体格检查

T 37.0℃，P 80 次/min，R 20 次/min，BP 138 mmHg/80 mmHg。Wt 54 kg。神志清楚，精神可，营养好，回答切题，自动体位，查体合作，全身浅表淋巴结无肿大。头颅无畸形，巩膜无黄染。双侧瞳孔等大等圆，对光反射灵敏。颈软，无抵抗，甲状腺无肿大。胸廓对称无畸形，胸骨无压痛；双肺呼吸音清晰，未闻及干、湿性啰音。腹平坦，腹壁软，全腹无压痛，无肌紧张及反跳痛，肝脾肋下未触及，肝肾无叩击痛。脊柱、四肢无畸形。肌力正常，肌张力正常，生理反射正常，病理反射未引出。

皮肤科体检：头皮散在黄豆大糜烂面，表面有血痂及渗出，颈周及躯干四肢泛发红斑及正常皮肤基础上的水疱和大疱，疱液清，疱壁紧张，尼氏征（—）。口腔及外阴未见明显异常。皮损占体表面积45%左右。如图 50-1、图 50-2 所示。

4. 实验室及影像学检查或特殊检查

血常规：WBC 8.9×10^9/L，N 65%，E 12%；RBC 1 095$\times 10^6$/L。

皮肤组织病理检查：表皮下水疱，疱腔内及浅层血管周围见大量嗜酸性粒细胞。

皮肤直接免疫荧光检查：基底膜带 IgG、C3 沉积，IgA、IgM 均阴性。

外周血间接免疫荧光检查：基底膜 IgG 1∶160 阳性。

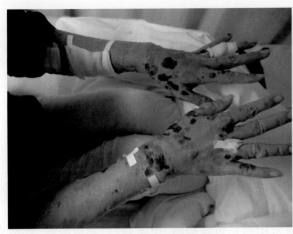

图 50-1 类天疱疮(双手)

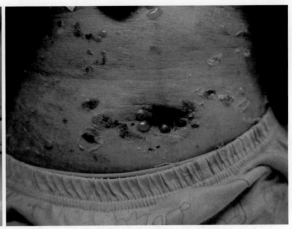

图 50-2 类天疱疮(腹部)

二、诊治经过

(1) 初步诊断:大疱性类天疱疮。

(2) 诊疗经过:入院后检测肿瘤标志物、肝肾功能、血糖、骨密度等各项指标均在正常范围,RPR、HIV 抗体阴性,给予甲泼尼龙 80 mg/d 静脉滴注,西替利嗪减缓瘙痒,辅以保胃、补钾及补钙治疗。局部大于 1.5 cm 的水疱予以抽取疱液、凡士林油纱布加压包扎等治疗。治疗 5 天后新发皮疹仍明显增多,予以静脉丙种球蛋白 0.4 g/(kg·d)连续冲击五天联合治疗,后未再出现新发水疱,躯干、四肢糜烂面干燥结痂,随后皮质类固醇渐减量至甲泼尼龙 40 mg/d 静滴和泼尼松 15 mg 夜间口服维持。治疗期间无明显不良反应出现,故予出院,门诊随访。

三、病例分析

1. 病史特点

(1) 女性,63 岁。

(2) 皮疹泛发伴瘙痒,予以抗组胺口服及外用激素治疗无效。

(3) 皮疹表现为泛发红斑基础上见水疱和大疱,疱液清,疱壁紧张,尼氏征(一)。皮损占体表面积 45% 左右。

(4) 外周血嗜伊红细胞计数升高。

(5) 皮肤病理检查示表皮下水疱,疱腔内及浅层血管周围见大量嗜酸性粒细胞。

(6) 皮肤直接免疫荧光示基底膜带 IgG、C3 沉积,外周血间接免疫荧光检查阳性。

2. 诊断与诊断依据

(1) 诊断:大疱性类天疱疮。

(2) 诊断依据:①中老年女性;②皮疹泛发伴瘙痒,表现为泛发红斑及正常皮肤基础上水疱和大疱,疱液清,疱壁紧张,尼氏征(一);③外周血嗜伊红细胞计数升高;④皮肤组织病理检查示表皮下水疱,疱腔内及浅层血管周围见大量嗜酸性粒细胞;⑤皮肤直接免疫荧光示基底膜带 IgG、C3 沉积,外周血间接免疫荧光阳性。

3. 鉴别诊断

(1) 天疱疮。

(2) 线状 IgA 大疱病。

(3) 疱疹样皮炎。

（4）获得性大疱性表皮松解症。

（5）重症多形红斑。

（6）脓疱疮。

（7）虫咬性皮炎。

四、处理方案及基本原则

（1）系统糖皮质激素：对泛发病例早期使用，泼尼松 $0.5\sim1.5$ mg/(kg·d)，然后在 $1\sim2$ 年内渐减量。需要注意监测糖皮质激素的不良反应。

（2）免疫抑制剂：一般需与糖皮质激素合用。最常用的是硫唑嘌呤、甲氨蝶呤、环磷酰胺、环孢素等，应根据药物的不良反应、患者的整体情况和医生的经验选择合适的免疫抑制剂。

（3）烟酰胺和米诺环素联合治疗：烟酰胺（$600\sim900$ mg/d）和米诺环素联合激素治疗对部分老年患者有效。

（4）静脉丙种球蛋白冲击治疗：对于重症患者可与激素联合使用以减少激素用量，有利于控制病情。

（5）外用治疗或对症处理：水疱和大疱的处理予以抽取疱液、凡士林油纱布加压包扎等治疗。局部强效糖皮质激素对局限性及轻型泛发型皮疹均有效。

（6）注意予以系统营养支持及对症处理，预防继发感染和激素不良反应。

五、要点与讨论

1. 要点

（1）大疱性类天疱疮是最常见的自身免疫性表皮下大疱病，主要发生在老年人。

（2）病程慢性，典型表现为广泛的水疱和大疱形成，伴瘙痒。

（3）大疱性类天疱疮具有许多临床变异型，包括胫前类天疱疮、出汗不良型类天疱疮、小疱型类天疱疮、结节型类天疱疮、红皮病型类天疱疮、类天疱疮扁平苔藓、妊娠类天疱疮等。瘢痕性类天疱疮既往被认为是类天疱疮的一种亚型，目前被认为是累及黏膜表面疱病所共有的一种疾病表型。

（4）诊断依赖皮肤病理学检查和直接免疫荧光检查。

（5）外周血间接免疫荧光检查可发现自身抗体，包括 BP180 等。

2. 讨论

大疱性类天疱疮是一种自身免疫性疾病，病程慢性。好发于老年人，表现为张力性水疱和大疱、尼氏征阴性，较少累及黏膜。部分患者与体内肿瘤发生相关。皮肤组织学特征为表皮下水疱，血清中有抗表皮基底膜带成分的循环抗体。本病例临床表现典型，皮疹泛发，排除内脏肿瘤后，予以系统性糖皮质激素治疗皮疹仍有进展，考虑到不良反应及患者年龄，给予静脉丙球冲击治疗后病情缓解。治疗中激素减量须在医师指导下谨慎进行。必须要强调对激素不良反应的防治。

六、思考题

1. 大疱性类天疱疮的病因和临床表现有哪些？

2. 大疱性类天疱疮的诊断和鉴别诊断要点是什么？

3. 大疱性类天疱疮的治疗方法有哪些？

（骆肖群）

获得性大疱表皮松解症

一、病历资料

1. 现病史

患者,男性,58岁。因"四肢、骶部反复水疱10余年"入院。患者于10余年前无明显诱因下,双肘部及膝关节伸面出现大小不等的水疱,未予重视及治疗。皮疹反复并逐渐加重,累及手指、足趾及骶部,多复发于外伤或摩擦后,皮疹愈合后遗留瘢痕,周边出现散在白色粟粒大小皮疹。2年前起,患者口腔黏膜出现反复溃疡,至我院门诊,取肘部皮损处皮肤活组织病理检查示:"表皮下水疱,真皮浅层少量中性粒细胞及淋巴细胞浸润";皮损处直接免疫荧光检查示:"基底层IgG呈线状沉积";皮损处免疫电镜检查示:"免疫荧光沉积于致密板及其下方的锚纤维处",为进一步诊治收入院。患者发病来无发热,胃纳可,大小便正常,体重无减轻。

2. 既往史

否认家族中类似病史,否认传染病史,否认手术外伤史,否认输血史,否认过敏史,否认高血压和糖尿病等其余系统疾病。

3. 体格检查

T 37.0℃,P 78次/min,R 18次/min,BP 130 mmHg/90 mmHg。Wt 50 kg。神志清楚,精神可,营养好,回答切题,自动体位,查体合作,全身浅表淋巴结无肿大。头颅无畸形,结膜无充血,巩膜无黄染。双侧瞳孔等大等圆,对光反射灵敏。颈软,无抵抗,甲状腺无肿大。胸廓对称无畸形,胸骨无压痛;双肺呼吸音清晰,未闻及干、湿性啰音。腹平坦,腹壁软,全腹无压痛,无肌紧张及反跳痛,肝脾肋下未触及,肝肾脏无叩击痛。脊柱、四肢无畸形。肌力正常,肌张力正常,生理反射正常,病理反射未引出。

皮肤科体检:双手、足、肘、膝关节伸面及骶部散在张力性水疱、大疱,疱液清,尼氏征(—),伴局部皮肤萎缩、瘢痕。部分瘢痕周边散在粟粒大小的白色丘疹。双侧手指甲、足趾甲不同程度的萎缩,甚至消失。口腔两颊咬合处见糜烂、溃疡,伴瘢痕。如图51-1、图51-2所示。

4. 实验室及影像学检查或特殊检查

皮损处组织病理检查示:表皮下水疱,真皮浅层少量中性粒细胞及淋巴细胞浸润。

皮损处直接免疫荧光示:基底层IgG呈线状沉积。

皮损处免疫电镜检查:免疫荧光沉积于致密板及其下方的锚纤维处。

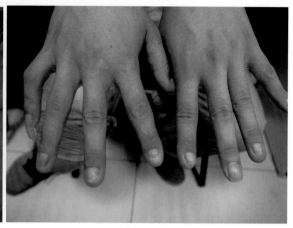

| 图 51-1　获得性大疱表皮松解症(下肢) | 图 51-2　获得性大疱表皮松解症(双手) |

二、诊治经过

（1）初步诊断：获得性大疱表皮松解症。

（2）诊疗经过：予泼尼松 10 mg tid，辅以雷尼替丁、氯化钾缓释片及钙尔奇 D 治疗。破溃部位外用夫西地酸软膏封包。治疗一周后，患者皮疹较前减少，无新发皮疹，复查血常规及肝肾功能、电解质无明显异常，予出院，门诊随访皮疹的恢复情况，泼尼松逐渐减量至维持，观察并预防泼尼松的不良反应。

三、病例分析

1. 病史特点

（1）男性，58 岁，皮疹分布于易摩擦部位。

（2）成人起病，皮疹反复发作，愈合处出现瘢痕和粟丘疹。

（3）双手、足、肘、膝关节伸面及骶部散在张力性水疱、大疱，疱液清，尼氏征(—)，伴局部皮肤萎缩、瘢痕。部分瘢痕周边散在粟粒大小的白色丘疹。双侧手指甲、足趾甲不同程度萎缩，甚至消失。口腔两颊咬合处见糜烂、溃疡，伴瘢痕。

2. 诊断与诊断依据

（1）诊断：获得性大疱表皮松解症。

（2）诊断依据：①中年男性；②慢性反复病程，皮疹主要分布于易摩擦部位；③皮疹为伴尼氏征阴性的水疱和大疱；④同一部位发生皮疹后遗留瘢痕和粟丘疹；⑤皮损处皮肤活组织病理检查示表皮下水疱，真皮浅层少量中性粒细胞及淋巴细胞浸润；⑥皮损处直接免疫荧光示基底层 IgG 呈线状沉积；⑦皮损处免疫电镜检查示免疫荧光沉积于致密板及其下方的锚纤维处。

3. 鉴别诊断

（1）类天疱疮。

（2）线状 IgA 大疱病。

（3）迟发性皮肤卟啉病。

（4）先天性大疱表皮松解症。

（5）天疱疮。

四、处理方案及基本原则

（1）糖皮质激素：多使用泼尼松 0.5～1.5 mg/(kg·d)。有学者认为，对于皮损中以白细胞浸润为主的患者，可予联合氨苯砜治疗。

（2）免疫抑制剂：硫唑嘌呤、环磷酰胺或环孢菌素。

（3）秋水仙碱：0.5 mg，每日 2 次口服。

（4）血浆置换：部分病例有效。

（5）局部治疗：患者应避免皮肤创伤，局部可外用糖皮质激素及抗生素制剂。

五、要点与讨论

1. 要点

（1）临床特征为尼氏征阴性的水疱和大疱，遗留瘢痕和粟丘疹。

（2）无家族史。

（3）慢性反复病程。

（4）本病的抗原为抗基底膜Ⅶ型胶原。组织学检查为表皮下大疱，皮损处直接免疫荧光可见基底层 IgG 呈线状沉积，皮损处免疫电镜检查可见免疫荧光沉积于致密板及其下方的锚纤维处。

2. 讨论

根据慢性反复病程，皮疹表现为尼氏征阴性的水疱和大疱，皮疹愈合后可遗留瘢痕，患者多无大疱性家族病史，结合组织学检查、皮损周围皮肤直接免疫荧光和免疫电镜检查结果，可诊断获得性大疱表皮松解症。大疱性表皮松解症的治疗较其他自身免疫性大疱病更顽固，病程常迁延。

六、思考题

1. 获得性大疱表皮松解症的临床表现有哪些？

2. 如何对获得性大疱表皮松解症进行鉴别诊断？

（骆肖群）

荨麻疹性血管炎

一、病历资料

1. 现病史

患者,男性,66 岁。因"躯干、四肢红色皮疹伴瘙痒,疼痛感 4 月余"入院。患者于 2014 年 11 月起躯干、四肢出现红色皮疹,略高于皮面,呈黄豆至硬币大小,伴明显瘙痒,有疼痛感。患者诉单个皮疹一般 1～2 周可自行消退,部分皮损消退后可遗留色素沉着,但皮损反复发作。患者至当地医院就诊,考虑为"荨麻疹",予"依巴斯汀"及中药口服、炉甘石洗剂外用等治疗,皮疹仍反复发作。2014 年 12 月 5 日～2015 年 1 月 9 日患者至我院皮肤科就诊,查血常规、嗜伊红细胞、过敏原、肝功能未见明显异常,先后予"消风止痒颗粒""依巴斯汀""迪皿""复方甘草酸苷片""雷公藤多甙片""扑尔敏"口服等治疗。患者仍诉有新发皮疹,瘙痒仍显著,2 月 10 日至我科复诊时改予"复方甘草酸苷片""赛庚啶""阿洛刻"口服治疗,患者诉新发皮疹明显减少,瘙痒症状亦有明显改善。现患者为行进一步诊治拟"荨麻疹性血管炎"收住入院。患者患病期间无反复发热、光敏感。有口腔溃疡、关节肌肉疼痛表现,皮损未累及头面部。追问病史,患者有荨麻疹、过敏性鼻炎、过敏性结膜炎病史数十年,否认发疹前可疑药物食物史。另外,患者 2014 年 8 月因工作接触猫犬后出现双下肢红色皮疹,略高于皮面,呈黄豆至硬币大小,伴明显瘙痒,皮损渐增多泛发至躯干、四肢,且其同事亦有类似表现,遂至外院及我院就诊,分别考虑为"虫咬皮炎""丘疹性荨麻疹",先后予"迪皿"、"开瑞坦"口服,"炉甘石洗剂"外用等治疗后好转。患病以来患者精神好,胃纳可,睡眠好,小便正常,有时有腹泻,无体重明显下降。现用药:复方甘草酸苷片、赛庚啶、阿洛刻、阿司匹林。

2. 既往史

传染病史:否认肝炎史,否认结核史。预防接种史:预防接种史不详。手术史:2002 年因"胆结石"曾受"腹腔镜下胆囊切除术",术后恢复可。外伤史:否认外伤史。输血史:否认输血史。过敏史:否认食物、药物过敏史。

系统回顾:患者有荨麻疹、过敏性鼻炎、过敏性结膜炎病史数十年。2003 年发现肾结石,药物治疗后好转。2004 年行头颅 MRI 检查发现腔隙性梗死,目前口服阿司匹林 25 mg qd 治疗。患者发现血糖异常 2 年余,目前饮食控制,空腹血糖 6.5 mmol/L 左右。2014 年 7 月因"发热""尿痛"至当地医院就诊,考虑为"前列腺炎",予抗感染治疗后好转。

3. 体格检查

T 37℃, P 70 次/min, R 18 次/min, BP 127 mmHg/77 mmHg,神志清楚,发育正常,营养好,回答切题,自动体位,查体合作,步入病房,全身皮肤黏膜未见异常,无肝掌,全身浅表淋巴结无肿大。未见皮下出血点，未见皮疹。头颅无畸形，眼睑正常，睑结膜未见异常，巩膜无黄染。双侧瞳孔等大等圆，对光反射灵敏，耳廓无畸形，外耳道无异常分泌物，无乳突压痛。外鼻无畸形，鼻通气良好，鼻中隔无偏曲，鼻翼无扇动，两侧副鼻窦区无压痛，口唇无发绀。双腮腺区无肿大，颈软，无抵抗，颈静脉无怒张，气管居中，甲状腺无肿大。胸廓对称无畸形，胸骨无压痛；双肺呼吸音清晰，未闻及干、湿性啰音。HR 70 次/min，律齐；腹平坦，可见陈旧性手术瘢痕，腹壁软，全腹无压痛，无肌紧张及反跳痛，肝脾肋下未触及，肝肾脏无叩击痛，肠鸣音 4 次/min。肛门及外生殖器未见异常，脊柱、四肢无畸形，关节无红肿，无杵状指（趾），双下肢无水肿。肌力正常，肌张力正常，生理反射正常，病理反射未引出。

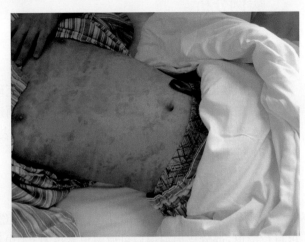

图 52 - 1　荨麻疹性血管炎

皮肤科体检：四肢、躯干散在红色黄豆至硬币大小水肿性红斑，部分皮损中央消退呈环形，无鳞屑，皮损部位有色素沉着。如图 52 - 1 所示。

4. 实验室及影像学检查或特殊检查

血常规和 ESR：WBC $4.24×10^9$/L，RBC $4.02×10^{12}$/L，Hb 125 g/L，N 52.10%，LY 37.30%，MO 8.50%，E 1.90%，B 0.20%，PLT $198×10^9$/L，ESR 9 mm/h；

尿常规：尿胆原(−)，潜血(−)，胆红素(−)，GLU(−)，ALB(−)，红细胞计数 $0.80/\mu L$，白细胞计数 $1/\mu L$，上皮细胞计数 $0.40/\mu L$，管型计数和细菌计数均为 0。

粪便常规、隐血：无明显异常。

血糖：5.90 mmol/L。

DIC：无明显异常。

电解质、肝功能、肾功能、心肌酶谱指标：无明显异常。

补体、免疫球蛋白、风湿、过敏源：IgE 343.20 ng/ml，IgG 10 g/L，IgA 4.08 g/L，IgM 1.07 g/L，补体 C3 片段 0.80 g/L，补体 C40.23 g/L，RF<11.50 IU/mL，CRP<3.48 mg/L。

抗核抗体、ENA 抗体谱：阴性。

肿瘤标志物：无明显异常。甲状腺功能、TPO、ATG：无明显异常。

肺部 CT：右肺中叶胸膜下小结节，考虑良性增殖性结节可能大，建议随访。

心电图：窦性心动过速。

B 超：甲状腺未见异常。双侧甲状旁腺未显示。双侧颈部、双侧锁骨上、双侧腋下、双侧腹股沟淋巴结未见明显异常肿大。胆囊未显示，肝脏、胰腺、脾脏、双肾、膀胱未见明显异常。双侧输尿管未见明显扩张。后腹膜大血管周围未见明显肿大淋巴结。C13 呼气试验：HP 阴性。

皮肤组织病理：表皮未见异常，真皮上中部细血管壁纤维蛋白样变性、坏死，周围少量中性粒细胞浸润，有核尘，红细胞漏出，请结合临床。DIF：基底膜有 IgM、C3 沉积。

二、诊治经过

（1）初步诊断：荨麻疹性血管炎。

（2）诊疗经过：入院后入院后检测 ANA、ENA、肿瘤标志物、肝肾功能、血糖等各项指标均在正常范围，血 C3 降低，皮肤病理示皮肤血管炎，DIF 显示基底膜 IgM、C3 沉积。考虑荨麻疹性血管炎，复方甘草酸苷片、抗组胺治疗皮损仍然反复，后予泼尼松 10 mg tid po，辅以奥美拉唑胶囊和钙尔奇 D 口服，

1 周后皮损基本消退。遂出院,嘱其门诊随访。

三、病例分析

1. 病史特点

（1）男性,66 岁,反复全身皮疹 4 月余伴痒。

（2）四肢出现红色皮疹,略高于皮面,呈黄豆至硬币大小,伴明显瘙痒,有触痛感。

（3）皮疹一般 1～2 周可自行消退,部分皮损消退后可遗留色素沉着,但皮损反复发作。

（4）患者患病期间有关节肌肉疼痛、口腔溃疡表现。

（5）抗组胺治疗疗效不肯定,病情反复。

2. 诊断与诊断依据

（1）诊断:荨麻疹性血管炎。

（2）诊断依据:①中老年男性,反复全身皮疹;②皮疹,略高于皮面,有触痛感;③皮疹一般 1～2 周可自行消退,部分皮损消退后可遗留色素沉着;④患者患病期间有关节肌肉疼痛、口腔溃疡表现;⑤皮肤组织病理提示皮肤血管炎。

3. 鉴别诊断

（1）变应性血管炎。

（2）慢性荨麻疹。

（3）硬红斑。

（4）过敏性紫癜。

（5）白塞病。

四、处理方案及基本原则

（1）糖皮质激素:是控制病情首先的药物,根据病情的严重性选择不同的治疗剂量,1～2 mg/kg。病情稳定后逐步减量进入维持治疗阶段。

（2）免疫抑制剂:病情严重且糖皮质激素不能控制病情,需要加用免疫抑制剂如雷公藤、CTX、MTX。

（3）保胃、补钾、补钙治疗:长期应用激素要保胃,如抑制胃酸分泌如奥美拉唑、西咪替丁或雷尼替丁,预防和治疗大剂量糖皮质激素对胃的刺激,减少激素对胃肠道的不良反应,补钙预防骨质疏松。

（4）病情较轻可选用类激素作用的复方甘草酸苷,长期治疗无激素不良反应。

（5）调节免疫治疗:免疫调节剂如胸腺肽可以调节失衡的免疫功能。

（6）对症处理:瘙痒可抗组胺药物、外用糖皮质激素治疗,关节痛可给予 NSAID 类药物,缓解关节痛和发热。

五、要点与讨论

1. 要点

（1）荨麻疹性血管炎皮疹 24 h 不退,皮疹有疼痛感。

（2）皮疹消退后有色素沉着。

（3）常伴有慢性发热、关节炎等风湿病的症状。

（4）血清检查可有 ANA 阳性,补体下降。

（5）皮肤病理有血管炎的表现。

（6）DIF 基底膜血管壁有 Ig、补体沉积。

2. 讨论

根据荨麻疹样皮疹，有触痛感，皮疹 24h 不退，一般 1～2 周可自行消退，皮损消退后可遗留色素沉着；伴有发热、关节痛等表现；血补体下降；皮肤病理有白细胞破碎性血管炎或 DIF 补体或免疫球蛋白沉积；同时排除其他风湿病方可诊断。治疗糖皮质激素一般疗效好，病情顽固需要加免疫抑制剂如雷公藤、CTX、丙种球蛋白等治疗。另外，有报道显示生物制剂有较好的疗效。

六、思考题

1. 荨麻疹性血管炎临床表现和病理特点有哪些？

2. 荨麻疹性血管炎的诊断和鉴别诊断要点是什么？

3. 列举荨麻疹性血管炎的治疗原则。

（李　锋）

案例 *53*

变应性皮肤血管炎

一、病历资料

1. 现病史

患者,女性,52岁。因"双下肢皮疹伴疼痛1月"入院。一个月前患者于无明显诱因下双下肢出现瘀点、瘀斑,渐破溃,疼痛明显。外院曾拟"过敏性皮炎、血管炎"等,予抗组胺药及抗生素治疗无效,且症状进一步加重,来本院门诊拟诊"变应性血管炎"收入院治疗。病程中患者曾有短暂发热,无恶心、呕吐、腹痛、腹泻、便血、口腔溃疡或关节痛等症状。

2. 既往史

否认传染病史,否认手术外伤史,否认输血史,否认过敏史,否认高血压和糖尿病等其余系统疾病。家族中无类似病史。

3. 体格检查

T 37.0℃, P 84 次/min, R 20 次/min, BP 130 mmHg/70 mmHg。神志清楚,精神可,营养好,回答切题,查体合作。全身浅表淋巴结无肿大。头颅无畸形,结膜无充血,巩膜无黄染。双侧瞳孔等大等圆,对光反射灵敏。颈软,无抵抗,甲状腺无肿大。胸廓对称无畸形,胸骨无压痛;双肺呼吸音清晰,未闻及干、湿啰音。腹壁软,全腹无压痛,无肌紧张及反跳痛,肝脾肋下未触及,肝、肾脏无叩击痛。脊柱、四肢无畸形。肌力正常,肌张力正常,生理反射正常,病理反射未引出。

皮肤科检查:双下肢散在针尖至米粒大红色斑丘疹及瘀点,少数融合成瘀斑,有水疱及小血疱。见形态不规则的皮肤溃疡,溃疡表面有黑痂,周围有水疱,外围红晕,触痛明显(见图53-1)。

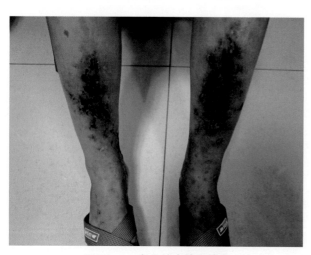

图 53-1 变应性皮肤血管炎

4. 实验室检查及影像学检查或特殊检查

血常规:WBC 9.2×10^9/L, RBC 3.90×10^{12}/L, Hb 121 g/L, PLT 200×10^9/L, N 70%, LY 26%。

组织学检查:取溃疡边缘近红斑水疱处皮损,镜下示:表皮破溃,真皮内炎细胞浸润,细血管壁纤维蛋白样变性,管壁及其周围较多中性粒细胞及核尘,同时可见嗜酸粒细胞和淋巴细胞。红细胞漏出明显。提示白细胞破碎性血管炎。

二、诊治经过

(1) 初步诊断:变应性皮肤血管炎。

(2) 诊疗经过:入院后完善检查,红细胞计数稍减少,ESR 增快,补体 C3、C4 下降。肝肾功能、循环免疫复合物、血清总补体、抗核抗体、类风湿因子及 HBsAg 等测定均在正常范围。予甲泼尼龙 40 mg 静脉滴注,辅以维生素 E 及丹参口服,皮损处对症外用药物。1 周后水疱逐渐干燥、结痂,瘀点颜色转褐色,逐步减少激素用量,并改口服,2 周后皮疹基本消退,予带药出院每天口服泼尼松 30 mg 及门诊随访。

三、病历分析

1. 病史特点

(1) 患者,女性,52 岁。

(2) 双下肢瘀点、瘀斑伴疼痛,有破溃。

(3) 病理提示为白细胞破碎性血管炎。

(4) 激素治疗有效。

2. 诊断与诊断依据

(1) 诊断:变应性皮肤血管炎。

(2) 诊断依据:①临床一般情况好,无内脏受累表现;②双下肢红斑、丘疹、瘀点、瘀斑、水疱、血疱及溃疡等多形性皮损,自觉疼痛;③组织学检查表现为白细胞破碎性血管炎;④激素治疗有效。

3. 鉴别诊断

(1) 持久性隆起性红斑。

(2) 荨麻疹样血管炎。

(3) 过敏性紫癜。

(4) 结节性红斑。

(5) 结节性血管炎。

(6) 硬红斑。

四、处理方案及基本原则

(1) 尽可能去处病因,如感染因素和药物等,以减少抗原来源。嘱患者卧床休息,抬高患肢以降低静脉压。

(2) 糖皮质激素是治疗本病的首选药物。主要作用是减少炎症病灶周围的免疫活性细胞,抑制抗体产生,从而减少免疫复合物形成和减轻炎症反应。

(3) 非类固醇消炎药物:吲哚美辛(消炎痛)25 mg,每天 3 次口服,主要是抑制前列腺素合成;如出现血管闭塞性病变,可选用阿司匹林 25 mg,双嘧达莫(潘生丁)25 mg,每天 3 次口服,可抑制血小板聚集。有高血压者需注意控制血压。

(4) 免疫抑制剂:可在糖皮质激素不能控制症状、激素减量时病情复发,或激素剂量过大、不良反应明显或伴脏器功能受损者时与糖皮质激素联合应用,也可单独应用。如秋水仙碱 1 mg,每天口服一次,其作用机制可能是抑制白细胞趋化因子,稳定溶酶体膜和减轻炎症。

五、要点与讨论

1. 要点

本病是由多种致敏原引起的一组血管炎性疾病,以中性粒细胞浸润和核破碎为特征,又称白细胞破碎性血管炎。任何年龄均可发病,男女发病相同。损害可仅限于皮肤,20%～50%的患者可伴有关节、肾脏和胃肠道系统受累表现。本病最常侵犯小腿,也可广泛分布于其他部位,包括臀部、上臂等。皮损典型者为多形性,最常见的表现是可触及的紫癜,其次为风团样损害,也可见水疱或大疱,梗死性溃疡,结节等皮损。皮损通常可痊愈或留下萎缩性瘢痕或色素沉着。

2. 讨论

糖皮质激素是治疗本病的首选药物。待病情缓解后逐量递减初始剂量,直至能维持已有临床效果的最低剂量。长期应用糖皮质激素的不良反应有高血压、激素性肌病、骨质疏松、消化道溃疡、增加糖尿病患者对胰岛素和口服降糖药的需求,及增加合并感染的危险,应注意密切观察,及时处理,如限钠、补钾。

如糖皮质激素不能控制症状、激素减量时病情复发,或激素剂量过大、不良反应明显或伴脏器功能受损时可单独应用免疫抑制剂(如环磷酰胺),或与糖皮质激素联合应用。

六、思考题

1. 变应性皮肤血管炎最常见的临床表现是什么?
2. 变应性皮肤血管炎的诊断和鉴别诊断?
3. 变应性皮肤血管炎的治疗原则?

(陈明华)

白 塞 病

一、病历资料

1. 现病史

患者，男性，28 岁。因"反复口腔及阴囊溃疡 3 年，下肢皮疹 1 月"入院。患者 3 年前先于颊黏膜出现溃疡，伴疼痛，经治疗后 10 天左右可愈，但疲劳后易再发。逐渐累及唇黏膜、上腭部甚至咽喉部。每年约发 4 次，近来发生频率增加。期间阴囊也反复出现破溃，经休息及对症治疗后均可好转。1 个月前小腿出现结节伴疼痛，病程中无发热、无关节痛。

2. 既往史

否认传染病史，否认手术外伤史，否认输血史，否认过敏史，否认高血压和糖尿病等其余系统疾病。家族中无类似病史。

3. 体格检查

T 37.0℃，P 76 次/min，R 20 次/min，BP 120 mmHg/80 mmHg。一般情况好，神志清楚，营养好，回答切题，自动体位，查体合作，全身浅表淋巴结无肿大。头颅无畸形，眼外观无殊。舌伸面较大溃疡表面有黄色分泌物。舌两旁小的浅溃疡，上腭部糜烂及浅溃疡，上唇黏膜有糜烂结痂。颈软，无抵抗，甲状腺无肿大。胸廓对称无畸形，胸骨无压痛；双肺呼吸音清晰，未闻及干、湿啰音。腹平坦，腹壁软，全腹无压痛，无肌紧张及反跳痛，肝脾肋下未触及，肝肾脏无叩击痛。脊柱、四肢无畸形。肌力正常，肌张力正常，生理反射正常，病理反射未引出。

皮肤科体检：舌伸面较大溃疡表面有黄色分泌物，舌两旁小的浅溃疡，上腭部糜烂及浅溃疡，上唇黏膜有糜烂结痂。左侧阴囊皮肤见一约 0.5 cm² 大小糜烂面，表面有少量分泌物。下肢伸面暗红色结节，蚕豆至胡桃大小（见图 54 - 1、图 54 - 2）。

4. 实验室和影像学检查或特殊检查

血常规检查：WBC 11.2×10⁹/L，RBC 4.90×10¹²/L，Hb 138 g/L，PLT 210×10⁹/L，N 72%，LY 25%。

组织学检查：皮肤结节处活组织检查示真皮深部及皮下组织内细血管增生，管壁纤维蛋白样变性和坏死，管壁及周围组织内大量中性粒细胞和淋巴细胞浸润，有破碎白细胞及核尘。符合血管炎改变。

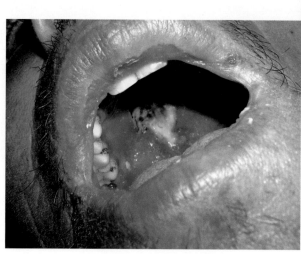
图 54-1　白塞病(口腔)

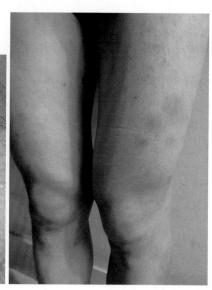
图 54-2　白塞病(大腿)

二、诊治经过

(1) 初步诊断:白塞病。

(2) 诊疗经过:入院后进一步完善实验室检查,包括肝肾功能、血糖、抗核抗体、补体等各项指标均在正常范围,T-spots 阴性,HIV 抗体阴性,红细胞沉降率增快,血清 CRP 升高。同时完善眼科检查,无特殊异常。予四环素溶液(四环素胶囊 250 mg 溶于 5 ml 蒸馏水)外涂于口腔溃疡;阴囊有糜烂面用康复新湿敷;小腿结节处予糖皮质激素软膏外用,甲泼尼龙片 40 mg/d 静滴,症状缓解后逐渐减量,并予出院至门诊随访治疗。

三、病例分析

1. 病史特点

(1) 男性,28 岁。

(2) 反复口腔和阴囊溃疡、下肢结节,检查发现口腔、阴囊有糜烂面。

(3) 组织学检查符合血管炎改变。

(4) 激素治疗有效。

2. 诊断与诊断依据

(1) 诊断:白塞病。

(2) 诊断依据:①有反复口腔溃疡史;②小腿结节伴疼痛;③阴囊有糜烂面。

3. 鉴别诊断

(1) 结节性红斑。

(2) 结节性血管炎。

(3) Reiter 综合征。

四、处理方案及基本原则

(1) 口腔溃疡用四环素溶液(四环素胶囊 250 mg 溶于 5 ml 蒸馏水)外涂。

(2) 阴囊有糜烂面用康复新湿敷。

(3) 小腿结节处予糖皮质激素软膏外用。

(4) 糖皮质激素及早及足量应用:甲泼尼龙片 1 mg/(kg・d),以抑制炎症反应。

五、要点与讨论

1. 要点

白塞病是一种原因不明、以细小血管炎为病理基础、损害呈慢性进行性发展和反复发作的多系统损害疾病。罕见,损害除累及口腔黏膜和皮肤外,还累及关节、中枢神经系统、血管、呼吸、胃肠道和泌尿生殖系统。其临床表现在急性发病时,可有发热、乏力、头痛、食欲缺乏和关节疼痛等全身症状。复发性口腔溃疡是本病不变的特点。皮损常见且多形性,最多见为下肢结节性红斑样病变,也常见血栓性静脉炎,其他可有 Sweet 综合征样、多形红斑样或环形红斑样损害。生殖器损害类似口腔黏膜损害。眼部损害几乎所有眼部器官均可受累,但以双侧眼前部炎症(前葡萄膜炎)、后葡萄膜炎伴前房积脓和玻璃体炎具有特异性。关节受累常表现为罹患关节肿胀、发红、触痛和疼痛。另外,呼吸道、消化道、肾脏及神经系统均可有不同程度受累。

2. 讨论

白塞病的诊断主要依靠临床。如患者同时或先后出现 4 个主要症状(复发性口腔溃疡、复发性生殖器溃疡、葡萄膜炎及皮肤损害),称为完全型白塞病。如仅有 2～3 个主要症状,或还伴有关节炎、消化道及中枢神经系统症状,或病程中出现典型的眼部症状和其他 1 个主要症状或 2 个次要症状称为不完全型白塞病。疑似患者系指虽有部分主要症状出现与消失,但不能满足不完全型的诊断条件,或典型的次要症状反复发作或加重。特殊型白塞病包括肠道型、血管型及神经型。

由于白塞病的临床表现各种各样,治疗也可能因不同部位损害而不同。一般来说,生活应有规律,症状显著时应适当休息。轻型以活血化瘀、清热解毒为主,严重病例有重要脏器累及时,如急性发作的眼部病变、中枢神经系统症状、严重的血管炎和关节病变、肺部病变及消化道有受累,或有严重的口腔及生殖器溃疡,应及早和足量应用皮质激素。对症治疗如吲哚美辛 25 mg 口服,每日 4 次,可有效缓解白塞病的关节症状及脓疱性皮肤损害;对血栓性静脉炎可用肠溶阿司匹林 25 mg,每天 1～2 次,双嘧达莫 25 mg,每天 2～3 次;柳氮磺氨吡啶 2～4 g/d 可有效地治疗胃肠道溃疡;米诺环素 100 mg/d,持续用药 3 个月。

六、思考题

1. 白塞病的病理基础和临床表现是什么?

2. 白塞病的诊断和鉴别诊断要点有哪些?

3. 列举白塞病的治疗原则。

(陈明华)

案例 55

坏疽性脓皮病

一、病历资料

1. 现病史

患者，男性，61 岁。因"面部、四肢皮疹伴溃烂 9 年，再发加剧 1 年余。"入院。9 年前，患者在无明显诱因下右侧大腿内侧近膝关节处和左腕关节伸侧出现钱币大小的暗红色高于皮肤的隆起，后皮疹逐渐发展到双上肢及面颈部，散发存在，疼痛明显。曾先后行 3 次病理学活检，结果示："化脓性肉芽肿伴血管瘤样增生""表皮溃疡及坏死灶，溃疡周边表皮角化不全，棘层不规则增生，少许炎症细胞移入表皮。溃疡浅表处以中性粒细胞为主的浸润，真皮深层血管周围以淋巴细胞为主，少许浆细胞浸润。部分小血管纤维样变性""表皮部分缺失，表皮角化过度，灶性角化不全，棘层肥厚不规则，真皮浅层小血管内皮细胞肿胀，血管周围轻度淋巴-组织细胞及少量浆细胞浸润。真皮浅层以下小血管及附属器周围可见较致密浆细胞为主浸润"。给予复方甘草酸苷片、薄芝糖肽等治疗，皮疹部分好转，但一直未愈。后间断性使用过糖皮质激素(泼尼松 9 片/d)、沙利度胺、雷公藤、干扰素、柳氮磺胺吡啶、头孢类、阿奇霉素、氧氟沙星、美满霉素等治疗，皮损均未得到控制。且近 1 年来皮疹逐渐增多、扩大。入院前 1 个月患者因溃疡扩大，皮疹疼痛剧烈，故再次到本院就诊，予头孢唑林静滴、复方甘草酸苷片口服、新霉素软膏外用，无明显效果。为进一步诊治门诊拟"坏疽性脓皮病"收入院。患者起病来无发热，无呼吸困难，无胸闷气急，无关节肿胀，无肌肉酸痛，无口腔溃疡，无光照后皮疹加重。

2. 既往史

否认传染病史，否认手术外伤史，否认输血史，否认药物过敏史。预防接种史不详。2012 年因头痛发现血压升高 180 mmHg/100 mmHg，给予缬沙坦(代文)1 粒 qd 口服，血压控制可。内分泌系统：有甲亢病史 30 余年，一直服用他巴唑治疗，甲状腺功能正常。

3. 体格检查

T 36.0℃，P 96 次/min，R 20 次/min，BP 130 mmHg/85 mmHg。神志清楚，发育正常，营养好，回答切题，自动体位，查体合作，步入病房，全身皮肤情况见本科检查，无肝掌，全身浅表淋巴结无肿大。未见皮下出血点，可见皮疹，详见本科检查。头颅无畸形，眼睑正常，睑结膜未见异常，巩膜无黄染。双侧瞳孔等大等圆，对光反射灵敏，耳廓无畸形，外耳道无异常分泌物，无乳突压痛。外鼻无畸形，鼻通气良好，鼻中隔无偏曲，鼻翼无扇动，两侧鼻旁窦区无压痛，口唇无发绀。双腮腺区无肿大，颈软，无抵抗，颈静脉无怒张，气管居中，甲状腺无肿大。胸廓对称无畸形，胸骨无压痛；双肺呼吸音粗糙，可闻及少许湿啰音。HR 96 次/min，律齐；腹平坦，腹壁软，全腹无压痛，无肌紧张及反跳痛，肝脾肋下未触及，肝肾脏无叩击痛，肠鸣音 4 次/min。肛门及外生殖器未见异常，脊柱、四肢无畸形，关节无红肿，无杵状指

（趾），双下肢无水肿。肌力正常，肌张力正常，生理反射正常，病理反射未引出。

皮肤科体检：面部散在红斑片，表皮剥脱，创面干燥，双上肢及双侧大腿见大小不等环形和不规则形的溃疡面，溃疡中央淡红色肉芽样增生周边堤样隆起，边缘的皮肤紫红色，未见脓痂。如图55-1所示。

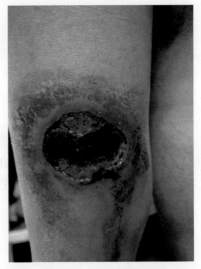

图 55-1 坏疽性脓皮病

4. 实验室及影像学检查或特殊检查

皮肤活检病理：表皮棘层肥厚，真皮浅、深丛细血管周围小片状淋巴细胞、浆细胞浸润。阿新蓝染色：阴性。刚果红染色：阴性。PAS染色：未见病原体。甲苯胺蓝染色：真皮内少数阳性细胞。

创面培养：金黄色葡萄球菌（＋＋），MRSA（＋），对万古霉素、利奈唑胺、复方磺胺甲噁唑、利福平、替考拉宁敏感；无真菌生长。

T-spot：阴性。

二、诊治经过

（1）初步诊断：坏疽性脓皮病。

（2）诊疗经过：患者入院后，完善各项相关检查。予注射用甲泼尼龙60 mg qd、静滴，并予法罗培南抗感染、兰索拉唑静滴保胃、溃疡面予康复新液湿敷，新霉素软膏封包，局部每日换药处理。患者患肢皮损好转，面部皮疹基本痊愈，遗留淡粉红色色素斑。双上肢及右侧大腿伸侧溃疡较前面积减小，中央见淡红色肉芽样增生，略湿润，无脓液及痂皮，边缘无水肿。给予出院，予口服激素甲泼尼龙（尤金）8 片/d治疗，门诊随访。

三、病例分析

1. 病史特点

（1）老年男性，慢性病程。

（2）面部、四肢反复伴溃烂9年，再发加剧1年余。

（3）基本损害为溃疡，大小不等环形和不规则形。溃疡中央淡红色肉芽样增生，周边提样隆起，边缘的皮肤紫红色，未见脓痂。

2. 诊断与诊断依据

（1）诊断：坏疽性脓皮病。

（2）诊断依据：①老年男性，慢性病程。②皮损分布于面部和四肢，基本损害为溃疡，大小不等环形和不规则形。溃疡中央淡红色肉芽样增生，周边提样隆起，边缘的皮肤紫红色，未见脓痂。③多次病理活检检查提示坏疽性脓皮病，创面真菌培养和T-spot阴性。

3. 鉴别诊断

（1）臁疮。

（2）淤积性溃疡。

（3）孢子丝菌病。

四、处理方案及基本原则

（1）完善相关检查，对症支持治疗。

（2）对病情较重的急性病例或外用药物等其他治疗效果不好的病例，可以系统应用糖皮质激素治疗，症状好转后可减量。

（3）免疫抑制剂可联合糖皮质激素治疗或单独应用。

（4）对早期或轻症病例可采用外用药物局部治疗，如湿敷或外用抗菌制剂等。

（5）系统使用抗生素有利于控制溃疡的继发性细菌感染。

五、要点与讨论

1. 要点

（1）坏疽性脓皮病临床上表现慢性、潜行性、破坏性溃疡，局部疼痛。

（2）初起皮损多种多样，可以为丘疹、水疱、血疱、脓疱、结节、毛囊炎，短期内迅速坏死形成溃疡，境界清楚，边缘皮肤呈紫红色，溃疡边缘下方组织有潜行破坏，基底呈红色颗粒状，表面附有恶臭的黄绿色脓液，常结浅黄绿色蛎壳样痂。

（3）该病的组织病理：在溃疡区域，真皮上部可见坏死，并有急性炎症浸润，真皮下部浸润呈慢性炎症，包括淋巴样细胞、浆细胞、组织细胞及成纤维细胞，常有少数异物巨细胞。

2. 讨论

坏疽性脓皮病的实验室检查和组织病理学检查均无特异性，诊断主要依靠临床表现和皮疹特点。其特潜行性边缘的痛性溃疡和渗出带有恶臭的黄绿色脓液具有诊断价值。糖皮质激素疗效显著，可单独使用，也可合并抗生素及免疫抑制剂。

六、思考题

1. 坏疽性脓皮病的临床表现和分型有哪些？
2. 坏疽性脓皮病的治疗原则有哪些？
3. 请列举皮肤溃疡的鉴别诊断。

（方丽华）

急性发热性嗜中性皮病

一、病历资料

1. 现病史

患者,男性,66 岁。因"面部、四肢皮疹伴发热 19 天"入院。19 天前患者无明显诱因出现发热,体温 37.5℃,伴咽痛,就诊当地医院,查血常规示 WBC $14.1×10^9$/L, N 75.3%, LY 18.7%, E 1.4%, Hb 167 g/L, PLT $289×10^9$/L,予头孢丙烯分散片、酚氨加敏片、蓝芩口服液口服治疗,次日患者右侧面颊、双侧膝关节出现红色片状皮疹、伴水肿,下肢皮疹有触痛,于外院查血常规示 WBC $14.7×10^9$/L, N 79.9%, LY 13.6%, E 1.2%, Hb 159 g/L, PLT $315×10^9$/L,予阿奇霉素 0.5 g 静滴治疗 3 天,地塞米松 5 mg 静滴 4 天,患者皮疹好转,水肿消退,右侧面颊、双下肢留有色素沉着,咽痛消失,仍有发热,无咳嗽、咳痰等。8 天前再次于当地医院复查血常规示 WBC $18.2×10^9$/L, N 72.1%, LY 20.7%, E 2.3%, Hb 168 g/L, PLT $412×10^9$/L,胸片示左下肺纹理增多,心影正常。予左氧氟沙星 0.2 g,头孢替安 2 g 静滴治疗 1 天后,患者皮疹加重,遍及双侧面颊、双下肢,为红色水肿性皮疹,患者继续上述药物治疗 2 天,皮疹逐渐加重。6 天前患者再次外院就诊,WBC $19.6×10^9$/L, N 81.2%, LY 12.8%, E 0.6%, Hb 166 g/L, PLT $333×10^9$/L,类风湿因子、抗"O"抗体、降钙素原、血沉均正常,CRP 131.6 mg/L。肝功能:ALT 67 IU/L, AST 44 IU/L,肾功能正常,予开瑞坦、泰诺林、益肝灵等治疗,患者皮疹无好转。3 天前患者再次就诊外院,查自身抗体均阴性,予复方甘草酸苷片、特明、开瑞坦口服,外用炉甘石洗剂,皮疹仍未见好转。患者整个病程中均有发热,体温维持于 38~39 ℃,7 月 28 日患者体温 38.6 ℃,于我院就诊,予甲泼尼龙 40 mg、龙迪泰、磷霉素 8.0 g 静滴治疗两天,患者体温恢复正常,皮疹好转,水肿消退。现为进一步诊治,拟诊"急性发热性嗜中性皮病"收入院。

2. 既往史

否认传染病史,否认手术外伤史,否认输血史,否认过敏史;有高血压病史 6 年,血压最高达 146 mmHg/94 mmHg,平日服用代文降压,血压控制良好。

3. 体格检查

T 36.5℃, P 78 次/min, R 16 次/min, BP 140 mmHg/80 mmHg。神志清楚,精神可,营养好,回答切题,自动体位,查体合作,双侧面颊及四肢见皮疹,全身浅表淋巴结无肿大。头颅无畸形,眼睑正常,睑结膜未见异常,巩膜无黄染。双侧瞳孔等大等圆,对光反射灵敏。颈软,无抵抗,甲状腺无肿大。胸廓对称无畸形,胸骨无压痛;双肺呼吸音清晰,未闻及干、湿性啰音。腹平坦,腹壁软,全腹无压痛,无肌紧张及反跳痛,肝脾肋下未触及,肝肾脏无叩击痛。脊柱、四肢无畸形。肌力正常,肌张力正常,生理反射正常,病理反射未引出。

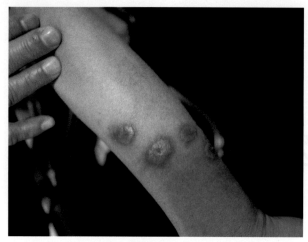

图 56 - 1　急性发热性嗜中性皮病(Sweet 综合征)

皮肤科体检:皮损分布于双侧面颊及四肢,面颊和双上肢见片状或环状水肿性红斑,双下肢见红色结节,散在色素沉着斑。如图 56 - 1 所示。

4. 实验室及影像学检查或特殊检查

WBC 19.6×10⁹/L, N 81.2%, LY 12.8%, E 0.6%, Hb 166 g/L, PLT 333×10⁹/L, CRP 131.6 mg/L, ALT 67 IU/L, AST 44 IU/L。

二、诊治经过

(1) 初步诊断:急性发热性嗜中性皮病(Sweet 综合征)。

(2) 诊疗经过:患者出现皮疹前曾服用头孢丙烯分散片、酚氨加敏片、蓝岑口服液,故入院后首先禁用酚氨加敏片、头孢丙烯。取患者右上臂皮损行病理活检,病理结果示:(左上臂)表皮棘层肥厚,真皮乳头部见坏死,浅丛细血管周围较致密淋巴细胞、中性粒细胞浸润。阿新蓝染色:阴性。PAS 染色:未见病原体。刚果红染色:阴性。甲苯胺蓝染色:真皮内少数阳性细胞。复查血常规:WBC 16.46×10⁹/L, RBC 4.74×10¹²/L, N 86.30%, LY 11.10%, E 0.20%, Hb 147 g/L, PLT 335×10⁹/L;肝功能:ALT 102 IU/L, AST 31 IU/L, AKP 174 IU/L, γ-GT 125 IU/L, ESR 22 mm/h; CRP 17.90 mg/L。予以甲泼尼龙 40 mg qd 静滴消炎抗敏,复方甘草酸苷 160 mg qd 静滴保肝消炎,还原型谷胱甘肽 2.4 g qd 保肝,磷霉素 8 g qd 静滴抗感染,依巴斯汀片 10 mg qd 口服抗敏,同时兰索拉唑 30 mg 静滴保护胃黏膜,氯化钾缓释片 0.5 g bid 口服补钾,碳酸钙 D₃ 片 1 片 qd 补钙治疗。6 天后患者体温平稳,皮疹消退明显,将甲泼尼龙用量调整为 32 mg qd 静滴,其余治疗方案不变。继续治疗 2 天后,患者病情稳定,面部皮疹较浅变暗,为暗红斑,四肢皮疹消退并留下色素沉着斑,双下肢水肿消退,一般状态良好,予以带药出院,嘱口服激素逐渐减量,皮肤科门诊随访。

三、病例分析

1. 病史特点

(1) 男性,66 岁,急性病程。

(2) 皮损分布于双侧面颊及四肢面颊和双上肢见片状或环状水肿性红斑,双下肢见红色结节,散在色素沉着斑,皮疹有疼痛。

(3) 病程中始终伴有发热,体温维持于 38～39℃。

(4) 外周 WBC 及 N 升高,CRP 及 ESR 升高,抗感染治疗疗效不佳。

(5) 激素治疗有效。

(6) 皮损病理见:(左上臂)表皮棘层肥厚,真皮乳头部见坏死,浅丛细血管周围较致密淋巴细胞、中性粒细胞浸润。阿新蓝染色:阴性。PAS 染色:未见病原体。刚果红染色:阴性。甲苯胺蓝染色:真皮内少数阳性细胞。

2. 诊断与诊断依据

(1) 诊断:急性发热性嗜中性皮病。

(2) 诊断依据:①老年男性,发热后出现面部及四肢皮疹,皮疹有疼痛,且整个病程中体温始终升高。②实验室结果见 WBC 及 N 升高,CRP 及 ESR 升高,但抗感染治疗疗效不佳,且皮损逐渐加重。③皮损行病理活检,结果示:(左上臂)表皮棘层肥厚,真皮乳头部见坏死,浅丛细血管周围较致密淋巴细胞、中性粒细胞浸润。阿新蓝染色:阴性。PAS 染色:未见病原体。刚果红染色:阴性。甲苯胺蓝染色:真皮内少数阳性细胞。④激素治疗后体温平稳,皮疹消退明显。

3. 鉴别诊断

(1) 持久性隆起红斑。

(2) 变应性皮肤血管炎。

(3) 多形红斑。

(4) Behcet 病。

(5) 丹毒。

四、处理方案及基本原则

该病为良性疾病,如果不治疗,皮损持续数月或数周后可自行消退,不留瘢痕,但可能复发。

(1) 系统用糖皮质激素疗效好,泼尼松开始用量每日 30 mg(40~60 mg),几天内发热及皮损可消退。以后渐减量至停药。一般疗程需 4~6 周。但有些患者需小剂量维持治疗 2~3 个月,以防止复发。

(2) 实验室检查常伴 WBC 及 N 上升,但通常用抗生素治疗效果不不佳。

(3) 其他的主要治疗药物有碘化钾、秋水仙碱和雷公藤等,可作为轻型的一线治疗。氨苯砜、多西环素和环孢素也有效,但需注意用药期间不良反应的发生。

(4) 当皮损很少且局限时,局部外用或皮损内注射糖皮质激素也有效。

五、要点与讨论

1. 要点

(1) 急性发热性嗜中性皮病又名斯威特综合征(Sweet syndrome)、斯威特病(Sweeet's disease),主要表现为发热,四肢、面、颈部有疼痛性红色丘疹、斑块或结节。

(2) 病因尚不明确,可能与感染、药物、肿瘤等因素有关;可与其他疾病伴发,如白塞病、结节性红斑、结节病、类风湿关节炎和甲状腺疾病等,亦有发生于皮肤外伤后。

(3) 依其发病机制,临床可分为四类:①经典型或特发型;②恶性肿瘤相关型;③炎症性疾病相关型;④妊娠相关型。

(4) 早期皮损为疼痛的红色丘疹或斑块,皮损可增大或融合成斑块,表面可有假性水疱或脓疱;偶尔斑块中央呈黄色,形成靶样损害;皮疹可单发,也可多发,多数双侧分布。

(5) 组织病理:表皮正常,可有轻度角化不全,海绵形成,极少数病例可有中性粒细胞移入表皮,形成角层下脓疱;真皮乳头明显水肿,真皮浅、中层毛细血管扩张,内皮细胞肿胀;典型的组织病理表现为弥漫性、结节性血管周围中性粒细胞浸润,可见中性粒细胞核固缩和核尘,间有淋巴细胞、嗜酸性粒细胞和组织细胞。

2. 讨论

根据本病特有的临床表现,结合组织病理变化,诊断并不困难。本病的诊断标准如表 56-1 所示。

表 56-1　急性发热性嗜中性皮病诊断标准(Su&Liu 修订版,1986 年)

诊断必须满足以下的两条主要标准和四条次要标准中的两条标准

1. 主要标准
(1) 典型皮损的急性发作:疼痛或触痛性红色斑块或结节,偶有水疱、脓疱或大疱。
(2) 组织病理学表现:真皮中主要以中性粒细胞的浸润,无白细胞碎裂性血管炎的表现。

2. 次要标准
(1) 有先于本病的非特异性呼吸道或胃肠道感染或预防接种或相关的疾病。
a. 炎症性疾病如慢性自身免疫性疾病、感染
b. 血液系统增生性疾病或实体恶性肿瘤
c. 妊娠
(2) 伴有一段时间的发热>38℃或有全身不适。
(3) 发作时异常的实验室检查结果,需要 4 条中的 3 条:ESR>20 mm/h,WBC>8×10^9/L,外周血中性粒细胞(分叶核及杆状核)>70%和 CRP 升高。
(4) 糖皮质激素或碘化钾治疗效果好。

六、思考题

1. 急性发热性嗜中性皮病的临床表现有哪些?
2. 急性发热性嗜中性皮病的诊断标准是什么?
3. 列举急性发热性嗜中性皮病的治疗原则?

（卢　忠）

过敏性紫癜

一、病历资料

1. 现病史

患者,女性,18 岁。因"双下肢泛发紫斑 5 天"入院。患者就诊前 3 天双下肢泛发紫斑,无明显瘙痒,无痛。患者发疹前 5 天有咽痛,发热,体温具体不详。无腹痛、腰痛、关节、肌肉痛。否认近 1 个月口服或外用药物。外院用泼尼松 10 mg,tid 口服 2 天,仍有新发紫斑,为进一步诊治收入院。

2. 既往史

否认传染病史,否认手术外伤史,否认输血史,否认过敏史,否认高血压和糖尿病等其余系统疾病。

3. 体格检查

T 37.7℃,P 88 次/min,R 22 次/min,BP 118 mmHg/76 mmHg。神志清楚,精神可,营养好,回答切题,自动体位,查体合作,下颌浅表淋巴结肿大压痛。头颅无畸形,巩膜无黄染。双侧瞳孔等大等圆,对光反射灵敏。咽部红肿,有少量脓性分泌物。颈软,无抵抗,甲状腺无肿大。胸廓对称无畸形,胸骨无压痛;双肺呼吸音清晰,未闻及干、湿性啰音。腹平坦,腹壁软,全腹无压痛,无肌紧张及反跳痛,肝脾肋下未触及,肝肾脏无叩击痛。脊柱、四肢无畸形,关节活动无受限。肌力正常,肌张力正常,生理反射正常,病理反射未引出。

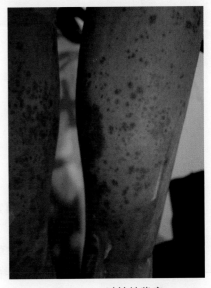

图 57 - 1 过敏性紫癜

皮肤科体检:双下肢对称泛发瘀点和瘀斑,以小腿为甚,压痛不显著,压之不褪色。未见水疱、血疱、糜烂破溃。如图 57 - 1 所示。

4. 实验室及影像学检查或特殊检查

血常规:WBC 12.9×10^9/L, RBC 4.00×10^{12}/L, Hb 120 g/L, PLT 180×10^9/L, N 78%, LY 21%, E 1%。尿常规:白细胞 2~3 个/HP,红细胞 0~1 个/HP,尿隐血(一),尿蛋白(一)。

二、诊治经过

(1)初步诊断:过敏性紫癜。

（2）诊疗经过：入院后查肝肾功能、血糖等各项指标均在正常范围，ANA、ENA、dsDNA、抗心磷脂抗体均阴性。胸部 X 线片：轻度肺纹理增多。给予依巴斯汀 10 mg bid po；复方甘草酸苷片 2 片 tid po；头孢拉定 0.5 g tid po；维生素 C 100 mg, tid, po；碳酸钙 D₃ 片 1 片 qd po。治疗 10 天后皮损明显消退，无新发疹，予出院，嘱门诊随访。

三、病例分析

1. 病史特点

（1）女性，18 岁，双下肢泛发瘀点和瘀斑 5 天，渐密集。

（2）发病前 5 天有低热、咽痛史，无腹痛、腰痛、关节痛。

（3）咽部红肿，有少量脓性分泌物，下颌浅表淋巴结肿大压痛。

（4）皮疹表现为双下肢对称，泛发瘀点或瘀斑，压之不退色，无明显瘙痒，无痛。

（5）血常规：WBC 12.9×10^9/L, PLT 180×10^9/L, N 78%；尿常规：白细胞 2~3 个/HP，红细胞 0~1 个/HP，尿隐血（-），尿蛋白（-）。

2. 诊断与诊断依据

（1）诊断：过敏性紫癜（单纯型）。

（2）诊断依据：①双下肢泛发瘀斑，压之不退色。②瘀斑成批新发，无明显瘙痒，无痛。③无腹痛、腰痛、关节痛。④白细胞计数及分类升高，尿隐血、尿蛋白均阴性，胸部 X 线片基本正常，ANA、ENA、dsDNA、抗心磷脂抗体均阴性。

3. 鉴别诊断

（1）血小板减少性紫癜。

（2）色素性紫癜性皮病。

（3）药物性皮炎。

（4）血友病。

（5）坏血病。

四、处理方案及基本原则

（1）寻找及去除可能的致病因素患者有明显的咽部感染，白细胞计数及分类升高，故给予抗生素治疗。

（2）予以抗组胺药物和复方甘草酸苷片进行抗变态反应治疗。

（3）应用维生素 C、碳酸钙 D₃ 降低毛细血管壁的通透性和脆性。

五、要点与讨论

1. 要点

（1）过敏性紫癜为系统性变应性毛细血管及细小动脉炎引起血液和血浆外渗至皮下、黏膜下和浆膜下的一种病变，临床上有单纯型紫癜、关节型紫癜、胃肠性紫癜及肾性紫癜 4 个类型。

（2）临床上表现为皮肤瘀点、瘀斑、关节酸痛、腹部症状及肾脏损害，多数呈急性病程，少数病例尤其是肾脏受损者病程迁延且易反复再发。

（3）常见的诱发因素有细菌、病毒、寄生虫及其代谢产物、食物、药物、化学中毒，以及吸入花粉、注射疫苗等。患者发病前有发热、咽部感染。

（4）治疗以抗变态反应为主，同时去除诱因。此患者抗感染治疗以去除咽部感染的诱因。

（5）抗变态反应可应用抗组胺药、糖皮质激素或免疫抑制剂。

2. 讨论

单纯型紫癜软组织水肿显著、关节型紫癜、胃肠性紫癜及肾性紫癜的抗变态反应治疗中可系统应用糖皮质激素，有利于抑制此病的变态反应，减轻血管通透性，可迅速减轻软组织水肿、关节肿胀疼痛及胃肠道症状。但是，激素不能预防新的紫癜发生，亦不能治疗与预防肾脏损害，亦不能改善其预后，故肾脏损害及瘀点不是用激素的首选指征。肾性紫癜可用免疫抑制剂或与糖皮质激素合用。合并感染时予以抗感染治疗，但是，要合理使用抗生素。

六、思考题

1. 过敏性紫癜的病因和临床表现有哪些？
2. 列举过敏性紫癜的分型及诊断要点。
3. 列举过敏性紫癜的治疗原则？

（魏明辉）

案例 58

色素性紫癜性皮病

一、病历资料

1. 现病史

患者,男性,58岁。因"双下肢皮疹,伴瘙痒8个月"就诊。患者2个月前出现左侧下肢红斑,渐增多,累及右侧下肢,伴轻度瘙痒。曾在当地医院予以外用激素类药膏,无明显好转.皮疹渐增多,未曾消退,曾查血常规示正常,为进一步诊治而来我院。

2. 既往史

否认传染病史,否认手术外伤史,否认输血史,否认过敏史和糖尿病史,有高血压病史。

3. 体格检查

T 37.0℃, P 83 次/min, R 20 次/min, BP 130 mmHg/80 mmHg。神志清楚,精神可,营养好,回答切题,自动体位,查体合作,全身浅表淋巴结无肿大。头颅无畸形,双眼睑无肿胀,睑结膜无充血,巩膜无黄染。双侧瞳孔等大等圆,对光反射灵敏。颈软,无抵抗,甲状腺无肿大。胸廓对称无畸形,胸骨无压痛;双肺呼吸音清晰,未闻及干、湿性啰音。腹部平坦,腹壁软,全腹无压痛,无肌紧张及反跳痛,肝脾肋下未触及,肝肾脏无叩击痛。脊柱、四肢无畸形。肌力正常,肌张力正常,生理反射正常,病理反射未引出。

皮肤科体检:双侧小腿伸侧可见片状黄红斑,压之不褪色,部分周围散在细小铁锈红色苔藓样丘疹,轻度静脉曲张。如图58-1所示。

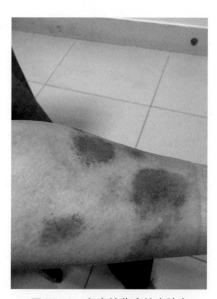

图 58-1 色素性紫癜性皮肤病

4. 实验室及影像学检查或特殊检查

血常规:WBC $4.2×10^9/L$, RBC $4.50×10^{12}/L$, Hb 133 g/L, PLT $224×10^9/L$, N 63%, LY 20%, MO 6%。

二、诊治经过

(1)初步诊断:色素性紫癜性皮肤病。

(2)诊疗经过:就诊后检测血、尿、大便常规各项指标均在正常范围,予维生素 C 0.2 g tid po,芦丁片 20 mg tid po,西替利嗪片 10 mg qd po,外涂艾洛松软膏。嘱咐多抬高下肢,控制血压。治疗两周后,门诊随访皮疹的好转情况,皮疹较前减轻,色较前变淡。继续口服药物巩固治疗。

三、病例分析

1. 病史特点

(1) 男性,58 岁,皮疹分布于双侧下肢,小腿为主。

(2) 既往有高血压病史。

(3) 皮疹表现为片状黄红斑,压之不褪色,周围可见铁锈红色苔藓样丘疹。

(4) 伴有痒感,但不剧烈。

2. 诊断与诊断依据

(1) 诊断:色素性紫癜性皮肤病。

(2) 诊断依据:①中老年男性,既往有高血压史;②皮疹分布于小腿伸侧,对称性;③皮疹为片状黄红斑,压之不褪色,有铁锈红色苔藓样丘疹;④瘙痒感。

3. 鉴别诊断

(1) 过敏性紫癜。

(2) 淤积性皮炎。

(3) 湿疹。

四、处理方案及基本原则

(1) 注意休息,抬高患肢,勿站立过久。

(2) 维生素类:VitE、VitK、VitC、路丁(Rutin)等内服。

(3) 抗组胺类:如扑尔敏等。

(4) 双嘧达莫,25~50 mg 每日 3 次,口服。

(5) 局部可外用皮质激素类霜剂或软膏,有较好疗效

(6) 中医药:以活血化瘀为主,如复方丹参制剂、当归丸等。

(7) 严重者可系统应用糖皮质激素疗效较好,但停药易复发。

五、要点与讨论

1. 要点

(1) 色素性紫癜性皮病(pigmentary purpuric dermatosis)是一组由毛细血管炎症引起的毛细血管扩张、通透性增强所致的红细胞外溢和含铁血黄素沉着的慢性皮肤病。包括进行性色素性紫癜性皮病、毛细血管扩张性环状紫癜及色素性紫癜性苔藓样皮炎。此三种疾病关系密切,临床形态和组织病理均相类似,病因未完全明了,重力和静脉压力的升高是重要的诱发因素。组织病理:基本病变是真皮上部的血管病变,可见真皮乳头毛细血管扩张,内皮细胞肿胀,红细胞外溢,散在淋巴细胞浸润,可见含铁血黄素沉积。

(2) 色素性紫癜性苔藓样皮病,皮损初起为细小铁锈红色苔藓样丘疹,伴紫癜样损害,可逐渐融合成斑片,呈轻度苔藓样改变,表面可见红点及毛细血管扩张,上可无或附有少量鳞屑,常有显著的瘙痒。

(3) 好发于下肢,尤小腿多见。臀部、躯干、上肢亦可累及,常对称分布。

(4) 多见于成年男性,老人亦可发病。

（5）病程慢性。

2. 讨论

根据临床表现，诊断不难。本病是一组紫癜性皮肤病，这些病关系密切，临床形态及组织病理均相似，大部分病例为慢性经过，2/3 病例可逐渐好转或最终消失，也可持续数年，对任何治疗均无明显效果。

六、思考题

1. 色素性紫癜性皮肤病的病因和临床表现分型是什么？
2. 色素性紫癜性皮肤病的诊断和鉴别诊断要点有哪些？
3. 列举色素性紫癜性皮肤病的治疗原则。

（汤芦艳）

淤滞性皮炎

一、病历资料

1. 现病史

患者,男性,65 岁。因"双下肢皮疹 5 年,伴痒加重 1 月"前来就诊,患者 5 年前开始出现长时间站立后双下肢小腿部红色皮疹伴双小腿水肿,以右下肢为主,瘙痒明显。清晨或平卧后可缓解,患者自行搔抓,局部出现破溃,结痂。患者在病程中间歇性口服抗组胺药物,外用炉甘石洗剂和激素软膏可缓解,但长时间站立和负重劳作后加重。就诊前一月患者使用热水洗烫下肢,皮疹加重,瘙痒剧烈,故至我科就诊。者自起病来胃纳可,睡眠欠佳,大小便正常,体重无明显变化。

2. 既往史

有双下肢静脉曲张病史 8 年。否认传染病史,否认手术外伤史,否认输血史,否认过敏史,否认高血压和糖尿病等其余系统疾病。

3. 体格检查

T 37.0℃, P 68 次/min, R 16 次/min, BP 130 mmHg/80 mmHg。神志清楚,精神可,营养好,回答切题,自动体位,查体合作,全身浅表淋巴结无肿大。头颅无畸形,双侧瞳孔等大等圆,对光反射灵敏。颈软,甲状腺无肿大。胸廓对称无畸形,胸骨无压痛;双肺呼吸音清晰,未闻及干、湿性啰音。腹平坦,腹壁软,全腹无压痛,无肌紧张及反跳痛,肝脾肋下未触及,肝肾脏无叩击痛。脊柱、四肢无畸形。肌力正常,肌张力正常,生理反射正常,病理反射未引出。双下肢静脉曲张,伴小腿和踝部肿胀。

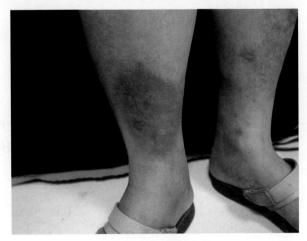

图 59 - 1　淤滞性皮炎

皮肤科体检:右下肢小腿 1/3 和踝部红斑、丘疹,大小不一,境界不清,见散在瘀斑、暗褐色色素沉着斑,伴抓痕、结痂,沿曲张静脉散在分布。左下肢散在红色丘疹和色素沉着。如图 59 - 1 所示。

4. 实验室及影像学检查或特殊检查

皮肤组织病理:表皮角化过度伴角化不全,棘层肥厚,真皮上部血管淋巴细胞浸润,红细胞外溢,含铁血黄素颗粒沉积。

二、诊治经过

（1）初步诊断：淤滞性皮炎。

（2）诊疗经过：就诊后完善检查，予抗组胺药物、维生素 C 口服抗过敏，丹参片活血化瘀，维生素 E 保护血管，外用炉甘石洗剂和激素药膏，抓破处可配合抗生素软膏。经治疗 1 个月后，皮疹明显好转，瘙痒不明显。患者就诊于血管外科，予以静脉内注入硬化剂纠正静脉曲张后患者病情平稳。

三、病例分析

1. 病史特点

（1）男，65 岁，皮疹分布于双下肢小腿 1/3 和踝部。

（2）长时间站立和负重劳作可加重病情。

（3）皮疹表现为红斑、丘疹，大小不一，境界不清，见散在瘀斑、暗褐色色素沉着斑，伴抓痕、结痂，沿曲张静脉散在分布。

（4）有双下肢静脉曲张病史 8 年。

（5）病理：表皮角化过度伴角化不全，棘层肥厚，真皮上部血管淋巴细胞浸润，红细胞外溢，含铁血黄素颗粒沉积。

2. 诊断与诊断依据

（1）诊断：淤滞性皮炎。

（2）诊断依据：①中老年男性，有静脉曲张病史，长时间站立或负重加重病情但平卧和休息可以改善。②双下肢小腿 1/3 和踝部红斑、丘疹，大小不一，境界不清，沿曲张静脉散在分布。③病理：表皮角化过度伴角化不全，棘层肥厚，真皮上部血管淋巴细胞浸润，红细胞外溢，含铁血黄素颗粒沉积。

3. 鉴别诊断

（1）湿疹。

（2）色素性紫癜性皮病。

四、处理方案及基本原则

（1）积极处理静脉曲张，患者应多抬高患肢，使用弹力绑带或弹力袜有一定帮助。

（2）可口服维生素 C、维生素 E 和丹参片，如瘙痒明显可口服抗组胺药。

（3）外用药与一般湿疹治疗相同。

五、要点与讨论

1. 要点

（1）静脉曲张是引起淤滞性皮炎的重要原因。

（2）皮疹多位于下肢，尤其小腿下 1/3 和踝部。开始可有红斑水肿，平卧和休息后可缓解，病情迁延后可继发抓痕、感染、局部溃疡结痂。严重可诱发自身敏感性皮炎，在面、躯干和四肢出现皮疹。

2. 讨论

根据下肢有静脉曲张,皮损分布区域,损害形态易于诊断。本病应积极纠正和治疗静脉曲张。根据皮损形态选择外用药物,合并感染时应局部或全身使用抗生素。避免长时间站立或重体力劳动,抬高患肢,避免热水烫洗和搔抓。

六、思考题

1. 淤滞性皮炎的诊断要点是什么?
2. 列举淤滞性皮炎的处理原则。

(沈燕芸　唐　慧)

案例 60

多 形 红 斑

一、病历资料

1. 现病史

患者,女性,28岁。因"四肢皮疹伴痒2周,加重累及全身1周"就诊。患者2周前双手背、足背出现数个黄豆大小红色皮疹,高出皮面,伴有瘙痒,皮损逐渐增多、增大,中央发暗,瘙痒明显,自行口服抗过敏药后无明显好转。1周前患者劳累后皮损加重,累及躯干、四肢、手掌、足底及面部,以四肢远端为主,患者至我院就诊,查血常规示:WBC 6.9×10^9/L, Hb 130 g/L, PLT 188×10^9/L, N 64%, LY 28%, MO 6%,为进一步诊治收入院。患者发病前1周曾有口唇单纯疱疹发作,未治疗,否认发疹前1月内药物使用史。

2. 既往史

否认肝炎、结核史,否认手术史,否认输血史,否认过敏史,否认高血压和糖尿病史。

3. 体格检查

T 36.8℃, P 82次/min, R 18次/min, BP 136 mmHg/82 mmHg。神志清楚,精神可,营养好,回答切题,自动体位,查体合作,全身浅表淋巴结无肿大。头颅无畸形,巩膜无黄染。双侧瞳孔等大等圆,对光反射灵敏。颈软,无抵抗,甲状腺无肿大。胸廓对称无畸形,胸骨无压痛;双肺呼吸音清晰,未闻及干、湿性啰音。腹平坦,腹壁软,全腹无压痛,无肌紧张及反跳痛,肝脾肋下未触及,肝肾脏无叩击痛。脊柱、四肢无畸形。肌力正常,肌张力正常,生理反射正常,病理反射未引出。

皮肤科体检:躯干、四肢散在水肿性紫红色斑疹,大小不一,以四肢远端为多,部分皮损可见周围红晕,中央发紫或有小水泡,呈典型靶形损害,皮损对称分布,部分融合成片,压之不褪色,颜面部见散在水肿性红斑,口唇黏膜未见明显糜烂。如图60-1、图60-2所示。

4. 实验室及影像学检查或特殊检查

查血常规、血凝常规(一),肝肾功能、电解质、血糖:未见明显异常。

HIV(一),RPR(一),ANA(一),ENA(一)。HSV-1 IgG(+),IgM(一),HSV-2 IgG(一),IgM(一)。

皮肤组织病理:表皮可见部分基底细胞液化变性,甚至形成表皮下疱,表皮内部分角质形成细胞坏死,呈深红色,真皮乳头水肿,浅层细血管周围淋巴细胞浸润,可见散在嗜酸性粒细胞。

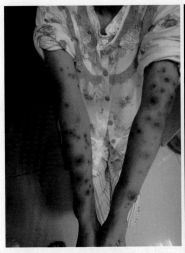
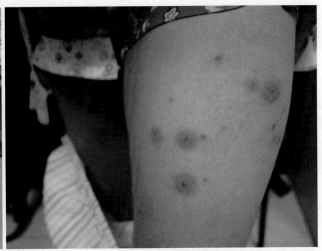

图 60-1　多形红斑(上肢)　　　　　图 60-2　多形红斑(下肢)

二、诊治经过

(1) 初步诊断:多形红斑。

(2) 诊疗经过:患者入院后完善各项相关检查,评估病情,予以复方甘草酸苷静滴抗感染,伐昔洛韦片口服抗病毒,依巴斯汀片口服止痒,外用炉甘石洗剂收敛,瘙痒明显处予以糠酸莫米松软膏外用。治疗 1 周后皮损明显改善,改口服药后予以出院,门诊随访。患者出院 1 周后门诊随访,皮损已基本消退,嘱停用相关药物。

三、病例分析

1. 病史特点

(1) 女性,28 岁,发疹前有单纯疱疹发作史。

(2) 皮损位于全身,以四肢远端为主。

(3) 皮疹表现为水肿性紫红色斑疹,可见典型靶形损害。

(4) 全身症状轻微,无腔口黏膜累及,无系统损害出现。

2. 诊断与诊断依据

(1) 诊断:多形红斑。

(2) 诊断依据:①年轻女性,急性起病,发疹前有病毒感染;②皮疹以四肢远端为主,可见典型靶形损害;③病理检查显示基底细胞液化变性,表皮内见角质形成细胞坏死,真皮内见嗜酸性粒细胞,为多形红斑组织象。

3. 鉴别诊断

(1) 离心性环状红斑。

(2) 固定性药疹。

(3) 大疱性类天疱疮。

(4) 系统性红斑狼疮。

四、处理方案及基本原则

（1）本病主要为对症治疗，对病因明确者可针对病因治疗。

（2）局部治疗可予以清洁、保护、止痒和收敛，如植物油、炉甘石洗剂、糖皮质激素软膏等。若合并口腔病变，可应用含漱剂保持口腔清洁。部分严重病例出现眼部病变应及早请眼科会诊，协助治疗。外生殖器部位亦可予以清洁、止痒剂。

（3）全身治疗包括口服抗组胺药、复方甘草酸苷等。严重病例可选择糖皮质激素，重症型可静脉注射免疫球蛋白。

五、要点与讨论

多形红斑是一种急性自限性皮肤病，特征为突发的对称性固定性红丘疹，部分演变为典型或不典型的丘疹样靶形皮损。典型靶形损害呈规则的圆形，边界清楚，直径<3 cm，至少有三层带区，内带为中央部位，略凹陷，颜色深，呈暗红色或紫红色，有时为紫癜或水疱；中带为水肿性隆起，色淡；外带为淡红色斑，境界清楚。缺少任何一带称为不典型靶形皮损。皮疹经常由感染，特别是 HSV 感染引起。临床上根据是否有黏膜受累和系统症状氛围轻型多形红斑和重型多形红斑，二者都有典型靶形损害。既往曾认为重型多形红斑包括 Stevens-Johnson 综合征，但现在研究已证实二者是不同疾病。

本病的组织学表现有特点，但无特异性。多形红斑中角质形成细胞是炎症攻击的目标，最早的病理发现是个别角质形成细胞的凋亡，随着病情发展，可见海绵形成和基底层空泡变性。还可见真皮浅层水肿、血管周围淋巴细胞、组织细胞浸润，可见少量嗜酸性粒细胞。

根据临床表现、组织病理，本病诊断不难。对合并疱疹病毒感染的多形红斑，可应用抗病毒治疗。

六、思考题

1. 多形红斑最常见的相关感染病原体是什么？
2. 请描述典型靶形皮损的特点。
3. 多形红斑的病理特点是什么？

（吴文育）

玫瑰糠疹

一、病史资料

1. 现病史

患者,男性,32岁,因"躯干皮疹伴瘙痒10天"就诊。10天前患者前胸出现红色皮疹,轻度瘙痒明显,皮疹渐增多,后背及颈部也出现类似皮疹,伴有少许脱屑。期间患者至门诊就诊,拟"湿疹"予口服"复方甘草酸苷片3片tid、咪唑斯汀10 mg qd"及外用"莫米松乳膏"治疗,治疗后皮疹有所好转。但近1周来皮疹增多明显,瘙痒加重,故患者再次来诊。追问病史,患者半个月前出现咽痛、低热,未曾服药,后好转。起病以来,无咳嗽、咳痰,无胸闷、气促,无腹痛;精神好,胃纳可,睡眠好,大小便正常,无体重明显下降。

2. 既往史

否认肝炎史,否认结核史,否认手术史和外伤史,否认输血史,否认食物、药物过敏史。预防接种史不详。各系统回顾无特殊。

3. 体格检查

T 36.7℃, P 84次/min, R 20次/min, BP 126 mmHg/90 mmHg。神志清楚,发育正常,营养好,回答切题,自动体位,查体合作,无肝掌,全身浅表淋巴结无肿大。未见皮下出血点,可见皮疹,详见专科检查。头颅无畸形,眼睑正常,睑结膜未见异常,巩膜无黄染。双侧瞳孔等大等圆,对光反射灵敏,耳廓无畸形,外耳道无异常分泌物,无乳突压痛。外鼻无畸形,鼻通气良好,鼻中隔无偏曲,鼻翼无扇动,两侧鼻旁窦区无压痛,口唇无发绀。双腮腺区无肿大,颈软,无抵抗,颈静脉无怒张,气管居中,甲状腺无肿大。胸廓对称无畸形,胸骨无压痛;双肺呼吸音清晰,未闻及干、湿啰音。HR 84次/min,律齐;腹平坦,腹壁软,全腹无压痛,无肌紧张及反跳痛,肝脾肋下未触及,肝肾脏无叩击痛,肠鸣音5次/min。肛门及外生殖器未见异常,脊柱、四肢无畸形,关节无红肿,无杵状指(趾),双下肢无水肿。肌力正常,肌张力正常,生理反射存在。

皮肤科体检:颈、肩、躯干椭圆形红色斑疹,沿皮纹分布,表面少许糠屑。头皮未见明显皮疹,毛发、指(趾)甲正常,口腔黏膜无破溃,如图61-1、图61-2所示。

4. 实验室检查及影像学检查或特殊检查

血常规检查:WBC 5.21×10^9/L, RBC 4.08×10^{12}/L, Hb 123 g/L, N 56.60%, LY 32.20%, MO 7.50%, E 3.30%, PLT:212×10^9/L。

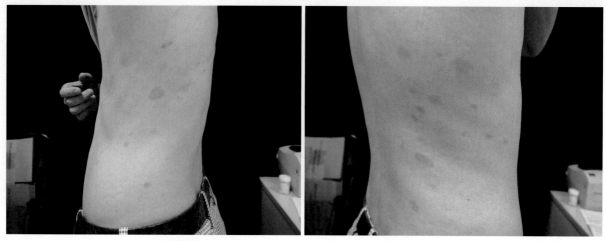

图 61 - 1　玫瑰糠疹(左侧)　　　　　　　　图 61 - 2　玫瑰糠疹(右侧)

ANA（一），ENA（一），RPR（一），TPPA（一）。类风湿因子(RF)<11.50 IU/ml，CRP<3.48 mg/L，抗链球菌溶菌素"O" 678 IU/mL。

二、诊疗经过

(1) 初步诊断:玫瑰糠疹。

(2) 诊疗经过:完善相关检查后,门诊行皮肤活检示:表皮小灶海绵水肿,真皮浅丛细血管周围小片淋巴细胞浸润,个别外渗至表皮。给予患者口服复方甘草酸苷、依巴斯汀片、复方青黛胶囊,并外用糖皮质激素治疗。10 天左右患者门诊随访,皮损好转。

三、病史分析

1. 病史特点

(1) 青年患者,急性病程。

(2) 起病前有上呼吸道感染病史。

(3) 皮损分布于颈、肩、躯干,沿皮纹分布,表现为皮损椭圆形红色斑疹、表面少许糠屑,其长轴与皮纹走向平行。

2. 诊断与诊断依据

(1) 诊断:玫瑰糠疹。

(2) 诊断依据:①年轻男性,急性病程;②起病前有上呼吸道感染病史;③颈、肩、躯干散在椭圆形红色斑疹、表面少许糠屑,其长轴与皮纹走向平行;④梅毒血清实验阴性。

3. 鉴别诊断

(1) 二期梅毒疹。

(2) 银屑病。

(3) 花斑癣。

四、处理方案及基本原则

(1) 口服抗抗组胺药。

（2）中医中药治疗：以清热凉血、祛风止痒为主，如复方青黛胶囊疗或雷公藤等。

（3）根据皮损变化可以选用炉甘石洗剂、糖皮质激素软膏等。

（4）物理治疗：可以选择紫外线光疗，可以缓解症状，控制病情。

五、要点与讨论

1. 要点

（1）部分病例发病前有前驱症状，起病初有母斑。

（2）皮疹对称分布，泛发于颈部、躯干和四肢近端，可成批发疹。

（3）皮疹表现为椭圆形红色斑疹、表面少许糠屑，长轴与皮纹和皮肤张力线方向平行。

（4）主观感觉轻度至中度瘙痒，也可完全不痒。

2. 讨论

玫瑰糠疹皮损为分散性泛发性椭圆形玫瑰色斑疹，皮疹长轴与皮纹平行，外周边缘见领圈状脱屑。玫瑰糠疹的病程自限性，不易复发。需要与银屑病、二期梅毒疹、花斑癣等鉴别。二期梅毒疹表现多样，皮损常累及掌跖，血清学检测可以明确诊断；银屑病皮损境界清晰，表面银白色鳞屑，刮之可见点状出血，病程长；花斑癣真菌镜检阳性，可以鉴别。

六、思考题

1. 玫瑰糠疹的皮损特点是什么？需要与哪些疾病鉴别？

2. 玫瑰糠疹的治疗方法有哪些？

（李　剑　傅雯雯）

案例 62
银 屑 病

一、寻常型银屑病(斑块性)

(一) 病历资料

1. 现病史

患者,男性,61 岁,因"头部皮疹伴痒 10 年,躯干、四肢红斑鳞屑 1 月余"入院。患者 10 年前始后头皮出现红色皮疹伴较多银白色鳞屑,伴痒,反复发作,时好时坏,未予重视。1 个月前,患者接触装潢材料后,出现头部皮疹再发,后四肢、躯干渐渐出现红色皮疹,高于皮面,开始呈针尖大小,并扩展成钱币或更大,伴瘙痒,搔抓可出现脱屑及出血,皮疹进行性增多。患者为进一步治疗收入我科。

2. 既往史

否认传染病史,否认手术外伤史,否认输血史,否认过敏史,有高血压,否认糖尿病等其余系统疾病。父亲有相同病史。

3. 体格检查

T 36.5℃, P 72 次/min, R 20 次/min, BP 144 mmHg/66 mmHg。神志清楚,精神可,营养好,回答切题,自主体位,查体合作,全身浅表淋巴结无肿大。头颅无畸形,五官正常。颈软,无抵抗,甲状腺无肿大。胸廓对称无畸形,胸骨无压痛;双肺呼吸音清晰,未闻及干、湿性啰音。腹平坦,腹壁软,全腹无压痛,无肌紧张及反跳痛,肝脾肋下未触及,肝肾脏无叩击痛。肌力正常,肌张力正常,生理反射正常,病理反射未引出。

皮肤科体检:面部散发,头皮、躯干、四肢较多分布的红斑、斑块,部分有融合倾向,其上覆细鳞屑,Auspitz 征(+)。趾甲无明显异常,指甲增厚,伴点状凹陷。如图 62-1、图 62-2 所示。

4. 实验室及影像学检查或特殊检查

血常规检查示:WBC $5.12×10^9$/L, RBC $4.73×10^{12}$/L, Hb 143 g/L, E 6.10%, PLT $174×10^9$/L,嗜伊红细胞绝对值 $308×10^6$/L; GLU 4.60 mmol/L。尿常规、肝、肾功能、血脂、电解质正常。肝炎标志物:阴性。IgE 386.40 ng/ml, IgG 9.87 g/L, IgA 2.42 g/L, IgM 0.37 g/L。补体 C3 片段 0.81 g/L,补体 C4 0.28 g/L, RF<11.50 IU/ml, CRP<3.48 mg/L, CCP 抗体 2.20 RU/ml; HLA-B27(-)。RPR、HIV 抗体(-)。

肺 CT 检查示:两肺纹理增多。

心电图检查:窦性心动过缓。

B 超检查:胰腺、脾脏、双肾未见明显异常,胆囊小结石伴息肉,脂肪肝。

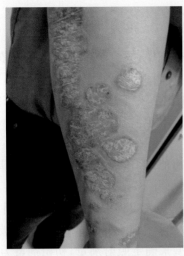
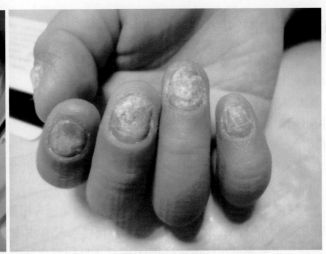

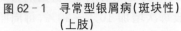

图62-1 寻常型银屑病(斑块性)　　图62-2 寻常型银屑病(斑块性)(指甲)
　　　　　(上肢)

皮肤病理检查:表皮片状角化不全,可见Munro微脓疡,棘层略肥厚,真皮乳头部毛细血管迂曲,血管周围片状淋巴细胞浸润伴少数中性粒细胞。

(二) 诊治经过

(1) 初步诊断:寻常型银屑病(斑块性)。

(2) 诊疗经过:入院后入院后完善各项检查,肝、肾功能、血脂,心功能等各项指标均在正常范围,RPR、HIV抗体阴性,脂肪肝。予依巴斯汀10 mg,每日1次,口服,复方甘草酸苷注射液,100 ml,静脉注射,每日1次,多烯磷脂酰胆碱注射液10 ml,静脉注射,每日一次。同时给予外用复方醋酸曲安奈德乳膏及脲素酯。治疗一周后,外用改为卡泊三醇及尿素酯,同时给予窄波UVB全身光疗,皮疹明显消退,予出院。门诊随访皮疹的恢复情况,持续并调整治疗方案。

(三) 病例分析

1. 病史特点

(1) 男性,61岁,皮疹分布于头皮、躯干、四肢伸侧。

(2) 皮疹表现为红斑、斑块,其上覆银白色鳞屑,Auspitz征阳性。

(3) 接触装潢材料后,皮疹加重。

(4) 指甲增厚,伴点状凹陷。

(5) 皮肤病理:表皮片状角化不全,可见Munro微脓疡,棘层略肥厚,真皮乳头部毛细血管迂曲,血管周围片状淋巴细胞浸润伴少数中性粒细胞。

2. 诊断与诊断依据

(1) 诊断:寻常型银屑病(斑块性)。

(2) 诊断依据:①男性,61岁,皮疹分布于头皮、躯干、四肢伸侧;②红斑、斑块,其上覆银白色鳞屑,Auspitz征阳性;③接触装潢材料后,皮疹加重;④指甲增厚,伴点状凹陷;⑤皮肤病理符合银屑病。

3. 鉴别诊断

(1) 玫瑰糠疹。

(2) 毛发红糠疹。

(3) 副银屑病。

（四）处理方案及基本原则

（1）抗组胺药治疗：患者接触装潢材料后，皮疹加重，并伴有瘙痒，故给予患者抗组胺药依巴斯汀10 mg，每日1次，口服。

（2）复方甘草酸苷治疗：复方甘草酸苷有类糖皮质激素样的作用，鉴于患者过敏诱发，皮疹瘙痒，给予复方甘草酸苷每日100 ml，静脉滴注，治疗过程中注意患者血压和电解质的监测（尤其血钾），必要时注意补钾。

（3）多烯磷脂酰胆碱治疗：银屑病常合并代谢综合征，患者有脂肪肝，故同时给予多烯磷脂酰胆碱注射液10 ml，静脉注射，每日一次。

（4）光疗：紫外线治疗银屑病最主要的作用机制是诱导银屑病患者皮损中浸润T细胞的凋亡，窄波UVB穿透力较290～320 nm宽波UVB强，甚至可引起真皮中大量T细胞凋亡，因此目前主要采用窄波UVB治疗。可根据最小红斑量（MED）或日光反应型皮肤类型来确定照射剂量，初始剂量为70%～100%MED，以后根据皮肤对光疗的反应程度逐渐增加剂量，一般每次增加10%～20%，每周照射2～3次。外用卡泊三醇可增加光疗疗效。如有红斑水疱出现，则暂停照射，对症处理。

（5）外用药物治疗：患者过敏诱发，皮疹瘙痒，故早起给予润肤剂脲素酯全身治疗的同时，局部同时给予外用糖皮质激素治疗，后期待瘙痒减轻后改为卡泊三醇外用。

二、脓疱型银屑病

（一）病历资料

1. 现病史

患者，男性，51岁。因"全身红斑鳞屑10余年，出现脓疱20余天"入院。患者10年前无明显诱因下出现腰背、四肢红色皮疹，上覆白色鳞屑，伴轻度瘙痒，诊断为"银屑病"，给予中成药物及外用糖皮质激素、卡泊三醇、润肤剂等药物治疗，皮疹反复发作。近2个月，或者劳累后皮疹增多，患者自行外购复方倍他米松软膏治疗，皮疹消退。停药后1周，患者皮疹突然复发，并出现红斑肿胀及脓疱，伴有皮肤疼痛，无发热。患者为进一步治疗收入我科。

2. 既往史

否认传染病史，否认手术外伤史，否认输血史，否认过敏史及家族史，有高血压和糖尿病病史。

3. 体格检查

T 37.2℃，P 69次/min，R 20次/min，BP 130 mmHg/95 mmHg。神志清楚，精神可，营养好，回答切题，自动体位，查体合作，全身浅表淋巴结无肿大。头颅无畸形，五官正常。颈软，无抵抗，甲状腺无肿大。左侧腹股沟见如蚕豆大肿大淋巴结，质硬，活动度好，与周围无粘连。胸廓对称无畸形，胸骨无压痛；双肺呼吸音清晰，未闻及干、湿性啰音。腹平坦，腹壁软，全腹无压痛，无肌紧张及反跳痛，肝脾肋下未触及，肝肾脏无叩击痛。肌力正常，肌张力正常，生理反射正常，病理反射未引出。

皮肤科检查：躯干、四肢大片鲜红色稍水肿性红斑、斑块，表面大量白色鳞屑，Auspitz征阳性，双侧下肢见大片红斑，颜色新鲜潮红，肿胀，其上见粟粒大小脓疱，部分融合成脓湖，头部亦可见红色斑块，上覆白色鳞屑，可见少量束状发；面部双耳部散在红色斑丘疹。如图62-3、图62-4所示。

4. 实验室及影像学检查或特殊检查

血常规：WBC 12.25×10⁹/L，RBC 4.62×10¹²/L，Hb 138 g/L，PLT 303×10⁹/L。N 84.30%，LY 12.30%。尿常规：葡萄糖（＋），酮体（－），蛋白（－）。肝炎标志物（－）。肝功能：ALT 21 IU/L，AST 21 IU/L，DB 4.50 μmol/L，TB 11 μmol/L，ALB 40 g/L，GLB 28 g/L。肾功能：BUN 5.60 mmol/L，

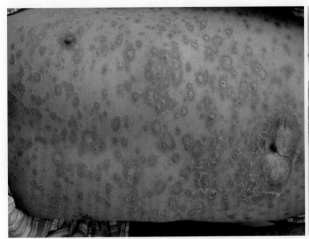

图 62 - 3　脓疱型银屑病(胸腹部)

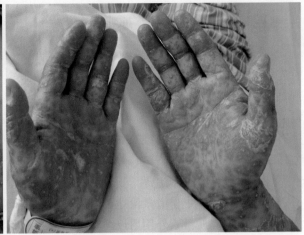

图 62 - 4　脓疱型银屑病(双手)

Cr 85 μmol/L。血脂:TC 3.55 mmol/L, TG 1.14 mmol/L, HDL-C 0.91 mmol/L。电解质:Ca^{2+} 1.82 mmol/L, K^+ 3.90 mmol/L, Mg^{2+} 0.98 mmol/L, Na^+ 143 mmol/L。RF<11.10 IU/ml。体 C3 片段 1.16 g/L,补体 C4 0.25 g/L, CRP 15.20 mg/L, IgA 2.83 g/L, IgG 8.39 g/L, IgM 1.10 g/L。CCP 抗体 0.40 RU/ml。RPR、HIV 抗体(一)。

胸部 CT 示:两肺纹理增多,右肺中叶条索状影,慢性炎症改变可能。

心电图:心电图正常范围。

B 超示:肝、胆、胰、脾,双肾未见异常。双侧腋下,腹股沟见肿大淋巴结,反应性增生可能。

(二) 诊治经过

(1) 初步诊断:脓疱型银屑病。

(2) 诊疗经过:入院后入院后完善各项检查,排除乙肝、结核及其他感染,排除肿瘤,肝肾功能、心功能等各项指标均在正常范围,RPR、HIV 抗体阴性,予阿维 A 10 mg,每日三次,口服,复方甘草酸苷注射液,100 ml,静脉注射,每日一次,外用扑粉及脲素酯。治疗两周后,皮疹红肿明显减轻,脓疱干涸,皮疹变薄,予出院。门诊随访皮疹的恢复情况,持续并调整治疗方案。

(三) 病例分析

1. 病史特点

(1) 男性,51 岁,皮疹分布于头皮、躯干、四肢伸侧。

(2) 皮疹初起表现为红斑、斑块,其上覆银白色鳞屑,Auspitz 征阳性。

(3) 大面积外用强效糖皮质激素治疗后,突然停药。

(4) 随后皮疹加重,表现为红肿、触痛,有脓疱及脓湖。

2. 诊断与诊断依据

(1) 诊断:脓疱型银屑病。

(2) 诊断依据:①银屑病皮疹;②大面积外用强效糖皮质激素治疗后,突然停药;③皮疹红肿,触痛,有脓疱及脓湖。

3. 鉴别诊断

(1) 急性泛发性发疹性脓疱病。

(2) 角层下脓疱病。

(3) 湿疹继发感染。

(四) 处理方案及基本原则

(1) 阿维 A 治疗:阿维 A 为脓疱型银屑病的一线用药,患者入院后完善检查,肝功能、血脂正常,故首先给予阿维 A,每天 30 mg,患者服药后有明显口干症状,脓疱消退后酌情逐渐减量,注意检测血常规、肝功能和血脂。

(2) 复方甘草酸苷治疗:复方甘草酸苷有类糖皮质激素样的作用,同时具有保肝作用,鉴于患者皮疹有红肿、疼痛,故给予阿维 A 的同时给予复方甘草酸苷每日 100 ml,静脉滴注,治疗过程中注意患者血压和电解质的监测(尤其血钾),必要时注意补钾。

(3) 外用药物治疗:患者皮疹红肿疼痛,有脓疱故不应给予刺激性强的药物(包括水杨酸、卡泊三醇、维甲酸等)和糖皮质激素治疗。若患者是由于长期大量糖皮质激素外用,突然停药后引起,可以适当先给予弱效糖皮质激素外用后逐渐减量。有脓疱和脓湖时,可先给予扑粉、皮疹干涸脱屑时,再给予润肤剂如尿素酯全身治疗。

(4) 对症支持治疗:如果患者白蛋白低,需补充白蛋白。

三、关节型银屑病

(一) 病历资料

1. 现病史

患者,男性,25 岁。因"全身红斑鳞屑 7 年,关节疼痛 2 年,加重 2 周"入院。患者 7 年前无明显诱因头皮出现红斑,伴较多脱屑,逐渐蔓延至面部、颈部、躯干、四肢,伴痒,指甲有累及,诊断为"银屑病",予中药及外用"达力士"等治疗缓解,但反复发作,冬季较重,夏季减轻。2 年前无明显诱因下出现右侧髋关节、踝关节疼痛,活动受限,给予甲氨蝶呤(MTX)7.5 mg,每周一次口服,同时间断服用非甾体消炎药止痛,病情控制。近 2 周来,患者皮疹突然增多,泛发全身,关节疼痛加重,并出现右手无名指近端指关节水肿伴压痛,活动受限,查 ESR 示:22 mm/h, CRP 34 mg/L。患者为进一步治疗收入我科。

2. 既往史

否认传染病史,否认手术外伤史,否认输血史,否认过敏史及家族史,否认高血压和糖尿病等其余系统疾病。

3. 体格检查

T 36.8℃, P 71 次/min, R 16 次/min, BP 120 mmHg/69 mmHg。神志清楚,精神可,营养好,回答切题,活动受限,查体合作,全身浅表淋巴结无肿大。头颅无畸形,五官正常。颈软,无抵抗,甲状腺无肿大。胸廓对称无畸形,胸骨无压痛;双肺呼吸音清晰,未闻及干、湿性啰音。腹平坦,腹壁软,全腹无压痛,无肌紧张及反跳痛,肝脾肋下未触及,肝肾无叩击痛。右手无名指近端指关节明显红肿,有压痛。右侧髋关节活动受限,疼痛。右踝关节肿胀,有压痛。肌力正常,肌张力正常,生理反射正常,病理反射未引出。

皮肤科体检:头皮散在浸润性暗红色斑块,其上覆较厚白色鳞屑,头发束状,面散在淡红色斑片,边界清楚,少量鳞屑,躯干、四肢较多红色斑块,皮疹呈大小不一,上覆少量鳞屑,周边有红晕。双手指甲及趾甲增厚变白,右手无名指近端指关节明显红肿(见图 62 - 5)。

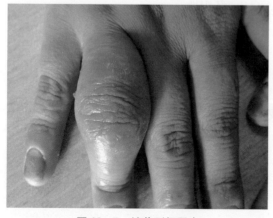

图 62 - 5 关节型银屑病

4. 实验室及影像学检查或特殊检查

血常规：WBC 8.25×10⁹/L，RBC 4.70×10¹²/L，Hb 148 g/L，PLT 342×10⁹/L。ESR：23 mm/h。尿常规：蛋白：(微量)。肝功能：ALT 12 IU/L，AST 15 IU/L，TB 10.60 μmol/L。肾功能：BUN 5.60 mmol/L，Gr 79 μmol/L。血脂：TC 3.92 mmol/L，TG 0.58 mmol/L，HDL-C 1.07 mmol/L。RF<11.50 IU/ml，CRP 10.20 mg/L，CCP 抗体 0.40 RU/ml。HLA-B27(-)。乙肝五项：T-sopt(-)。RPR、HIV 抗体(-)。

胸部 CT：两肺纹理增多，腋窝见小淋巴结。

心电图：心电图正常范围。

腹部 B 超：肝、胆、胰、脾，双肾未见异常。

手部 MRI：左手中指近节指骨头异常信号，伴近节指间关节囊肿胀积液，符合银屑病型关节炎表现，请结合临床随访。

(二) 诊治经过

(1) 初步诊断：关节型银屑病。

(2) 诊疗经过：入院后完善各项检查，排除乙肝、结核及其他感染，排除肿瘤，肝肾功能、心功能等各项指标均在正常范围，RPR、HIV 抗体阴性，予益赛普(注射用重组人Ⅱ型肿瘤坏死因子受体-抗体融合蛋白)50 mg，每周一次，皮下注射。外用脲素酯和卡泊三醇软膏。治疗一周后，关节肿痛显著减轻，治疗两周后皮疹开始明显减轻，故予出院。门诊随访皮疹和关节的恢复情况，持续并调整治疗方案。

(三) 病例分析

1. 病史特点

(1) 男性，25 岁，皮疹分布于头皮、躯干、四肢伸侧。

(2) 皮疹表现为红斑、斑块，其上覆银白色鳞屑，Auspitz 征阳性。

(3) 关节疼痛 2 年，为非对称性右侧髋关节、踝关节，右手食指近端指关节。

(4) ESR，CRP 升高，MRI 符合银屑病关节表现，类风湿因子、抗 CCP 抗体阴性。

2. 诊断与诊断依据

(1) 诊断：关节型银屑病。

(2) 诊断依据：①银屑病皮疹；②非对称性右侧髋关节、踝关节，右手食指近端指关节疼痛、肿胀；③指甲受累(点状凹陷及增厚变黄)；④MRI 符合银屑病关节表现；⑤类风湿因子阴性。

3. 鉴别诊断

(1) 类风湿关节炎。

(2) 湿疹。

(3) 强直性脊柱炎。

四、处理方案及基本原则

(1) 生物制剂治疗：MTX 对皮损及关节均有治疗作用，为关节型银屑病的一线用药，患者已经使用。MTX 有免疫抑制、骨髓抑制和肝损的作用，治疗过程中需密切监测血常规和肝功能。该患者已使用 MTX，但近期皮疹及关节症状加重。患者皮疹分布广泛，为重度银屑病[BSA(体表受累面积)>10％(10 只手掌的面积)，或 PASI>10]，且多个关节受累(≥3 个)，疼痛显著，排除乙肝、结核及其他感染，排除肿瘤等疾病后，选用对关节疼痛缓解起效快的生物制剂肿瘤坏死因子治疗，即益赛普 50 mg，每周一次,皮下注射,注意治疗过程是否出现感染尤其结核。

(2)外用药物治疗:患者皮疹广泛,故给予润肤剂脲素酯全身治疗,局部肥厚部位给予卡泊三醇治疗。

五、要点与讨论

1. 要点

银屑病俗称牛皮癣,是一种慢性炎症性皮肤病,病程较长,易复发,有的病例终生不愈。该病发病以青壮年为主,对患者的身体健康和精神状况影响较大。临床表现以红斑、鳞屑为主,全身均可发病,以头皮、四肢伸侧较为常见,多在冬季加重。本病分为四个类型:寻常型、脓疱型、关节病型、红皮病型,各型的特点不同应注意区别。

2. 讨论

本病根据典型的临床表现和病理学依据诊断并不难,目前尚无特效疗法,但并非不治之症,适当的对症治疗可以控制症状。由于本病是一种慢性复发性疾病,不少患者需要长期医治,而各种疗法都有一定的不良反应。

1)外用药

新发的面积不大的皮损,尽可能采用外用药,药物的浓度应由低至高。选用哪一种药,要结合药物本身的性质和患者的具体病情。

(1)维生素 D_3 类似物:本类药包括卡泊三醇、他卡西醇等,用于斑块型银屑病疗效较好。卡泊三醇乳膏、软膏和(用于头部的)洗剂,每日外涂 2 次通常在 8 周内显效,长期使用不会产生依赖性。此药与糖皮质激素或 UVB 联合使用可提高疗效。对有骨质疾病、钙代谢障碍和肾功能不全的患者应慎用,以免引起高血钙。

(2)糖皮质激素:外用糖皮质激素仍是目前治疗银屑病常用的疗法。头部和掌跖部宜用强效激素,弱效激素适用于面部和间擦部。一般部位常用软膏和乳膏,头部则须用溶液(丙二醇)和凝胶剂。局部封包疗法可明显提高作用强度。

糖皮质激素对皮损的作用是暂时的。初期疗效显著,突然停药往往出现"反跳"现象。需要长期用药者宜采用间断疗法,即每 2～3 天涂 1 次。与其他药并用(如维生素 D_3 类似物、维 A 酸类等),有利于巩固疗效和减少不良反应。

(3)蒽林:常用于慢性斑块型银屑病。可配成软膏、糊剂和石蜡剂。常用浓度为 0.05%～1.0%,从低浓度开始,根据患者的耐受情况逐渐提高。勿用于面部和间擦部,注意保护正常皮肤。皮损通常在 2～3 周后开始消退。

(4)维 A 酸:凝胶和霜剂(0.05%～0.1%)每日外涂 1 或 2 次对银屑病有良效。因起效较慢,一般不作为一线药物单独使用。可与丙酸氯倍他索等糖皮质激素联合应用,皮损控制后继续应用他扎罗汀,逐渐停用糖皮质激素。孕期、哺乳期及近期有生育要求的妇女禁用。

(5)焦油类:常用的焦油包括煤焦油、松馏油、糠馏油和黑豆馏油等,配成 5% 浓度的软膏外用。煤焦油对于慢性稳定性银屑病、头皮银屑病和掌跖银屑病疗效较好。禁用于孕期和脓疱型、红皮病型银屑病患者。现已有一些无色、无臭的煤焦油制剂,其效力接近粗制品。可溶性煤焦油可用于沐浴;煤焦油香波用于洗头;煤焦油醑剂用于涂搽,对头部银屑病治疗有效。

(6)免疫抑制剂等其他外用药:如他克莫司、匹美莫司外用治疗,封包治疗顽固性局限性银屑病,以及 0.03% 的喜树碱软膏、5% 的水杨酸软膏等。

2)内用药

(1)甲氨蝶呤(MTX):是一种叶酸还原酶抑制剂,可阻止表皮细胞增殖时 DNA 合成,抑制细胞核的有丝分裂。MTX 可以抑制体内被激活的淋巴细胞增殖、减弱 CD8 细胞的功能和抑制中性粒细胞的趋化性,MTX 是系统治疗银屑病的标准用药,但长期用药可引起肝脏广泛性纤维化和肝硬化,故在应用时需注意。MTX 适用于红皮病型、关节病型、脓疱型、泛发性银屑病及其他常规治疗效果较差者。有肝肾功能异常、妊娠或哺乳、WBC 减少,活动性感染性疾病、酗酒、免疫缺陷及其他严重疾病等疾病时避免使用。

（2）维 A 酸类:维 A 酸类药物可以调节表皮增殖和分化以及免疫功能等,用于泛发性脓疱型银屑病、红皮病型银屑病、严重斑块状银屑病,单独服用或与其他疗法联合应用,有较满意的疗效。常用药物有阿维 A 酯、阿维 A 等维 A 酸类药主要不良反应为致畸胎,研究证明停服阿维 A 酯 2 年仍可在尿中测得阿维 A 酯,而部分阿维 A 可转化为阿维 A 酯,因此,育龄妇女停药后的 2 年内应采取避孕措施;服药期间出现唇、眼、鼻黏膜干燥,皮肤弥漫性脱屑及毛发脱落;长期服用时可出现血脂升高、肝脏损害等,但停药后可恢复。

（3）糖皮质激素:本类药不应常规系统用于银屑病,因为效果不大,且在停药后症状反而比原来还严重,甚至可诱发急性脓疱型银屑病或红皮病型银屑病。但是,由于糖皮质激素具有"抗感染"作用,对红皮病型、关节病型和泛发性脓疱型银屑病,在用其他疗法(如 MTX)无效或有禁忌的情况下,可以慎用。

（4）免疫疗法和生物制剂疗法:环孢素 A、他克莫司、霉芬酸酯等免疫抑制剂目前应用于严重型银屑病有较好疗效。一些新型生物制剂,如细胞因子阻断剂依那西普(益赛普)应用是银屑病的治疗,但由于价格昂贵,存在不良反应,临床应用需进一步观察。

（5）抗生素:部分银屑病的发生和复发与细菌、真菌、病毒等微物感染有关,特别是急性点滴状银屑病常伴有急性扁桃体炎或上呼吸道感染,这些病例可应用青霉素、头孢菌素类治疗,疗效良好。某些抗生素还具有免疫调节作用,如红霉素。部分患者皮脂溢出部位有马拉色菌大量繁殖,可应用酮康唑洗剂治疗。

3）物理疗法

可应用紫外线,如光化学疗法(PUMA)、宽谱中波紫外线(BB - UVB)疗法、窄谱中波紫外线(NB - UVB)疗法,水疗。

4）中医中药治疗

可应用中草药和复方青黛丸、雷公藤、复方丹参片等中成药治疗。

六、思考题

1. 银屑病的主要病因有哪些?
2. 银屑病的临床表现和诊断要点有哪些?
3. 银屑病的主要治疗原则是什么?

（黄　琼）

案例 63
毛发红糠疹

一、病历资料

1. 现病史

患者,女性,65岁。因"躯干四肢皮疹,伴瘙痒2月"就诊。半年余前患者因双下肢静脉曲张与当地行"下肢静脉曲张切除术",术后四天于双下肢出现米粒大红色皮疹,表面粗糙,伴少量鳞屑,轻度瘙痒,皮疹渐增多,累及躯干、腋下及头皮,并出现手掌、足底皮肤增厚,当地就诊考虑"银屑病",予中药治疗,具体不详,用药后减轻,后皮损又逐渐增多,双下肢皮损融合成片,瘙痒明显。患者为进一步诊治至我院就诊。患病以来患者精神好,胃纳可,睡眠好,大小便正常,无体重明显下降。

2. 既往史

否认传染病史,否认手术外伤史,否认输血史,否认过敏史和高血压,糖尿病史。

3. 体格检查

T 37.0℃, P 83次/min, R 20次/min, BP 130 mmHg/80 mmHg。神志清楚,精神可,营养好,回答切题,自动体位,查体合作,全身浅表淋巴结无肿大。头颅无畸形,双眼睑无肿胀,睑结膜无充血,巩膜无黄染。双侧瞳孔等大等圆,对光反射灵敏。颈软,无抵抗,甲状腺无肿大。胸廓对称无畸形,胸骨无压痛;双肺呼吸音清晰,未闻及干、湿性啰音。腹平坦,腹壁软,全腹无压痛,无肌紧张及反跳痛,肝脾肋下未触及,肝肾脏无叩击痛。脊柱、四肢无畸形。肌力正常,肌张力正常,生理反射正常,病理反射未引出。

皮肤科体检:躯干、臀部、腋下散在米粒大毛囊性丘疹,表面角化,四肢弥漫性片状橘红色斑块,边界清楚,上覆大片鳞屑,中间有岛屿状正常皮肤,掌跖黄红色斑块,蜡样光泽,角化过度,鳞屑明显。如图63-1、图63-2所示。

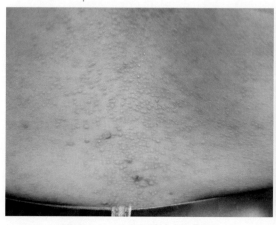

图63-1　毛发红糠疹(腰背部)

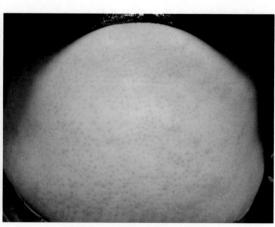

图63-2　毛发红糠疹(腹部)

4. 实验室及影像学检查或特殊检查

血常规：WBC 4.6×10^9/L，RBC 4.30×10^{12}/L，Hb 134 g/L，PLT 222×10^9/L，N 69%，LY 23%。

皮肤组织病理：表皮角化过度，见小片状角化不全和毛囊角栓，真皮浅层从细血管周围小片状淋巴细胞浸润。

二、诊治经过

(1) 初步诊断：毛发红糠疹。

(2) 诊疗经过：就诊后检测血、尿、大便常规，肝功各项指标均在正常范围。给予阿维 A 0.1 g Bid 口服，促进表皮正常角化，抗炎症反应和免疫反应。复方甘草酸苷静滴抗炎和抗免疫反应，西替利嗪片 10 mg qd，口服对症止痒，外涂尿素软膏滋润皮肤，皮质类固醇软膏止痒，抗炎。治疗两周后，皮疹较前减轻，皮损变薄，红色较前变淡。门诊随访皮疹好转情况，肝功能定期复查。

三、病例分析

1. 病史特点

(1) 女性，65 岁。

(2) 躯干四肢皮疹，伴瘙痒 2 月。

(3) 皮疹为米粒大毛囊角化性丘疹，四肢橘红色鳞屑性斑块，边界清楚，可见岛屿状正常皮肤，掌跖黄红色斑块，角化过度。

(4) 病理：表皮角化过度，见小片状角化不全和毛囊角栓，真皮浅层从细血管周围小片状淋巴细胞浸润。

2. 诊断与诊断依据

(1) 诊断：毛发红糠疹。

(2) 诊断依据：①中老年女性；②皮疹分布于躯干，四肢，对称性；③皮疹为毛囊角化性丘疹，四肢为橘红色鳞屑性斑块，可见岛屿状正常皮肤，掌跖角化过度，鳞屑明显；④病理：表皮角化过度，见小片状角化不全和毛囊角栓，真皮浅层从细血管周围小片状淋巴细胞浸润，符合诊断。

3. 鉴别诊断

(1) 银屑病。

(2) 扁平苔癣。

(3) sezary 综合征。

四、处理方案及基本原则

(1) 应治疗原发病，感染性疾病引起者应抗感染，如使用适当的抗生素、抗病毒药物；由肿瘤所致者应尽可能手术切除。部分肿瘤相关型 PRP 患者在肿瘤切除后皮损可以完全缓解。

(2) 皮损广泛，慢性病程，有反复发作，应积极治疗，予内服维生素类药物。临床上维 A 酸是被公认的治疗毛发红糠疹的首选药物，可调节上皮细胞的增殖和分化，且有抗炎作用。还可口服维生素 A、维生素 E 治疗。

(3) 继发性红皮病者，可口服糖皮质激素或甲氨蝶呤、硫唑嘌呤等免疫抑制剂治疗。

(4) 物理疗法：光化学疗法(PUVA)

（5）局限性受累者可采用保守治疗，对症处理，口服抗组胺类。

（6）局部可采用润滑剂、卡泊三醇、角质松解剂、糖皮质激素制剂等药物治疗，有较好疗效。

（7）中草药也可以选用。

五、要点与讨论

1. 要点

（1）毛发红糠疹是一种比较少见的慢性鳞屑性炎症性皮肤病，病因尚不明确。

（2）临床上分为典型成人型（Ⅰ型）、不典型成人型（Ⅱ型）、典型少年型（Ⅲ型）、少年局限型（Ⅳ型）、非典型少年型（Ⅴ型）。

（3）皮疹以毛囊角化性丘疹和橙黄色鳞屑性斑块为特征的角化性皮肤病。好发于颈侧和四肢伸侧、躯干、臀部，特别是手指第一、二指节的背面最清楚，有诊断价值。皮肤增厚粗糙有轻度或中度鳞屑，掌跖角化过度。

（4）组织病理：最显著的病理变化是角化过度和毛囊角质栓。表皮角化过度，在毛囊口处有毛囊角质栓和灶状角化不全，颗粒层、棘层轻度肥厚。真皮上部血管周围有轻度慢性炎症细胞浸润。

2. 讨论

根据毛囊角化性丘疹和橙黄色鳞屑性斑块、掌跖角化等特点，诊断不难。治疗以抗角化、抗炎症、免疫反应和外用润肤剂、角质松解剂对症支持为主。治疗上维A酸是被公认的治疗毛发红糠疹的首选药物，维A酸类药物在体内的代谢产物，能改善角质形成细胞的异常分化，抑制角质形成细胞的过度增生，并有抗炎作用，具有较高的生物利用率。可使患者角化过度的表皮正常化，控制病变部位的炎症反应和免疫反应。局部应用维A酸类药物，具有调节表皮细胞分化和增殖以及减少炎症等作用。他扎罗汀被认为是一种有效的治疗局限型毛发红糠疹的药物。但要注意用药中的不良反应，如肝功损伤、致畸、高三酸甘油酯血症、脱发、多关节痛等。

六、思考题

1. 毛发红糠疹的临床表现有哪些？
2. 毛发红糠疹的诊断和鉴别诊断要点有哪些？
3. 列举毛发红糠疹的治疗原则。

（汤芦艳）

案例 64
红 皮 病

一、病例资料

1. 现病史

患者，男，38岁。因"头皮、躯干、四肢反复红斑、脱屑10余年，加重2周"来诊。患者10年前无明显诱因头皮、躯干及四肢伸侧陆续出现鳞屑性红斑、丘疹，部分融合成斑块，伴有瘙痒。此后10余年皮损间断性发作，每次发作无明显诱因，呈冬重夏轻节律。先后就诊于当地多家医院及私人诊所，诊断为"湿疹"和"银屑病"，予口服及外用药物（具体不详）治疗后皮疹能消退。2周前因感冒后皮疹加重，全身皮肤出现多处红斑并逐渐融合成大片，数天后发展至全身，伴皮肤肿胀、大量脱屑，在当地医院治疗无好转而转至本院。门诊拟红皮病收住入院治疗。患者自起病来胃纳可，睡眠欠佳，大小便正常，体重无明显变化。

2. 既往史

既往无高血压史、糖尿病史、心脏病史；无肺结核史及其他传染病史；否认食物药物过敏史。预防接种不详。

3. 体格检查

T 36.6℃，HR 80次/min，律齐，BP 130 mmHg/75 mmHg，神志清楚，精神可，营养好，回答切题，自动体位，查体合作，双侧腋下及腹股沟淋巴结肿大。头颅无畸形，巩膜无黄染。双侧瞳孔等大等圆，对光反射灵敏。颈软，无抵抗，甲状腺无肿大。胸廓对称无畸形，胸骨无压痛，双肺呼吸音清晰，未闻及干、湿性啰音。腹平坦，腹壁软，全腹无压痛，无肌紧张及反跳痛，肝脾肋下未触及，肝肾脏无叩击痛。脊柱、四肢无畸形。肌力正常，肌张力正常，生理反射正常，病理反射未引出。

皮肤科体检：头皮及面部散在分布暗红色斑丘疹，少许鳞屑。全身皮肤广泛潮红肿胀，上覆厚层银白色鳞屑，以躯干和双小腿为重。双下肢可凹性肿胀，可见散在抓痕、皲裂及少许渗出，指（趾）甲变形，甲板增厚、混浊。如图64-1、图64-2、图64-3所示。

4. 实验室及影像学检查或特殊检查

血尿常规正常。

肝肾功能：ALT 39 IU/L，AST 33 IU/L，AKP 60 IU/L，γ-GT 34 IU/L，TP 52.5 g/l，ALB 28.5 g/l。Cr 64 μmol/L，BUN 6.5 mmol/L，UA 336 μmol/L。

电解质：K^+ 4.0 mmol/L，Na^+ 138 mmol/L，Cl^- 104 mmol/L，Ca^{2+} 2.13 mmol/L。

空腹血糖4.01 mmol/L。血脂：TG 1.93 mmol/L；CHO 3.17 mmol/L。

ANA、ENA、ds-DNA（一）。

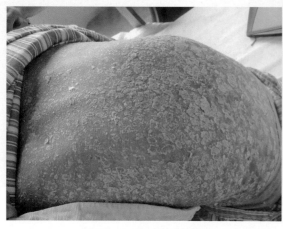

图 64 - 1　红皮病(背部)

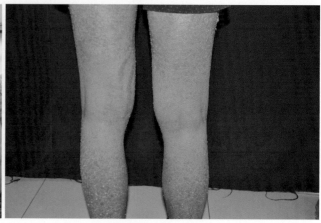

64 - 2　红皮病(下肢)

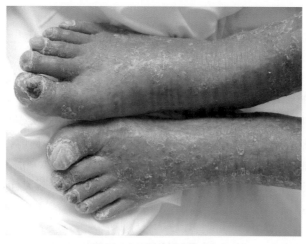

图 64 - 3　红皮病(双足)

　　辅助检查:心电图正常。胸片:双肺纹理增多。B超:脂肪肝趋势,左肾结石,胆囊、胰腺、脾脏、右肾未见明显占位。

二、诊治经过

　　(1) 初步诊断:红皮病。
　　(2) 诊疗经过:患者入院后行皮肤活检,组织病理示:表皮角化过度及角化不全,粒层变薄,棘层肥厚,细胞间水肿。真皮上、中部血管扩张、水肿,血管周围淋巴细胞和少许中性粒细胞浸润。腹股沟淋巴结穿刺无明显异常,根据病史和病理结果,考虑为红皮病型银屑病。予积极纠正低蛋白血症,予高蛋白饮食,静脉补充白蛋白治疗。甲氨蝶呤口服和复方甘草酸苷静滴,躯干四肢外用尿素维E乳膏治疗。治疗2周病情稳定。一个月后患者躯干、四肢弥漫性潮红明显消退,脱屑减少,病情明显好转出院。

三、病例分析

1. 病史特点

　　(1) 中年男性,头皮、躯干、四肢反复红斑、脱屑10余年,加重2周。

（2）皮损间断性发作，每次发作无明显诱因，呈冬重夏轻节律。

（3）曾诊断为"湿疹"和"银屑病"，对症治疗皮疹能消退。

（4）2周前因感冒后皮疹加重，全身皮肤红斑伴肿胀、大量脱屑。

（5）皮损特点：头皮及面部散在分布红斑丘疹；全身皮肤广泛潮红肿胀，上覆厚层银白色鳞屑；指（趾）甲变形，甲板增厚、混浊。

（6）组织病理检查提示银屑病病理改变。

（7）血清总蛋白 52.5 g/l，白蛋白 28.5 g/l。

2. 诊断与诊断依据

（1）诊断：银屑病型红皮病。

（2）诊断依据：患者皮肤超过 90% 累及，表现为全身皮肤红斑肿胀，故红皮病诊断明确。红皮病病因考虑为银屑病所致。依据如下：

① 既往有银屑病病史：患者有 10 余年头皮、躯干、四肢皮肤反复红斑、脱屑病史，病情呈冬重夏轻节律，符合寻常型银屑病的诊断。

② 有明确的诱发因素：病情加重前有感冒病史。

③ 皮损特点符合红皮病型银屑病：为全身皮肤红斑肿胀，上覆厚层银白色鳞屑，伴指（趾）甲改变。

④ 组织病理检查结果支持银屑病的诊断。

3. 鉴别诊断

该病例皮疹特点为全身皮肤广泛潮红肿胀，临床上红皮病诊断明确。红皮病的病因很多，主要从以下四个方面去鉴别。

（1）继发于其他皮肤病，最常见的是银屑病、特应性皮炎、湿疹、脂溢性皮炎、毛发红糠疹等。

（2）药物过敏。

（3）继发于恶性肿瘤，主要为淋巴网状内皮系统恶性肿瘤，包括蕈样肉芽肿、Hodgkin 病、白血病、恶性淋巴瘤等，以前两者为最多见。

（4）原因不明，约占 25%。

四、处理方案及基本原则

（1）红皮病的治疗原则：因为红皮病患者常有全身症状，容易出现低蛋白血症和电解质紊乱，血液循环和体温等都易发生异常，所以这种患者最好住院密切观察治疗。入院后给予详细检查以明确病因，根据病因予以对因治疗。病因已明者，还应注意哪些诱因可使症状加重而尽量去除。良好的皮肤护理非常重要，如皮肤干裂时给予无刺激的油剂、霜剂或软膏，如有糜烂渗液应进行湿敷。潮湿的皱襞部位可给予单纯扑粉。注意眼、口腔的护理工作。

（2）红皮病是全身性疾病，治疗上要全面考虑。应给予积极支持疗法，给予高蛋白饮食以补充丢失的蛋白质。保持水和电解质的良好平衡，及时纠正电解质紊乱。体温低于正常时，应采用保暖措施。合并感染时，需予抗感染治疗。口服抗组胺药物控制瘙痒。

（3）糖皮质激素是治疗本病的有效药物，应早期足量给予，剂量相当于泼尼松 1～2 mg/(kg·d)。症状控制后再逐渐减量，大多需要维持用药一段时期，以防皮损反跳，维持量的大小视病情而定。但对红皮病型银屑病则需慎重应用，可使用甲氨蝶呤、阿维 A、环孢素和生物制剂治疗。

五、要点与讨论

红皮病并不是一个独立的疾病,而是很多疾病的综合临床表现。明确红皮病原有的疾病是一个复杂的过程,通过仔细询问病史,详细体格检查,结合实验诊断,力求明确病因,对指导治疗有着十分重要的意义。

红皮病最常见继发于其他皮肤病如银屑病、特应性皮炎、湿疹、脂溢性皮炎、毛发红糠疹等。银屑病发展到红皮病时,银屑病的临床特征往往消失,但结合病史,病情常有冬重夏轻季节变化以及用药不当或有系统感染后皮疹扩大波及全身等情况,有时还能找到个别残存的典型银屑病皮疹,对确诊银屑病型红皮病很有帮助。银屑病常有较厚银白色鳞屑,有时形成铠甲状或砺壳状,甲板的点状凹陷和甲板下油滴也有助于银屑病的诊断。皮炎湿疹所致者,过去有皮炎湿疹史,且多在急性阶段因治疗不当或不及时发展而成。特应性皮炎的鳞屑往往是细小的。药物性红皮病发病前有药物使用史,常急性发病,全身症状较明显,皮损的鳞屑呈剥脱性。

毛发红糠疹所致者,早期于肘膝部或指、趾背可见到特征性的毛囊角质栓,有时在岛状正常皮肤周围亦可见到此种典型皮疹,毛发红糠疹患者常伴有掌跖角化。鱼鳞病样红皮病为遗传性疾患,一般发生于出生后不久或婴儿时期。落叶性天疱疮可由病史及鳞属性质诊断,并由组织病理学检查确诊。网状内皮系统肿瘤引起的红皮病常具有以下特殊表现,如浸润显著、搔痒严重、病程长、淋巴结肿大显著,以及血液中出现异形性白细胞和皮肤、淋巴结的特异性组织相。

但尽管经过积极努力,仍有近1/4患者找不到原发疾病,称之为特发性红皮病。

红皮病诊断流程如图64-4所示。

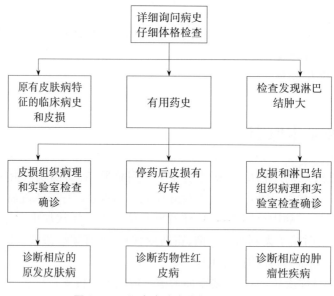

图64-4 红皮病诊疗流程图

六、思考题

1. 列举红皮病的治疗原则。
2. 红皮病鉴别诊断要点有哪些。

(徐金华)

案例 65

扁 平 苔 藓

一、病历资料

1. 现病史

患者,男性,48 岁。因"全身皮疹 1 月伴瘙痒"入院。患者 1 月前无明显诱因下出现双前臂屈侧红色皮疹,点滴状、略高出皮面。数日后,皮疹迅速扩展至腹部、背部和四肢,瘙痒剧烈。外院就诊,考虑"湿疹",给予口服西替利嗪片和激素软膏外用,皮疹改善欠佳。故为进一步诊治收住入院。病程中,无发热、关节痛等全身症状,否认发疹前用药史。患者自起病来胃纳可,睡眠欠佳,大小便正常,体重无明显变化。

2. 既往史

否认传染病史,否认手术外伤史,否认输血史,否认过敏史,否认高血压和糖尿病等其余系统疾病。

3. 体格检查

T 36.8℃, P 78 次/min, R 18 次/min, BP 120 mmHg/70 mmHg。神志清楚,精神可,营养好,回答切题,自动体位,查体合作,全身浅表淋巴结无肿大。头颅无畸形,双侧睑结膜无充血,巩膜无黄染。双侧瞳孔等大等圆,对光反射灵敏。颈软,无抵抗,甲状腺无肿大。胸廓对称无畸形,胸骨无压痛。双肺呼吸音清晰,未闻及干、湿性啰音。腹平坦,腹壁软,全腹无压痛,无肌紧张及反跳痛,肝脾肋下未触及,肝肾脏无叩击痛。脊柱、四肢无畸形。肌力正常,肌张力正常,生理反射正常,病理反射未引出。

皮肤科体检:躯干、四肢,尤以四肢屈侧和腰部,对称分布紫红色扁平丘疹,部分融合成红色斑片、斑块。部分丘疹中央可见略微凹陷,覆一光亮的蜡样薄膜状鳞屑,表面可见细微的白色网状条纹。部分丘疹呈串珠状排列,可见同形反应。口腔双侧颊黏膜后侧可见网状银白色细纹。手足甲、生殖器部位未累及。如图 65 - 1 所示。

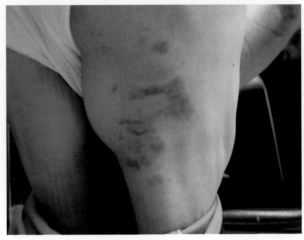

图 65 - 1　扁平苔藓

4. 实验室及影像学检查或特殊检查

血 HIV、RPR:(一)。

二、诊治经过

（1）初步诊断：扁平苔藓。

（2）诊疗经过：入院后完善相关检查，血尿常规、肿瘤标志物、肝肾功能、血糖、自身免疫抗体（ANA、ENA）等各项指标均在正常范围内。口腔黏膜分泌物真菌镜检阴性。皮损组织病理结果：表皮角化过度，局灶性楔形颗粒层增厚，棘层增厚，表皮突呈锯齿状，基底细胞液化变性，真皮上部淋巴细胞带状浸润。因皮疹泛发，发展迅速，故给予泼尼龙片 10 mg tid po，依巴斯汀 10 mg bid po，胸腺肽肠溶胶囊 5 mg tid po，维生素 C 1.0 g tid po，糠酸莫米松外用。治疗 2 周后，皮疹明显减退，瘙痒改善，故予出院，门诊定期随访，根据病情激素逐渐减量。

三、病例分析

1. 病史特点

（1）男性，48 岁，病程 1 月。

（2）皮疹表现为紫红色丘疹，可见 Wickham 纹，可见同形反应。

（3）皮疹主要位于四肢屈侧及腰部，口腔受累。

（4）剧烈瘙痒。

（5）皮损组织病理：角化过度，颗粒层、棘层增厚，基底细胞液化变性，真皮上部带状浸润。

（6）激素治疗有效。

2. 诊断与诊断依据

（1）诊断：扁平苔藓。

（2）诊断依据：①皮疹形态和颜色：紫红色丘疹，可见 Wickham 纹，可见同形反应。②皮疹发病部位：主要位于四肢屈侧，口腔亦受累。③瘙痒感。④皮损组织病理：角化过度，颗粒层、棘层增厚，基底细胞液化变性，真皮上部带状浸润。

3. 鉴别诊断

（1）寻常型银屑病。

（2）玫瑰糠疹。

（3）瘰疬性苔藓。

（4）扁平疣。

四、处理方案及基本原则

1. 一般治疗

减轻精神紧张，避免搔抓等刺激。停用可能诱发本病的药物。口腔扁平苔藓需祛除牙填充材料。光线性扁平苔藓尽量避光。

2. 内用药治疗

（1）糖皮质激素：首选用药。用于治疗急性泛发、严重的病例、糜烂溃疡性黏膜损害、进行性甲破坏和脱发的患者。一般用泼尼松 30～60 mg/d，症状缓解后逐渐减量至停药。

（2）维 A 酸类药：用于治疗糜烂性口腔扁平苔藓、萎缩性扁平苔藓。如阿维 A 酯 0.6～1.0 mg/(kg·d)。

（3）免疫抑制剂：用于糖皮质激素治疗不敏感或禁忌者或顽固难治的扁平苔藓，如环孢素、硫唑嘌呤、氨苯砜等。

（4）免疫调节剂：左旋咪唑对泛发性、红斑性、口腔扁平苔藓疗效较好。

（5）抗疟药：氯喹、羟氯喹，对光线性扁平苔藓、扁平苔藓甲疗效较好。

（6）其他：抗真菌药物、抗生素、雷公藤多甙片，治疗口腔扁平苔藓。

3. 外用药治疗

主要是糖皮质激素和维 A 酸类药物，还可外用 0.1％他克莫司软膏。

4. 物理治疗

光疗（窄谱 UVB、PUVA）、激光治疗（二氧化碳激光）等。

五、要点与讨论

1. 要点

（1）扁平苔藓（Lichen Planus，LP）是一种发生于皮肤、毛囊、黏膜、指（趾）甲的炎症性皮肤病，好发于中年人。

（2）皮疹表现为紫红色多角形瘙痒性扁平丘疹，表面可覆有光亮的蜡样薄膜状鳞屑，可见 Wickham 纹。

（3）可累及体表任何部位，但四肢多于躯干、四肢屈侧多于伸侧。

（4）典型的组织病理表现：基底细胞液化变性，真皮上部以淋巴细胞为主的带状浸润。

2. 讨论

根据典型的扁平苔藓的皮损形态、颜色、发病部位，多有瘙痒感，结合组织病理，诊断不难。本病病因及发病机制尚无定论，有自身免疫、遗传、感染、精神神经、药物、慢性病灶、代谢和内分泌等学说。LP 典型改变为紫红色多角形瘙痒性扁平丘疹，表面可覆有光亮的蜡样薄膜状鳞屑，可见白色带有光泽的小斑点或细微的白色网状条纹（称 Wickham 纹）。损害沿着抓痕上发生条状或串珠状排列的新损害（称同形反应）。LP 常累及黏膜，以口腔黏膜损害最多见，最常见于颊黏膜后侧，表现为树枝状或网状银白色细纹及小丘疹。LP 甲常表现为甲板增厚，亦可以变薄，可出现甲翼状胬肉。LP 表现不一，可分为：急性或亚急性泛发性扁平苔藓、线状扁平苔藓、环状扁平苔藓、肥厚性扁平苔藓、萎缩性扁平苔藓、毛囊性扁平苔藓、大疱性扁平苔藓、类天疱疮样扁平苔藓、色素性扁平苔藓、光线性扁平苔藓、掌跖扁平苔藓、红斑性扁平苔藓等。典型的组织病理表现：基底细胞液化变性，真皮上部以淋巴细胞为主的带状浸润。糖皮质激素是治疗 LP 最主要的药物，适用于急性泛发、严重的病例、糜烂溃疡性黏膜损害、进行性甲破坏和脱发的患者。此外，常用内服药物还有：维 A 酸类药、免疫抑制剂、免疫调节剂、抗疟药等。外用药治疗主要是糖皮质激素和维 A 酸类药物，光疗（窄谱 UVB、PUVA）亦有较好的疗效。

六、思考题

1. 典型的扁平苔藓具有哪些临床及病理特点？

2. 同形反应可见于哪些疾病？

3. 列举扁平苔藓的治疗原则。

（任　捷　项蕾红）

案例 66
副银屑病

一、病历资料

1. 现病史

患者,男性,38岁。因"躯干和四肢皮疹3月"前来就诊。3个月前在无明显诱因下,患者在躯干部位出现淡红色丘疹,逐渐增多,继而延至颈部和四肢,部分呈近圆形的斑疹,互不融合,表面附细薄鳞屑。曾在外院拟诊"花斑癣"而外用抗真菌药物(具体不详),症状无明显好转。患者自起病来胃纳睡眠可,大小便正常,体重无明显变化。

2. 既往史

否认传染病史,否认手术外伤史,否认输血史,否认过敏史,否认高血压和糖尿病等其余系统疾病。

3. 体格检查

T 37.0℃,P 80次/min,R 20次/min,BP 125 mmHg/80 mmHg。神志清楚,精神可,营养好,回答切题,自动体位,查体合作,全身浅表淋巴结无肿大。头颅无畸形,双睑结膜无苍白,巩膜无黄染。双侧瞳孔等大等圆,对光反射灵敏。颈软,无抵抗,甲状腺无肿大。胸廓对称无畸形,胸骨无压痛;双肺呼吸音清晰,未闻及干、湿性啰音。腹平坦,腹壁软,全腹无压痛,无肌紧张及反跳痛,肝脾肋下未触及,肝肾脏无叩击痛。脊柱、四肢无畸形。肌力正常,肌张力正常,生理反射正常,病理反射未引出。

皮肤科体检:颈部、躯干和四肢多发针头至指甲大小的淡红至褐红色丘疹、斑疹,互不融合,表面附细薄白色鳞屑。用力刮除鳞屑后,无明显点状出血现象。头面、掌跖和黏膜部位无明显受累。如图66-1、图66-2、图66-3所示。

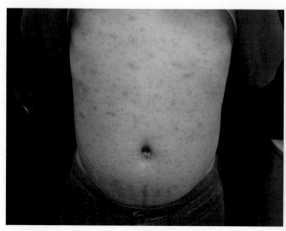

图66-1 点滴状副银屑病(胸腹部)

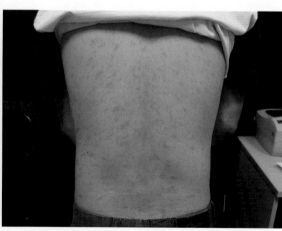

图66-2 点滴状副银屑病(背部)

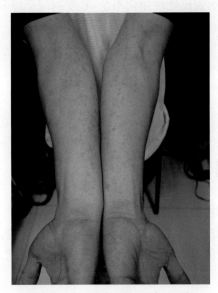

图 66 - 3　点滴状副银屑病(双臂)

4. 实验室及影像学检查或特殊检查

躯干部皮疹的真菌镜检和培养均阴性,快速血浆反应素(RPR)检测为阴性,抗核抗体检测为阴性。

皮肤组织病理示:表皮灶性角化不全,轻度棘层肥厚和海绵水肿,基底细胞灶性液化变性。真皮浅层血管周围炎细胞浸润,以淋巴细胞为主。部分淋巴细胞向上侵入表皮。真皮乳头可见噬色素细胞和红细胞外溢。

二、诊治经过

(1) 初步诊断:点滴状副银屑病。

(2) 诊疗经过:口服复方青黛胶囊,每次 4 粒(2 g),每日三次。并且少量外用地奈德乳膏。窄波UVB治疗,每周 2 次,在接受治疗 4 周后,皮疹基本消退。

三、病例分析

1. 病史特点

(1) 男性,38 岁,病程 3 月,皮疹分布于颈部、躯干和四肢。

(2) 发疹前无明显上呼吸道感染症状。

(3) 皮疹为针头至指甲大小的淡红至褐红色丘疹、斑疹,互不融合,表面附细薄白色鳞屑。用力刮除鳞屑后,无明显点状出血现象;头面、掌跖和黏膜部位无明显受累。

(4) 组织病理示表皮灶性角化不全,轻度棘层肥厚和海绵水肿,基底细胞灶性液化变性。真皮浅层血管周围炎细胞浸润,以淋巴细胞为主。

2. 诊断与诊断依据

(1) 诊断:副银屑病。

(2) 诊断依据:①中年男性,皮疹主要分布于躯干和四肢。②皮疹为针头至指甲大小的淡红至褐红色丘疹、斑疹,互不融合,表面附细薄白色鳞屑。用力刮除鳞屑后,无明显点状出血现象;头面、掌跖和黏膜部位无明显受累。③组织病理示表皮灶性角化不全,轻度棘层肥厚和海绵水肿,基底细胞灶性液化变性。真皮浅层血管周围炎细胞浸润,以淋巴细胞为主。

    3. 鉴别诊断

    (1) 银屑病。

    (2) 玫瑰糠疹。

    (3) 梅毒疹。

四、处理方案及基本原则

    (1) 中医中药治疗:以清热凉血为原则。

    (2) 外用治疗:外用中弱效糖皮质激素药物,可减轻局部炎症反应。

    (3) 光疗:可诱导浸润入皮肤的淋巴细胞凋亡,调节机体免疫功能。

五、要点与讨论

    1. 要点

    (1) 副银屑病是一组原因不明的以红斑、丘疹、浸润为特征的慢性鳞屑性炎症性皮肤病,主要包括点滴型、苔藓样型、斑块型和痘疮样型。有人认为苔藓样型和斑块型可相互转化,演变成蕈样肉芽肿。

    (2) 皮疹主要分布于躯干和四肢,针头至指甲大小的淡红至褐红色丘疹、斑疹,互不融合,表面附细薄白色鳞屑。用力刮除鳞屑后,无明显点状出血现象;头面、掌跖和黏膜部位无明显受累。

    (3) 组织病理示表皮灶性角化不全,轻度棘层肥厚和海绵水肿,基底细胞灶性液化变性。真皮浅层血管周围炎细胞浸润,以淋巴细胞为主。

    2. 讨论

    副银屑病的皮疹形态多样,点滴型、苔藓样型和斑块型的组织学呈慢性炎症改变,无特征性改变,需要在临床上排除银屑病、玫瑰糠疹、梅毒疹、扁平苔藓等疾病后,考虑本病的可能。本病病因不明,鉴于苔藓样型和斑块型可相互转化,演变成蕈样肉芽肿,推测该组疾病可能是原发性皮肤淋巴瘤的前奏。

六、思考题

    1. 副银屑病的病因和临床表现有哪些?

    2. 副银屑病的诊断和鉴别诊断要点有哪些?

(张正华)

案例 67

毛周角化病

一、病历资料

1. 现病史

患者,女性,19岁。因"双侧上下肢皮疹10年"就诊。患者9岁时发现双侧上臂伸侧出现针尖至粟粒大小正常肤色丘疹,无自觉症状,季节变化不明显,但逐渐增多,延及下肢。未曾治疗。

2. 既往史

否认传染病史,否认手术外伤史,否认输血史,否认过敏史,否认系统性疾病史。不伴有鱼鳞病。家族史:母亲也有类似病史。

3. 体格检查

双侧上臂和下肢伸侧可见多个针尖至粟粒大小的互相不融合的毛囊性丘疹,正常肤色或淡褐色,部分为顶端有角质小栓,剥除后可见微小的杯形凹窝。如图67-1所示。

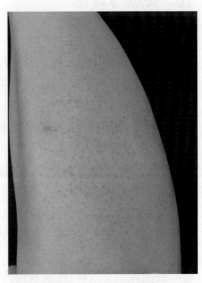

图 67-1 毛周角化症

二、诊治经过

(1) 初步诊断:毛周角化病。
(2) 诊疗经过:白天用尿囊素维E乳膏1天2次,晚上外用0.025%维A酸软膏,每日1次。

三、病例分析

1. 病史特点

(1) 女性,19岁,皮疹分布于双上臂和下肢伸侧。
(2) 皮疹表现针尖至粟粒大小的互相不融合的毛囊性丘疹伴角质栓。
(3) 无自觉症状。

2. 诊断与诊断依据

(1) 诊断:毛周角化病。
(2) 诊断依据:①儿童期发病;②皮疹分布于双上臂和下肢;③皮疹表现针尖至粟粒大小的互相不

融合的毛囊性丘疹伴有角栓,去除角栓后可见微小的杯形凹窝;④无自觉症。

3. 鉴别诊断

（1）维生素 A 缺乏症。

（2）小棘苔藓。

（3）毛发红糠疹。

（4）瘰疬性苔藓。

四、处理方案及基本原则

外用皮肤角质软化或角质溶解剂可减轻症状。本病经过慢性,预后良好。

五、要点与讨论

1. 要点

（1）毛周角化病又称毛发苔藓,较为常见,其发生与遗传因素有关,发病机制还不十分明确。常开始在儿童,青春期达到高峰,成年期好转。

（2）损害表现为毛囊性,为针尖大小的丘疹,呈正常肤色,偶有淡红色,有时丘疹顶端有角质小栓而呈淡褐色。角质栓由毛囊上皮细胞及皮脂性物质组成,内含盘曲的毛发,剥掉角质栓,可出现一个微小的凹窝,但很快角质栓又可形成。有些患者角质物很少,大多数皮疹为点状红色丘疹。

（3）皮疹常分布于上臂、大腿伸侧和臀部,还可累及面部、肩胛、前臂和小腿,偶见泛发性分布。受累皮肤重者如鹅皮样,丘疹不相互融合。

（4）损害常在冬季明显,持续几年后可改善,但当合并鱼鳞病时,则倾向持久不变。

（5）一般无主觉症状,有的伴轻度瘙痒,不影响全身健康。

2. 讨论

根据青少年发病,皮疹表现为无显著炎症、散在的毛囊性丘疹伴角栓,以四肢伸侧为主,较易诊断。本病为慢性,预后良好,外用皮肤角质软化或角质溶解剂可减轻症状。

六、思考题

1. 毛周角化病的病因和临床表现有哪些?

2. 毛周角化病的诊断和鉴别诊断要点有哪些?

3. 列举毛周角化病的治疗原则。

（孙新芬）

案例 68

结节性痒疹

一、病史资料

1. 现病史

患者,男,67岁,因"躯干四肢皮疹伴痒30余年,加重3月"入院。30年前患者无明显诱因出现躯干、四肢红色皮疹,绿豆至黄豆大小,稍高出皮面,瘙痒明显。患者自行涂用外用药膏(具体不详),效果不佳,反复有新发结节出现。3月前无明显诱因患者全身皮疹加重,瘙痒剧烈,搔抓后有渗血。我院门诊查血常规检查示 WBC $7.14×10^9$/L, Hb 119 g/L, PLT $199×10^9$/L,嗜伊红细胞 $476×10^6$/L,先后予抗组胺药、复方甘草酸苷片和雷公藤多苷片等口服,并外涂糖皮质激素类软膏,患者皮疹及瘙痒未见好转。后复查血常规:WBC $6.4×10^9$/L, Hb 109 g/L, PLT $160×10^9$/L,嗜伊红细胞 $858×10^6$/L,为行进一步诊治收治入院。患者病程中无发热,无咳嗽、咳痰,无胸闷、胸痛等不适。患病以来患者精神好,胃纳可,睡眠好,大小便正常,无体重明显下降。

2. 既往史

否认肝炎史,否认结核史,否认手术史和外伤史,否认输血史,否认食物、药物过敏史。预防接种史不详。各系统回顾无特殊。

3. 体检检查

T 36.6℃, P 76 次/min, R 20 次/min, BP 127 mmHg/80 mmHg,神志清楚,发育正常,营养好,回答切题,自动体位,查体合作,步入病房,无肝掌,全身浅表淋巴结无肿大。头颅无畸形,眼睑正常,睑结膜未见异常,巩膜无黄染。双侧瞳孔等大等圆,对光反射灵敏,耳廓无畸形,外耳道无异常分泌物,无乳突压痛。外鼻无畸形,鼻通气良好,鼻中隔无偏曲,鼻翼无扇动,两侧鼻旁窦区无压痛,口唇无发绀。双腮腺区无肿大,颈软,无抵抗,颈静脉无怒张,气管居中,甲状腺无肿大。胸廓对称无畸形,胸骨无压痛;双肺呼吸音清晰,未闻及干、湿啰音。HR 76 次/min,律齐;腹平坦,腹壁软,全腹无压痛,无肌紧张及反跳痛,肝脾肋下未触及,肝肾脏无叩击痛,肠鸣音 4 次/min。肛门及外生殖器未见异常,脊柱、四肢无畸形,关节无红肿,无杵状指(趾),双下肢无水肿。肌力正常,肌张力正常,生理反射正常,病理反射未引出。

皮肤科检查:四肢、躯干可见多发淡红色丘疹、结节,可见抓痕、血痂和色素沉着,未见水疱。口腔、黏膜未见明显皮损,毛发分布正常,甲板未见异常,如图 68-1、图 68-2、图 68-3 所示。

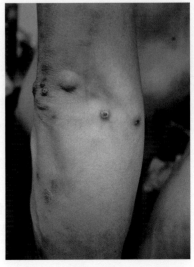

图 68-1 结节性痒疹(右上肢)

211

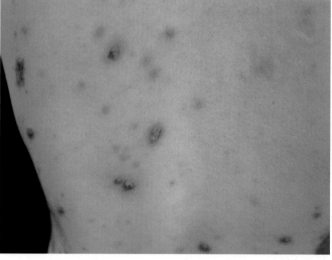

图 68-2　结节性痒疹(左小腿)　　　图 68-3　结节性痒疹(后背)

4. 实验室检查

血常规检查：WBC 6.4×10^9/L，Hb 109 g/L，PLT 160×10^9/L，嗜伊红细胞 858×10^6/L。电解质：K^+ 3.4 mmol/L，Na^+ 139 mmol/L，Ca^{2+} 2.16 mmol/L。

肝功能：ALT 15 IU/L，AST 21 IU/L，ALB 33 g/L。肾功能：Cr 71 μmol/L，BUN 4.6 mmol/L。

二、诊治经过

(1) 初步诊断：结节性痒疹。

(2) 诊疗经过：患者入院后，完善相关检查，行左侧小腿皮肤活检，根据病史及皮疹特点，考虑诊断"结节性痒疹"，予复方甘草酸苷注射液静脉滴注、抗组胺和沙利度胺 50 mg bid 口服，外用中强效糖皮质激素治疗，患者皮疹、瘙痒较前好转。病理报告回示：(左小腿)表皮角化过度，棘层肥厚，真皮乳头局灶裂隙形成，真皮浅丛细血管周围片状淋巴细胞浸润，DIF：阴性。患者病情控制可，故予出院，嘱患者院外继续口服沙利度胺、抗组胺药和复方甘草酸苷片控制病情。

三、病史分析

1. 病史特点

(1) 老年男性，慢性病程。

(2) 患者因"躯干四肢皮疹伴痒 30 余年，加重 3 月"入院。

(3) 皮损分布在躯干和四肢，皮损性质为丘疹和结节，亦可见抓痕和血痂。

(4) 瘙痒剧烈。

2. 诊断与诊断依据

(1) 诊断：结节性痒疹。

(2) 诊断依据：①老年男性，慢性病程，瘙痒剧烈；②皮损特点躯干可见多发淡红色丘疹、结节，未见水疱；③病理表皮角化过度，棘层肥厚，真皮乳头局灶裂隙形成，真皮浅丛细血管周围片状淋巴细胞浸润，直接免疫荧光检查：(一)。

3. 鉴别诊断
(1) 嗜酸性粒细胞增多性皮炎。
(2) 疣状扁平苔藓。
(3) 类天疱疮。

四、处理方案及基本原则

(1) 详细体格和实验室检查,排除可能引起瘙痒的因素。
(2) 抗组胺药,止痒,避免搔抓刺激,打断瘙痒和搔抓的恶性循环。
(3) 复方甘草酸苷抗感染治疗,沙利度胺对顽固性皮损有效。
(4) 外用糖皮质激素软膏,皮损厚时可以封包治疗。

五、要点与讨论

1. 要点
(1) 结节性痒疹好发于四肢,初起为丘疹,后变为结节,表面粗糙甚至呈疣状。
(2) 病程慢性,瘙痒剧烈。患者多过度搔抓,导致表皮剥脱、出血及血痂。
2. 讨论
根据结节性的损害,好发于四肢伸侧,瘙痒剧烈等特点可予诊断。此类皮损需要与疣状扁平苔藓、丘疹性荨麻疹等鉴别。疣状扁平苔藓为疣状增生的斑块,表面有细薄鳞屑,病理为扁平苔藓组织象;丘疹性荨麻疹主要表现为风团,中央有丘疹和小水疱形成,病程短。此外,本患者出现嗜酸性粒细胞增高,但是未达到嗜酸性细胞增多症的诊断标准,病理学检查也不支持。

六、思考题

1. 结节性痒疹的鉴别诊断有哪些?
2. 沙利度胺在皮肤科中的应用有哪些? 作用机制是什么?

(李 剑 傅雯雯)

案例 69

瘙 痒 症

一、病历资料

1. 现病史

患者,女性,64 岁。因"全身反复瘙痒 1 年余"至门诊就诊。患者 1 年前无明显诱因下于胸背部出现皮肤瘙痒,无红斑、丘疹、风团、水疱、大疱等皮疹,自行外用止痒药水后瘙痒略减轻。此后瘙痒反复发作,范围逐渐扩大至遍布全身,且瘙痒程度加重,影响日常生活,故患者前来本院门诊就诊。患者起病来无发热、胸闷气急、呼吸困难、头晕头痛、口腔溃疡、关节肿胀、肌肉酸痛、对光敏感、月经紊乱。患者精神好,胃纳可,睡眠时常有痒醒,两便正常,无明显体重下降。

2. 既往史

否认肝炎、结核等传染病史,否认手术外伤史,否认输血史,否认食物、药物过敏史,预防接种史不详。系统回顾:体健无殊。

3. 体格检查

T 36.7℃,P 80 次/min,R 20 次/min,BP 120 mmHg/60 mmHg。神志清楚,精神可,营养好,回答切题,自动体位,查体合作,全身浅表淋巴结无肿大。头颅无畸形,左侧上眼睑肿胀,左侧睑结膜充血,巩膜无黄染。双侧瞳孔等大等圆,对光反射灵敏。颈软,无抵抗,甲状腺无肿大。胸廓对称无畸形,胸骨无压痛;双肺呼吸音清晰,未闻及干、湿性啰音。腹平坦,腹壁软,全腹无压痛,无肌紧张及反跳痛,肝脾肋下未触及,肝肾脏无叩击痛。脊柱、四肢无畸形。肌力正常,肌张力正常,生理反射正常,病理反射未引出。

皮肤科检查:全身皮肤未见红斑、丘疹、风团、水疱及大疱,躯干、四肢可见抓痕及色素沉着。

4. 实验室及影像学检查或特殊检查

血尿常规、嗜酸性粒细胞计数、肝肾功能、空腹血糖、IgE、过敏原、T 细胞亚群、ANA 等检查均无殊。

二、诊治经过

(1) 初步诊断:瘙痒症。

(2) 诊疗经过:患者门诊就诊后完善相关检查,包括血尿常规、血嗜酸性粒细胞计数、肝肾功能、空腹血糖、IgE、过敏原、T 细胞亚群、ANA 等检查均无殊。给予盐酸西替利嗪(仙特明)1 片 qd、养血祛风的中药口服,外用润肤剂,瘙痒症状明显改善。门诊随访治疗。

三、病例分析

1. 病史特点

(1) 患者女性,64岁,慢性病程。

(2) 因"全身反复瘙痒1年余"至门诊就诊。

(3) 皮肤瘙痒初起于胸背部,渐蔓延至全身,且影响日常生活。

(4) 无红斑、丘疹、风团、水疱、大疱等皮疹,躯干、四肢可见抓痕及色素沉着。

(5) 系统检查与实验室检查无殊。

(6) 给予仙特明和中药口服以及外用润肤剂治疗有效,治疗后瘙痒症状改善。

2. 诊断与诊断依据

(1) 诊断:瘙痒症。

(2) 诊断依据:①患者,老年女性,64岁,慢性病程;②因"全身反复瘙痒1年余"至门诊就诊;③瘙痒初起于胸背部,渐蔓延至全身,影响日常生活;④无原发性皮损,躯干、四肢可见抓痕及色素沉着等继发性损害;⑤系统检查与实验室检查无殊。

3. 鉴别诊断

(1) 神经性皮炎。

(2) 嗜酸性细胞增多性皮炎。

(3) 疥疮。

四、处理方案及基本原则

瘙痒症的治疗应积极寻找病因,祛除诱因,在此基础上给予局部治疗和系统治疗。

(1) 局部药物治疗:包括各种止痒剂,皮肤干燥者给予润肤剂,瘙痒严重者可短期外用糖皮质激素。

(2) 全身系统治疗:可酌情选用抗组胺类药物、钙剂、普鲁卡因静脉封闭、镇静催眠类药物,也可使用养血、祛风、安神类的中药等。

(3) 物理治疗:紫外线照射对部分病例也有效。

五、要点与讨论

1. 要点

(1) 瘙痒症分为全身性瘙痒症和局限性瘙痒症。

(2) 瘙痒症的病因包括皮肤干燥、神经精神因素、系统性疾病、药物/食物、环境因素、生活习惯等。

(3) 瘙痒症的临床表现是以全身或局部瘙痒为特征,无红斑、丘疹、风团、水疱及大疱,瘙痒部位可见抓痕及色素沉着等继发性损害。

2. 讨论

根据该病是以全身或局部瘙痒为特征,无红斑、丘疹、风团、水疱及大疱,瘙痒部位可见抓痕及色素沉着等继发性损害,诊断不难。治疗宜积极寻找病因,祛除诱因,在此基础上给予局部治疗和系统治疗。

六、思考题

1. 瘙痒症的病因有哪些?
2. 瘙痒症的临床表现和诊断要点是什么?
3. 瘙痒症的处理方案与基本原则是什么?

（黄　岚）

案例 70

神经性皮炎

一、病历资料

1. 现病史

患者,男性,58岁。因"双膝部及颈项部皮疹1年余伴痒"就诊。患者于1年前因工作压力大精神紧张于膝部伸侧及后颈部出现多发针帽大小扁平皮疹,高出皮面,表面少量脱屑。瘙痒剧烈。患者自行至药店购买"皮炎平"类药物治疗,稍有好转,停药后皮疹再次出现,瘙痒为阵发性表现。患者搔抓剧烈,搔抓后可出现出血。现皮疹融合成块,钱币至掌心大小,类圆形,有色素沉着。患者至我院就诊,查血常规示:WBC 6.77×10^9/L, RBC 4.36×10^{12}/L, Hb 133 g/L, PLT 254×10^9/L, N 64.4%, LY 27.3%, MO 6.5%;E 22×10^6/L。过敏原:(—)。IgE 40 ng/ml。行皮肤活检,病理示表皮角化过度,棘层肥厚,表皮嵴延长,真皮部毛细血管增生,管壁增厚,血管周围有淋巴细胞浸润。患者发病前工作压力大,精神紧张,经常加班熬夜;病程中发现压力大时皮疹加重,休假时皮疹可稍有缓解。

2. 既往史

否认传染病史,否认手术外伤史,否认输血史,否认过敏史,否认高血压和糖尿病等其余系统疾病。

3. 体格检查

T 36.3℃, P 78次/min, R 18次/min, BP 114 mmHg/69 mmHg。神志清楚,精神可,营养好,回答切题,自动体位,查体合作,全身浅表淋巴结无肿大。头颅无畸形,结膜无充血水肿,巩膜无黄染。双侧瞳孔等大等圆,对光反射灵敏。颈软,无抵抗,甲状腺无肿大。胸廓对称无畸形,胸骨无压痛;双肺呼吸音清晰,未闻及干、湿性啰音。腹平坦,腹壁软,全腹无压痛,无肌紧张及反跳痛,肝脾肋下未触及,肝肾脏无叩击痛。脊柱、四肢无畸形。肌力正常,肌张力正常,生理反射正常,病理反射未引出。

皮肤科体检:双膝部伸侧及后颈部皮肤干燥,可见类圆形苔藓样变,患处皮肤浸润肥厚,嵴沟明显,表面可有抓痕、血痂以及轻度色素沉着,周围可见散在扁平丘疹,针帽大小,表面光滑。如图70-1所示。

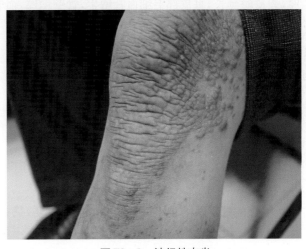

图70-1 神经性皮炎

4. 实验室及影像学检查或特殊检查

血常规示：WBC 6.77×10^9/L，RBC 4.36×10^{12}/L，Hb 133 g/L，PLT 254×10^9/L，N 64.4%，LY 27.3%，MO 6.5%；E 22×10^6/L。过敏原(-)。IgE 40 ng/ml。

皮肤组织病理示：表皮角化过度，棘层肥厚，表皮嵴延长，真皮部毛细血管增生，管壁增厚，血管周围有淋巴细胞浸润。

二、诊治经过

(1) 初步诊断：神经性皮炎。

(2) 诊疗经过：就诊后检测肝肾功能、血糖等各项指标均在正常范围，HIV 抗体阴性，予盐酸左西替利嗪片 5 mg qn po 抗组胺治疗。皮疹处给予卤米松乳膏抗炎治疗，夜间封包治疗。治疗两周后，患处皮肤浸润肥厚明显减轻，苔藓样变稍有缓解，门诊随访皮疹恢复及复发情况。

三、病例分析

1. 病史特点

(1) 男性，58 岁，皮疹分布于双膝部伸侧及后颈部。

(2) 发病前工作压力大，精神紧张，经常加班熬夜；病程中发现压力大时皮疹加重，休假时皮疹可稍有缓解。

(3) 皮疹表现为皮肤干燥，可见类圆形苔藓样变，患处皮肤浸润肥厚，嵴沟明显，表面可有抓痕、血痂以及轻度色素沉着，周围可见散在扁平丘疹，针帽大小，表面光滑。

(4) 伴有剧烈瘙痒，呈阵发性。

2. 诊断与诊断依据

(1) 诊断：神经性皮炎。

(2) 诊断依据：①中年男性，发病前工作压力大，精神紧张，经常加班熬夜；病程中发现压力大时皮疹加重，休假时皮疹可稍有缓解。②皮疹分布于双膝部伸侧及后颈部。③皮疹表现为皮肤干燥，可见类圆形苔藓样变，患处皮肤浸润肥厚，嵴沟明显，表面可有抓痕、血痂以及轻度色素沉着，周围可见散在扁平丘疹，针帽大小，表面光滑。④伴有剧烈瘙痒，呈阵发性。⑤皮肤组织病理示：表皮角化过度，棘层肥厚，表皮嵴延长，真皮部毛细血管增生，管壁增厚，血管周围有淋巴细胞浸润。

3. 鉴别诊断

(1) 慢性湿疹。

(2) 瘙痒症。

(3) 原发性皮肤淀粉样变。

(4) 特应性皮炎。

四、处理方案及基本原则

治疗的根本目的是止痒。避免搔抓很重要，只有这样，才能打破"瘙痒⇌搔抓"这一恶性循环。

1. 局部治疗

(1) 糖皮质激素软膏、霜剂或溶液外用卤米松乳膏等糖皮质激素软膏具有抗炎作用，封包治疗，可加强疗效。

（2）10％黑豆馏油软膏,5％～10％糠馏油或煤焦油软膏,松馏油软膏等焦油类制剂仍是常用药物,缺点是有气味,易弄脏衣服。

（3）封闭治疗:若为顽固皮疹,可使用糖皮质激素封闭治疗。可选用 2.5％醋酸泼尼松龙混悬液 1 ml 或醋酸曲安奈德注射液 1 ml(5 mg),加入适量 1％利多卡因注射液,局部皮损内或皮下注射。

2. 全身治疗

（1）抗组胺类药物、钙剂等对症止痒,并辅以维生素 B 族内服。

（2）有神经衰弱或瘙痒剧烈者,可应用镇静剂治疗。

（3）泛发性慢性单纯性苔藓伴剧烈瘙痒者,可给以普鲁卡因静脉封闭。严重肝肾功能不全者忌用。

3. 物理治疗

光化学疗法(PUVA)可用于泛发性慢性单纯性苔藓。近年用 N‐UVB 治疗取得较好疗效。

五、要点与讨论

1. 要点

（1）神经性皮炎又称慢性单纯性苔藓,是以阵发性剧痒和皮肤苔藓样变为特征的慢性炎症性皮肤病。

（2）一般认为与大脑皮质兴奋和抑制功能失调有关。内分泌紊乱、胃肠功能障碍、感染病灶、过度疲劳、精神紧张及搔抓、日晒、饮酒、机械物理性刺激等均可促发本病,使病情加重。

（3）典型皮损为多数针帽大小或稍大的正常皮色或淡红色、褐黄色扁平丘疹,表面光滑或有少量鳞屑。多数丘疹密集成片,形成钱币至掌心大小,类似圆形或不整形苔藓样变。黄褐色或正常皮色,或有色素沉着。患部皮肤干燥、浸润肥厚,嵴沟明显,表面有抓痕、血痂以及轻度色素沉着。常位于颈侧、项部、背部、肘、腰、股内侧、会阴、阴囊等部位。如皮疹累及除以上部位外,眼睑、头皮、躯干及四肢之一部分,或大部分受累时,则称为泛发性神经性皮炎。

2. 讨论

根据典型的皮肤苔藓样变,好发部位,阵发性剧痒,易于诊断。治疗的根本目的是止痒。避免搔抓很重要,只有这样,才能打破"瘙痒⇌搔抓"这一恶性循环。抗组胺药具有止痒镇静的作用,糖皮质激素外用具有抗炎止痒的作用。封包可加强疗效。

六、思考题

1. 神经性皮炎的病因和临床表现各是什么?
2. 神经性皮炎的诊断和鉴别诊断要点有哪些?
3. 列举神经性皮炎的治疗原则。

（杨勤萍）

案例 71

结节性红斑

一、病历资料

1. 现病史

患者,女性,38 岁。因"双下肢散在红硬结一月余伴疼痛"就诊。患者曾在外院就诊,查血常规:WBC $9.2×10^9$/L, RBC $4.0×10^{12}$/L, Hb 110 g/L, PLT $210×10^9$/L, N 72%,拟"疖肿",给予阿奇霉素口服,外涂鱼石脂,百多邦治疗 2 周,效不佳且不断加重。起病以来无发热,无胸闷、呼吸困难和恶心呕吐,无关节痛、口腔溃疡和肌肉酸痛等

2. 既往史

否认传染病史,否认手术外伤史,否认输血史,否认过敏史,否认高血压和糖尿病等其余系统疾病。

3. 体格检查

T 37.0℃, P 75 次/min, R 20 次/min, BP 120 mmHg/70 mmHg。神志清楚,精神可,营养好,回答切题,自动体位,查体合作,全身浅表淋巴结无肿大。头颅无畸形,结膜无充血,巩膜无黄染。双侧瞳孔等大等圆,对光反射灵敏。颈软,无抵抗,甲状腺无肿大。胸廓对称无畸形,胸骨无压痛;双肺呼吸音清晰,未闻及干、湿啰音。腹平坦,腹壁软,全腹无压痛,无肌紧张及反跳痛,肝脾肋下未触及,肝肾脏无叩击痛。脊柱、四肢无畸形。肌力正常,肌张力正常,生理反射正常,病理反射未引出。

皮肤科体检:双下肢以小腿为主,见多个高出皮面的鸽蛋大小红斑和红色结节,部分周围有红晕,有压疼。表面光滑,稍发亮。如图 71-1、图 71-2、图 71-3 所示。

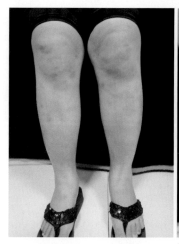

图 71-1　结节性红斑(一)

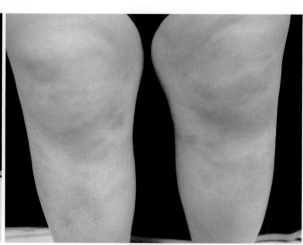

图 71-2　结节性红斑(二)

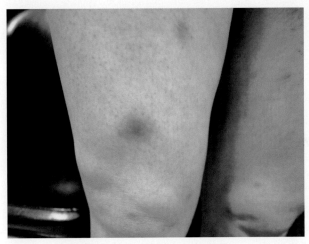

图 71-3 结节性红斑(三)

4. 实验室及影像学检查或特殊检查

血常规、尿常规和肝肾功能检查无特殊发现。

T-SPOT、ANA、ENA、RPR 均阴性。

B 超、心电图和胸片均无异常。

二、诊治经过

(1) 初步诊断:结节性红斑。

(2) 诊疗经过:入院后完善检查,无特殊异常,并行病理活检。治疗给予复方甘草酸苷片 50 mg tid 和帕夫林 2 粒 tid 口服,1 周后皮疹未得到控制,结节处压疼明显。病理回报结果示:脂肪小叶间隔型脂膜炎。遂改为甲泼尼龙片 8 mg tid,并辅以奥美拉唑保护胃黏膜等对症处理,两天后疼痛明显减轻,红色皮疹开始变淡。第 5 天后疼痛消失,红斑,结节也随之慢慢消退。原有皮疹表面留有稍许鳞屑和色素沉着。嘱其出院后门诊随访。

三、病例分析

1. 病史特点

(1) 青年女性,38 岁。

(2) 双下肢疼痛性皮疹,普通抗生素治疗无效。

(3) 皮疹见于双小腿为主,散在分布。

(4) 基本损害为孤立分布的鸽蛋大小结节和红斑,高出皮面,表面发红、发亮,结节周围有红晕,压痛明显。

(5) 激素治疗有良效。

2. 诊断与诊断依据

(1) 诊断:结节性红斑。

(2) 诊断依据:①急性发作的双下肢为主疼痛性皮疹;②皮疹孤立分布不融合,鸽蛋大小结节,表面为炎性红斑,压痛显著;③抗生素治疗无效,激素治疗有显效;④T-spot、ANA、ENA、RPR 均阴性,病理检查结果示脂肪小叶间隔型脂膜炎。

3. 鉴别诊断

(1) 变应性皮肤血管炎。

(2) 硬红斑。

(3) 结节性多动脉炎。

(4) 白塞病。

四、处理方案及基本原则

(1) 患适当休息，抬高肢体以减轻局部水肿。

(2) 寻找和去除病因，对症处理。

(3) 根据病情和对治疗的反应选择合适的治疗药物，如非类固醇消炎药、碘化钾、羟氯喹、氨苯砜 (DDS)、沙利度胺和糖皮质激素等。对严重的病例可使用糖皮质激素。

五、要点与讨论

1. 要点

(1) 结节性红斑是一种累及脂肪小叶间隔的炎性疾病，其临床特征为下肢伸侧疼痛性红斑、结节，女性好发，具有自限性。

(2) 该病的诊断主要是临床表现结合组织病理学检查及相关复制检查。

2. 讨论

引起结节性红斑的病因多样，常与感染感染、药物反应和雌激素有关。另外在一些其他疾病，如结节病、溃疡性结肠炎、白塞病、结缔组织病和恶性肿瘤中也可发生结节性红斑样的损害。

六、思考题

1. 结节性红斑的发病原因和诱因有哪些？

2. 结节性红斑如何与其他类型的变应性血管炎鉴别？

3. 结节性红斑系统治疗如何选择合理有效的药物？

(杜荣昌)

案例 72
结 节 病

一、病例资料

1. 现病史

患者,女性,58 岁。因"前额及双手皮疹 3 年"就诊。患者 3 年前无明显诱因下前额出现约 1 cm×1 cm 大小红色皮疹,略瘙痒。此后皮疹逐渐增大隆起。约一个月后双手指伸侧出现暗红斑片,无季节性改变。自涂丁酸氢化可的松软膏无效。为求进一步诊治,至我科门诊。病程中无关节酸痛,无口腔溃疡,无肌痛肌无力。患者自起病来胃纳可,睡眠好,大小便正常,体重无明显变化。

2. 既往史

否认传染病史,否认手术外伤史,否认输血史,否认过敏史,否认高血压和糖尿病等其余系统疾病。家族中无遗传性疾病及类似疾病史。

3. 体格检查

神清,T 36.6℃,HR 80 次/min,律齐,BP 120 mmHg/70 mmHg,神志清楚,精神可,营养好,回答切题,自动体位,查体合作,浅表淋巴结无肿大。头颅无畸形,巩膜无黄染。双侧瞳孔等大等圆,对光反射灵敏。颈软,无抵抗,甲状腺无肿大。胸廓对称无畸形,胸骨无压痛;双肺呼吸音清晰,未闻及干、湿性啰音。腹平坦,腹壁软,全腹无压痛,无肌紧张及反跳痛,肝脾肋下未触及,肝肾脏无叩击痛。脊柱、四肢无畸形。肌力正常,肌张力正常,生理反射正常,病理反射未引出。

皮肤科体检:前额见数个绿豆大至红枣大小暗红色结节,有融合倾向,质地稍柔软(见图 72-1)。双手指伸侧见暗红色浸润斑块,似冻疮样,无触痛。

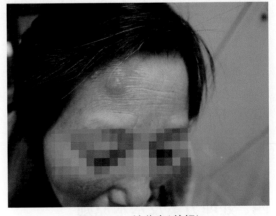

图 72-1 结节病(前额)

4. 实验室及影像学检查或特殊检查

血、尿常规、粪常规、肝肾功、血钙、尿钙、ANA、ENA、dsDNA:正常。T-Spot(-)。

肺增强 CT:多发结节,肺门淋巴结肿大。

B 超:无明显异常。

皮肤组织病理检查:(额部皮损)真皮浅、深丛细血管周围较多淋巴、浆细胞浸润,部分区域肉芽肿形成及纤维化。PAS 染色未见病原体。(手部皮损)真皮肉芽肿,部分区域可见较多多核巨细胞及纤维化,真皮内细血管有增生、扩张,血管周围片状淋巴细胞及少数浆细胞浸润。

二、诊治经过

（1）初步诊断:结节病。

（2）诊疗经过:入院后完善检查,诊断明确后予羟氯喹一日两次,每次 200 mg 口服,加复方甘草酸苷每日三次,每次两片口服治疗,嘱门诊随访。1 月后复诊皮疹有好转,前额部结节部分变平。

三、病例分析

1. 病史特点

（1）患者,女性,58 岁。因"前额伴双手皮疹 3 年"就诊。皮损略瘙痒。病程中无关节酸痛,无口腔溃疡,无肌痛肌无力。

（2）家族中无遗传性疾病及类似疾病史。

（3）皮肤检查:前额见数个暗红色结节,有融合倾向,质地稍柔软。双手指伸侧见暗红色浸润斑块,似冻疮样,无触痛。

（4）肺增强 CT:多发结节、肺门淋巴结肿大。

（5）ANA、ENA、dsDNA:正常。T‐Spot（一）。

（6）额部和手部皮损组织病理示真皮肉芽肿,部分区域可见较多多核巨细胞及纤维化,PAS 染色未见病原体。

2. 诊断与诊断依据

（1）诊断:结节病。

（2）诊断依据:①患者,女性,58 岁。②皮疹特点为额部伴双手指暗红色结节、斑块 3 年,质地稍柔软,略瘙痒。③病程中无关节酸痛,无口腔溃疡,无肌痛肌无力。④肺 CT 检查肺部有多发结节、肺门淋巴结肿大。⑤实验室检查 ANA、ENA、dsDNA、T‐Spot 等指标均阴性。⑥前额和手部皮损组织病理提示结节病。

3. 鉴别诊断

（1）红斑狼疮。

（2）寻常狼疮。

（3）淋巴瘤。

（4）环状肉芽肿。

（5）麻风。

四、处理方案及基本原则

（1）治疗首选糖皮质激素,单发、局限皮损可外用、皮损内注射。系统运用的指征:①全身症状明显的活动性结节病;②病情发展很快的急进行患者;③肺部弥漫性结节病并影响到肺功能;④侵犯中枢神经系统、心脏、眼;⑤脾大,脾功能亢进;⑥明显而持续的高血钙。

（2）免疫抑制剂:MTX、CsA、MMF、CTX、雷公藤、反应停、羟氯喹。

（3）其他:维 A 酸制剂、米诺环素、多西环素、TNF‐alpha 抑制剂。

五、要点与讨论

结节病又称肉样瘤病,是一种病因不明的多系统多器官受累的肉芽肿性疾病。90%以上侵犯肺及肺门淋巴结,20%~35%结节病有皮肤损害。皮肤损害也可能是结节病首发或唯一的表现。结节病的临床表现非常多样化,因此被称为"模仿大师"(Great Imitators)。结节病的皮肤损害可分为特异性及非特异性两大类。

1. 特异性皮损

(1) 丘疹和斑丘疹:最多见,针头至豌豆大皮疹,呈棕红色至紫红色,可增大融合成斑块或环状,无自觉症状,自行消退后可残留萎缩性瘢痕。好发部位包括眼睑、眶周、鼻唇沟,但可累及全身任何部位包括黏膜。此型预后好。鉴别诊断包括:黄瘤、毛发上皮瘤、梅毒、多形性日光疹、红斑狼疮、皮脂腺瘤、扁平苔藓、汗管瘤、环状肉芽肿、光泽苔藓、瘰疬性苔藓等。

(2) 斑块:皮疹呈圆形或卵圆形,棕红色,浸润性。可呈环形,中央皮损可消退。好发部位:四肢伸侧、面部(鼻、颊)、头皮、背部、臀部。常提示慢性病程,消退常残留瘢痕。鉴别诊断包括:寻常狼疮、类脂质渐进性坏死、硬斑病、钱币状湿疹、扁平苔藓、皮肤淋巴瘤、二期梅毒、环形红斑、斑块型银屑病等。

(3) 皮下结节:也称为 Darier-Roussy 型。多发,皮疹质地坚实、肤色,可移动;好发于四肢;常伴肺门淋巴结病;皮损常持续数月。鉴别诊断包括:结核、深部真菌病、转移肿瘤、表皮样囊肿、脂肪瘤、类风湿结节、硬红斑等。

(4) 冻疮样狼疮:多见于中年女性,皮疹呈无痛性紫红色坚硬的斑块,有很大毁损性。好发部位:鼻、面颊、耳、唇、前额、手。提示慢性病程及肺纤维化。鉴别诊断包括:红斑狼疮、皮肤淋巴细胞浸润症、肥大性酒渣鼻。毁容性皮损应与恶性多形细胞性淋巴瘤、浅表性韦格纳肉芽肿、三期梅毒鉴别。

(5) 浸润性瘢痕:损害发生于瘢痕部位,如烧伤、毛囊炎、带状疱疹后瘢痕上。使原有的瘢痕面积扩大,高度增加,酷似瘢痕疙瘩。除呼吸系统损害以外,常伴随其他系统器官受累。与瘢痕疙瘩相鉴别。

(6) 脱发:瘢痕性或非瘢痕性,局限性或弥漫性脱发。鉴别诊断包括斑秃、红斑狼疮、毛囊性扁平苔藓、假性斑秃。

(7) 溃疡:原发或继发于已有皮损。表现为坏死性溃疡,基底萎缩,边缘卷曲,溃疡周边可见色素沉着性斑块,胫前是最常见部位。鉴别诊断:类脂质渐进性坏死、浅表溃疡性类风湿性坏死、渐进性坏死性黄色肉芽肿。

(8) 鱼鳞病样皮损:提示内脏系统累及。鉴别诊断:获得性鱼鳞病(继发于恶性肿瘤、结缔组织病、内分泌疾病或长期营养不良)。

(9) 色素减退:多见于深肤色人群。可以是首发症状。鉴别诊断:炎症后色素减退、白癜风、白色糠疹、慢性苔藓样糠疹、蕈样肉芽肿、花斑癣、梅毒等。

(10) 甲病变:表现多样化,甲板增厚、甲纵嵴、脆甲、甲剥离、翼状胬肉、甲营养不良。鉴别诊断:甲真菌病、银屑病、扁平苔藓、药疹、甲外伤。

(11) 黏膜损害:相对少见。好发于颊、牙龈、唇、舌黏膜,上颌及下颚处黏膜很少累及。损害多形性,最常见为局限性黏膜肿胀及结节,其他表现包括溃疡、牙龈炎、牙龈增生、牙龈萎缩。

(12) 生殖器部位损害:损害包括生殖器溃疡,外阴斑块,不伴淋巴结受累的阴茎或阴囊肿大,阴囊肿块。鉴别诊断:肿瘤、梅毒、结核、性病性淋巴肉芽肿、睾丸炎。

2. 非特异性皮损

最常见为结节性红斑型:多见于青年女性,急性经过,伴发热、多关节痛等症状。皮疹为红肿热痛的皮下结节,分布于面、背、四肢伸侧,耳廓常见;预后良好;可有钙化、痒疹、多性红斑、杵状指、Sweet 综合征样表现,自限性,预后佳。

结节病的病理特征：由大量上皮样细胞组成的结节，周围常有纤维组织包绕，而无或仅有散在少量淋巴细胞浸润，即"裸结节"，其境界清楚，大小较一致，分布于真皮全层。结节内可混有多核巨细胞和组织细胞，中央无干酪样坏死，但可见纤维蛋白样变性。

3. 结节病的诊断标准

结节病的临床及组织学诊断均是排除性诊断。除临床病史外，至少存在一个器官系统的非干酪性肉芽肿的组织学表现方可诊断。

（1）双侧肺门及纵隔对称性淋巴结肿大（偶见单侧），伴或不伴肺内网状、结节状、片状阴影。

（2）组织病理示裸结节。

（3）Kveim 试验（＋）。

（4）血清 ACE 活性升高。

（5）结核菌素试验为阴性或弱阳性反应。

（6）高血钙、高尿钙，ALP 和血浆免疫球蛋白升高，支气管肺泡灌洗液中 T 细胞增加，CD4/CD8 比值上升。

具有（1）（2）或（1）（3）可诊断为结节病，（4）（5）（6）为参考标准。

六、思考题

1. 结节病的诊断标准有哪些？
2. 结节病的组织病理特征有哪些？

（徐金华）

环状肉芽肿

一、病历资料

1. 现病史

患者,女性,34 岁,因"上肢皮疹两年"就诊。患者 2 年前无明显诱因下先于前臂出现皮疹,不痛不痒,未治疗。后皮疹缓慢增多,渐渐延及手背。至我院门诊就诊。患者发病以来无咳嗽、咳痰,无胸闷、气促,无腹痛。精神好,胃纳可,睡眠好,大小便正常,无体重明显下降。

2. 既往史

否认传染病史,否认手术外伤史,否认输血史,否认过敏史,否认高血压和糖尿病等其余系统疾病。

3. 体格检查

T 37.0℃,P 80 次/min,R 20 次/min,BP 120 mmHg/69 mmHg。神志清楚,精神可,营养好,回答切题,自动体位,查体合作,全身浅表淋巴结无肿大。头颅无畸形,巩膜无黄染。双侧瞳孔等大等圆,对光反射灵敏。颈软,无抵抗,甲状腺无肿大。胸廓对称无畸形,胸骨无压痛;双肺呼吸音清晰,未闻及干、湿性啰音。腹平坦,腹壁软,全腹无压痛,无肌紧张及反跳痛,肝脾肋下未触及,肝肾脏无叩击痛。脊柱、四肢无畸形。肌力正常,肌张力正常,生理反射正常,病理反射未引出。

皮肤科体检:皮疹散在分布在前臂伸侧和双手背,为坚实的小丘疹或小结节所组成,直径一为 1～2 cm,将皮肤绷紧,可如串珠状,半透明,表面光滑,质较坚实,中心消退,周围排列紧密,形成环状、匐行状或弓形,略高出皮面,略发亮,无脱屑。大多数呈肉色或白色,部分呈象牙色、黄色、紫色或淡红色。其周围有卫星状分布的丘疹或结节,与皮下组织不粘连。黏膜未见皮疹。如图 73-1 所示。

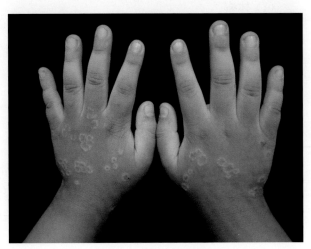

图 73-1 环状肉芽肿

4. 实验室及影像学检查或特殊检查

血常规:WBC 7.6×10^9/L,RBC 4.20×10^{12}/L,Hb 145 g/L,PLT 200×10^9/L,N 70%,LY 25%,MO 4%。

皮肤组织病理检查:病变主要在真皮中部,表皮无病变。病变中心为渐进性坏死病灶,呈圆形,其中胶原纤维不完全变性,坏死灶边界不清,由淡嗜酸性到嗜碱性,可由黏蛋白物质所代替,阿新蓝染色阳性。病灶周围有淋巴细胞、组织细胞和成纤维细胞,呈栅状排列,可见上皮样细胞岛和异物巨细胞。血管一般无明显改变。

二、诊治经过

（1）初步诊断:环状肉芽肿。

（2）诊疗经过:患者门诊就诊后完善相关检查,诊断明确。因皮疹局限,故给予强效糖皮质激素软膏外涂,嘱其门诊随访。一个月后皮损好转不明显,故加用碘化钾口服,再一个月后皮损显著消退。

三、病例分析

1. 病史特点

（1）女性,34 岁,上肢皮疹两年。

（2）皮疹散在分布在前臂伸侧和手背,皮疹表现为坚实的小丘疹或小结节,形成环状、匐行状或弓形,略高出皮面,略发亮,无脱屑。

（3）皮肤组织病理检查:病变主要在真皮中部,表皮无病变。病变中心为渐进性坏死病灶,呈圆形,其中胶原纤维不完全变性,坏死灶边界不清,由淡嗜酸性到嗜碱性,可由黏蛋白物质所代替,阿新蓝染色阳性。病灶周围有淋巴细胞、组织细胞和成纤维细胞,呈栅状排列,可见上皮样细胞岛和异物巨细胞。

2. 诊断与诊断依据

（1）诊断:环状肉芽肿。

（2）诊断依据:①中青年女性,上肢皮疹两年;②皮疹散在分布在前臂伸侧,由坚实的小丘疹或小结节所组成,质较坚实,中心消退,周围排列紧密,形成环状;③皮肤组织病理检查为典型的栅栏状肉芽肿性,伴局灶性胶原纤维、弹性纤维变性及黏蛋白沉积。

3. 鉴别诊断

（1）体癣。

（2）肉样瘤。

（3）非糖尿病性类脂质渐进性坏死(慢性进行性盘状肉芽肿或称 Miescher 肉芽肿)。

（4）环状扁平苔藓。

四、处理方案及基本原则

（1）治疗如损害范围小,可采用外科切除法,亦可用氯乙烷、固体二氧化碳或液氮等冷冻治疗。

（2）局部紫外线照射、氢化可的松普鲁卡因稀释液或去炎松利多卡因稀释液作局部注射亦有疗效。

（3）损害数目多者,可试用抗疟药、碘化钾、烟酰胺、水杨酸盐或糖皮质激素等药物治疗。

五、要点与讨论

1. 要点

（1）环状肉芽肿病因不明,可能与创伤、昆虫叮咬、日晒、病毒感染等多种因素有关。

（2）主要见于儿童和青年,有多种临床类型,如:局限型、泛发型、穿通型、皮下型、巨大型、丘疹型、线状、斑点或斑片状等。

（3）典型皮肤组织病理表现为栅栏状肉芽肿性，伴局灶性胶原纤维、弹性纤维变性及黏蛋白沉积。

2. 讨论

环状肉芽肿具有良性、自限性特点，对皮损局限且无症状的患者可仅进行临床观察，高效的糖皮质激素外用为一线治疗方案，系统治疗仅用于严重病例。尽管糖皮质激素口服效果明确，但需慎重用药。不论何种治疗方法，停止治疗后均有可能复发。

六、思考题

1. 环状肉芽肿的病因、临床表现和分类各有哪些？
2. 环状肉芽肿的诊断和鉴别诊断要点是什么？
3. 列举环状肉芽肿的治疗原则。

（黄　雯）

案例 74

白 癜 风

一、病史资料

1. 现病史

患者,男,28 岁,因"面部色素脱失 2 年"就诊。患者 2 年前无意中发现额头色素减退斑,逐渐扩大。当地医院诊断为"白癜风",给予"消白丸"口服,"消白灵"外用(具体成分不详),未见明显好转。最近半年进展迅速,扩大到额面部,并出现睫毛和眉毛变白,为进一步治疗来我院就诊。患病以来患者精神好,胃纳可,睡眠好,大小便正常,无体重明显下降,无头痛、头晕、恶心、呕吐、心慌、心悸、腹痛、腹泻、胸闷、气短、发热等不适。

2. 既往史

否认手术外伤史,否认传染病史,否认药物过敏史。按时预防接种,否认慢性病史。

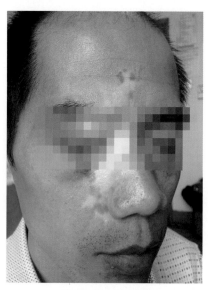

图 74-1 白癜风

3. 体格检查

T 36.8℃, P 75 次/min, R 20 次/min, BP 100 mmHg/75 mmHg。神志清楚,发育正常,营养好,回答切题,自动体位,查体合作,全身皮肤见专科检查,无肝掌,全身浅表淋巴结无肿大。头颅无畸形,眼睑正常,睑结膜未见异常,巩膜无黄染。双侧瞳孔等大等圆,对光反射灵敏,耳廓无畸形,外耳道无异常分泌物,无乳突压痛。外鼻无畸形,鼻通气良好,鼻中隔无偏曲,鼻翼无扇动,两侧副鼻窦区无压痛,口唇无发绀。双腮腺区无肿大,颈软,无抵抗,颈静脉无怒张,气管居中,甲状腺无肿大。胸廓对称无畸形,胸骨无压痛;双肺呼吸音清晰,未闻及干、湿性啰音。HR 88 次/min,律齐;腹平坦,腹壁软,全腹无压痛,无肌紧张及反跳痛,肝脾肋下未触及,肝肾脏无叩击痛,肠鸣音 4 次/min。肛门及外生殖器未见异常,脊柱、四肢无畸形,关节无红肿,无杵状指(趾),双下肢无水肿。肌力正常,肌张力正常,生理反射正常,病理反射未引出。

皮肤科检查:右侧额颜面大片色素缺失斑,表面光滑,边界清,边缘见色素沉着,眉毛睫毛变白。如图 74-1 所示。

4. 实验室及影像学检查或特殊检查

Wood 灯检查见右侧额面部大片色素缺失斑,荧光增强。

二、诊疗经过

(1) 初步诊断:白癜风。

(2) 诊疗经过:给予口服活血祛风的中药口服 3 个月,同时外用 0.1%他克莫司软膏皮疹明显好转,见皮岛生长和复色,门诊随访。

三、病史分析

1. 病史特点

(1) 青年男性,慢性病程,近期加重。

(2) 皮疹为面部的色素缺失斑,表面光滑、边界清,边缘见色素沉着,毛发变白。

2. 诊断与诊断依据

(1) 诊断:白癜风。

(2) 诊断依据:①青年男性,右侧额颜面大片色素缺失斑,边界清,边缘见色素沉着,毛发变白;②Wood 灯检查见右侧额头大片色素缺失斑,荧光增强。

3. 鉴别诊断

(1) 无色素痣。

(2) 硬化萎缩性苔藓。

四、处理方案及基本原则

(1) 避免精神紧张,鼓励患者增强治疗的信心。

(2) 局部外用药物包括糖皮质激素、钙调神经磷酸酶抑制剂等,根据不同部位、不同年龄等选择合适的药物。

(3) 进展期病例可以应用活血祛风的中药口服或酌情系统应用糖皮质激素。

(4) 稳定期病例可采用光疗、手术治疗(移植治疗)等治疗方法。

五、要点与讨论

1. 要点

白癜风的诊断并不难,主要根据特征性的皮疹特点来明确:①后天发生的边界清楚的色素缺失斑,边缘可见色沉;②Wood 灯检查见荧光增强和色素缺失斑来明确诊断。

2. 讨论

白癜风是一种常见的获得性色素脱失性皮肤病,表现为局限性或泛发性色素脱失性白斑。该病在世界各地均有发生,可以累及所有民族,据统计世界发病率为 0.3%~3.8%。一般肤色浅的人群发病率低,肤色深的人群发病率高。白癜风对患者正常的学习、就业、婚姻、家庭、社交等造成严重影响。白癜风的病因到目前为止还不十分清楚,归纳起来有以下因素:遗传因素、精神神经因素、自身免疫因素、黑素细胞自毁学说、铜离子等微量元素相对缺乏因素等。临床上需要与无色素痣和硬化萎缩性苔藓相鉴别。无色素痣一般出生不久即有,边缘锯齿状,随年龄增长变大但形状很少变化,wood 灯检查仅见色素减退,无荧光增强。硬化萎缩性苔藓色素减退,但表面皮肤萎缩,病理活检可明确诊断。面部的白癜风还需与白色糠疹等鉴别。

六、思考题

1. 白癜风的诊断标准是什么？需要与那些疾病鉴别？
2. 白癜风有哪些临床分型？

（李　剑　傅雯雯）

案例 75

太田痣

一、病历资料

1. 现病史

患者,女性,25岁,以"右侧额颞部、睑部、颧部皮疹二十余年"就诊。患者出生时右侧额颞部及睑部即出现青灰色皮疹,随年龄增大,皮疹范围逐渐扩大并累及同侧颧部,皮疹颜色也逐渐加深至褐青色,至患者14岁左右皮疹基本稳定,皮疹随患者头面部发育呈等比例扩大,颜色较前无明显变化。整个病程中,皮疹无明显自觉症状。拟诊"太田痣"于我科激光中心进一步治疗。

2. 既往史

否认传染病史,否认手术外伤史,否认输血史,否认过敏史,否认高血压和糖尿病等其余系统疾病。

3. 体格检查

T 36.8℃, P 78次/min, R 20次/min, BP 118 mmHg/72 mmHg。神志清楚,精神可,营养好,回答切题,自动体位,查体合作,左侧面部见皮疹,全身浅表淋巴结无肿大。头颅无畸形,眼睑正常,睑结膜未见异常,巩膜无黄染。双侧瞳孔等大等圆,对光反射灵敏。颈软,无抵抗,甲状腺无肿大。胸廓对称无畸形,胸骨无压痛;双肺呼吸音清晰,未闻及干、湿性啰音。腹平坦,腹壁软,全腹无压痛,无肌紧张及反跳痛,肝脾肋下未触及,肝肾脏无叩击痛。脊柱、四肢无畸形。肌力正常,肌张力正常,生理反射正常,病理反射未引出。

皮肤科体检:皮损分布于右侧额颞部、睑部及颧部,表现为青褐色斑片,周围边界不清,边界外可见散在青褐色斑疹,约米粒大小。如图75-1所示。

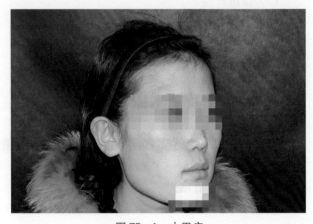

图 75-1 太田痣

4. 实验室及影像学检查或特殊检查

无。

二、诊治经过

（1）初步诊断：太田痣。

（2）诊疗经过：患者于我科激光中心就诊，诊断为"太田痣"，予以波长 755 nm 调 Q 紫翠玉激光治疗。术前清洁面部后以复方利多卡因乳膏外用于治疗部位，并封包 40 min。治疗过程中根据皮损颜色深浅不同调整治疗能量密度，以出现即刻灰白斑且表皮不破损为宜，治疗能量密度为 6.5～7.5 mJ/cm²。术后治疗部位出现红肿，患者自觉明显疼痛灼热，予以蒸馏水冷喷 10 min，症状有所缓解。嘱患者术后避免剧烈运动，局部避免搔抓，同时每天外用两次复方多黏菌素 B 软膏。此外嘱患者避免日光暴晒，建议使用 SPF30 以上的防晒霜。4～6 个月后随访，行第二次治疗。

三、病例分析

1. 病史特点

（1）女性，25 岁，皮疹分布于右侧额颞部、睑部、颧部。

（2）皮损自出生即有，并逐渐范围扩大、色泽加深，至青春期左右基本稳定。

（3）皮疹中央表现为青灰色斑片，周围边界不清，边界外可见散在青褐色斑疹，约米粒大小。

（4）整个病程中皮损无自觉症状。

2. 诊断与诊断依据

（1）诊断：太田痣。

（2）诊断依据：①青年女性，皮疹自出生即有，并逐步扩大加深，至青春期左右稳定；②右侧额颞部、睑部、颧部单侧皮疹；③皮疹为青灰色至灰褐色斑片、斑点；④无明显自觉症状。

3. 鉴别诊断

（1）双侧性获得性太田痣样斑。

（2）蓝痣。

（3）雀斑样痣。

（4）咖啡斑。

（5）黄褐斑。

四、处理方案及基本原则

目前用于太田痣的激光治疗主要有 3 种：调 Q 紫翠玉激光，调 Q 红宝石激光，调 Q Nd：YAG 激光，均有理想疗效。

1. 调 Q 红宝石激光

较早用于太田痣的治疗，取得了比较好的治疗效果。研究表明，年龄对于疗效具有较大的影响：低年龄组经 3～4 次治疗即可达到显著消退（75% 以上）或完全消退，而高年龄组则需要 6 次左右。此外对于色泽较深的皮损，需要更多次的治疗方可达到显著消退。

2. 调 Q 紫翠玉激光

该激光应用于临床略晚于红宝石激光。疗效受多种因素综合作用：①治疗次数：大多数患者需治疗 3～4 次可产生显著疗效。②治疗剂量：在避免不良反应的前提下，剂量越高，疗效越佳。③间隔时间：一定范围内随着间隔的延长，疗效越来越显著，而若继续延长治疗间隔，疗效则不一定随之进一步提高。

④治疗部位：颧颊部的疗效在相同条件下要优于睑部和颞部。

3. 调 Q Nd：YAG 激光

对于太田痣亦有较好的效果，总体疗效与上述两种激光相当。该激光波长较长、穿透深，且表皮中黑素对其吸收较少，因而对于深肤色患者及分布较深的皮损有一定的优势。但治疗过程中较易出现渗血，故应注意能量的控制和术后护理。

五、要点与讨论

1. 要点

（1）太田痣又称眼上腭部褐青色痣、青褐色母斑，是一种波及巩膜及同侧面部三叉神经眼、上颌支支配部位的褐色、青褐色、灰蓝色或青黑色斑片状损害，好发于有色人种。

（2）发病可能与胚胎发育异常有关，在胚胎发育期间，黑素细胞由神经嵴向表皮移行时，由于某种原因未能进入表皮、真皮交界，停留在真皮内而形成病变。

（3）损害多发生于一侧面部，最常见于眶周、颞部、鼻部、前额和颧部。表现为褐色、青褐色、灰蓝色或青黑色斑片，界限不清楚。约 2/3 患者同侧巩膜有青染或褐染，有时睑结合膜、角膜也有色素沉着，口腔和鼻黏膜也可累及。5%～10%病例为双侧性。

（4）组织病理见充满黑素颗粒的黑素细胞散布于真皮中上部胶原纤维束之间，黑素细胞镜下一般呈梭形，与皮面平行；有时真皮网状层亦可见黑素细胞。

2. 讨论

根据皮损出生即有或青春期起病，多单侧分布，青褐色斑片或斑点，无明显自觉症状，可累及巩膜等特点，诊断不难。因其严重影响美容，患者治疗心切。目前首选激光治疗，如调 Q 紫翠玉激光、调 Q 红宝石激光、调 Q Nd：YAG 激光等，均有理想疗效。疗效与治疗次数、治疗剂量、间隔时间及治疗部位有密切联系。约 10%的患者可有眼压升高，需定期随访。

六、思考题

1. 太田痣的临床表现有哪些？
2. 太田痣的诊断和鉴别诊断要点是什么？
3. 太田痣的治疗方法有哪些？

（卢　忠）

案例 76

雀　斑

一、病历资料

1. 现病史

患者,女性,28 岁。因"面部皮疹 20 余年"来我院就诊。患者 20 余年前,约 5 岁左右出现面部对称分布的浅褐色斑点,皮疹颜色冬季变浅,夏季加深,无瘙痒、肿痛、光敏等不适。现患者为美观需求来我院诊治。

2. 既往史

否认传染病史,否认手术外伤史,否认输血史,否认过敏史,否认高血压和糖尿病等其余系统疾病。

3. 体格检查

T 37.0℃,P 80 次/min,R 20 次/min,BP 120 mmHg/69 mmHg。神志清楚,精神可,营养好,回答切题,自动体位,查体合作,全身浅表淋巴结无肿大。头颅无畸形,巩膜无黄染。双侧瞳孔等大等圆,对光反射灵敏。颈软,无抵抗,甲状腺无肿大。胸廓对称无畸形,胸骨无压痛;双肺呼吸音清晰,未闻及干、湿性啰音。腹平坦,腹壁软,全腹无压痛,无肌紧张及反跳痛,肝脾肋下未触及,肝肾脏无叩击痛。脊柱、四肢无畸形。肌力正常,肌张力正常,生理反射正常,病理反射未引出。

皮肤科体检:双侧面颊、眼睑、鼻梁处对称分布散在的粟粒大褐色斑疹。如图 76-1 所示。

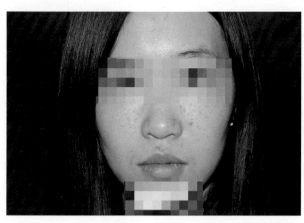

图 76-1　雀斑

4. 实验室及影像学检查或特殊检查

无。

二、诊治经过

（1）初步诊断:雀斑。

（2）诊疗经过:清洁面部后,予调 Q 755 nm 紫翠绿宝石激光治疗患者皮疹,嘱患者术后 10～14 天内不化妆,治疗部位尽量不碰水及避免搔抓,避免剧烈运动。嘱患者每天外用夫西地酸软膏两次直至皮疹处黑色薄痂脱落,长期使用 SPF30 左右的防晒霜防晒,避免日晒。

三、病例分析

1. 病史特点
(1) 年轻女性,5 岁左右出现面部皮疹。
(2) 皮疹为粟粒大褐色斑疹,对称分布于双侧面颊、眼睑、鼻梁处。
(3) 皮疹颜色冬天变淡,夏天加深。
2. 诊断与诊断依据
(1) 诊断:雀斑。
(2) 诊断依据:①患者为年轻女性,皮疹位于曝光部位,5 岁左右出现;②褐色粟粒大斑疹对称分布,颜色随日晒而加深。
3. 鉴别诊断
(1) 单纯性雀斑样痣。
(2) 获得性太田痣。
(3) 着色干皮病。

四、处理方案及基本原则

(1) 激光治疗:利用选择性光热作用及光机械效应破坏黑素小体及所在的黑素细胞。
(2) 外用防晒剂:减少紫外线对巯基的氧化作用,减少黑素的生成和转运。

五、要点与讨论

1. 要点
(1) 好发于面部,手背、颈、肩部亦可发生,非曝光部位和黏膜一般无皮疹。
(2) 损害为针头至米粒大,淡褐色至黑褐色点状斑,孤立而不融合。
(3) 夏季皮疹增大、增多、变深,冬季变小、变淡、数目减少。
(4) 激光治疗效果好,术后需长期防晒以延缓复发。
2. 讨论
根据发病时间、皮疹形态、分布位置、日晒后加重等特点诊断比较容易。但在浅黑肤色人中,广泛早发的雀斑,且冬季持续存在,须考虑可能为着色干皮病中的持久性雀斑,有时在着色干皮病完全型患者的家族中可能是唯一的异常表现。

六、思考题

1. 雀斑的病因和临床表现有哪些?
2. 雀斑的诊断和鉴别诊断要点是什么?
3. 列举雀斑的治疗原则。

(卢 忠)

案例 77
咖 啡 斑

一、病历资料

1. 现病史

患者,女性,21岁。因"出生6月后于下肢出现淡咖啡色皮疹,初起黄豆大小,逐渐增大,颜色加深"来诊。

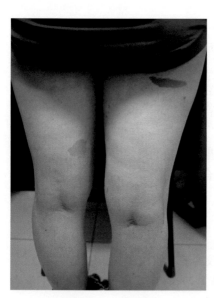

图 77-1 咖啡斑

2. 既往史

否认传染病史,否认手术外伤史,否认输血史,否认过敏史,按时预防接种。

3. 体格检查

T 37.1℃,P 90 次/min,R 22 次/min,BP 105 mmHg/60 mmHg。神志清楚,精神可,营养好,自动体位,查体合作,全身浅表淋巴结无肿大。头颅无畸形,巩膜无黄染。双侧瞳孔等大等圆,对光反射灵敏。颈软,无抵抗,甲状腺无肿大。胸廓对称无畸形,胸骨无压痛;双肺呼吸音清晰,未闻及干、湿啰音。腹平坦,腹壁软,全腹无压痛,无肌紧张及反跳痛,肝脾肋下未触及,肝、肾区无叩击痛。脊柱、四肢无畸形。肌力正常,肌张力正常,生理反射正常,病理反射未引出。

皮肤科体检:双下肢可见咖啡色,色泽均匀斑片,形态不规则,边界清楚,边缘光滑。如图77-1所示。

4. 实验室及影像学检查或特殊检查

无。

二、诊治经过

(1) 初步诊断:咖啡斑。

(2) 诊疗经过:紫翠宝石激光治疗,波长755 nm,脉宽100 ns,重复3次,间隔6个月。

三、病例分析

1. 病史特点
(1) 女性,21岁,皮疹分布于双下肢。
(2) 皮疹表现为咖啡色,色泽均匀斑片,边界清楚,边缘光滑。
2. 诊断与诊断依据
(1) 诊断:咖啡斑。
(2) 诊断依据:①自幼发病;②双下肢可见咖啡色,色泽均匀斑片,边界清楚,边缘光滑。
3. 鉴别诊断
(1) 色素痣。
(2) 雀斑样痣。

四、处理方案及基本原则

通常不需要治疗,若为美容可使用激光治疗,如超短脉冲紫翠宝石激光或红宝石激光。

五、要点与讨论

1. 要点
(1) 自幼发病。
(2) 皮疹表现为咖啡色,色泽均匀斑片,边界清楚,边缘光滑。
(3) 多发的咖啡斑可以是某些多系统疾病如神经纤维瘤病、Albright综合征等的某一表现。
2. 讨论
根据儿童患者、自幼发病、咖啡色、色泽均匀斑片、边界清楚、边缘光滑等特点,诊断不难。目前激光治疗效果显著,但容易复发。

六、思考题

1. 咖啡斑应选择哪种激光治疗?
2. 多发的咖啡斑可见于哪些多系统性疾病?

(方丽华)

案例 78

鲜 红 斑 痣

一、病历资料

1. 现病史

患者,男性,54 岁,因"出生 4 岁后右颈部出现粉红色斑片,压之褪色,无主观感觉,随着年龄增大,颜色逐渐增深,皮疹逐渐增厚,并延及面部、耳廓和耳后等部位"就诊。患者发病以来无咳嗽、咳痰,无胸闷、气促,无腹痛。精神好,胃纳可,睡眠好,大小便正常,无体重明显下降。

2. 既往史

否认传染病史,否认手术外伤史,否认输血史,否认过敏史,否认高血压和糖尿病等其余系统疾病。

3. 体格检查

T 37.0℃, P 80 次/min, R 20 次/min, BP 120 mmHg/69 mmHg。神志清楚,精神可,营养好,回答切题,自动体位,查体合作,全身浅表淋巴结无肿大。头颅无畸形,巩膜无黄染。双侧瞳孔等大等圆,对光反射灵敏。颈软,无抵抗,甲状腺无肿大。胸廓对称无畸形,胸骨无压痛;双肺呼吸音清晰,未闻及干、湿性啰音。腹平坦,腹壁软,全腹无压痛,无肌紧张及反跳痛,肝脾肋下未触及,肝肾脏无叩击痛。脊柱、四肢无畸形。肌力正常,肌张力正常,生理反射正常,病理反射未引出。

皮肤科体检:右颊、右颈部、耳廓和耳后大片粉红色斑片,压之部分褪色(见图 78-1)。

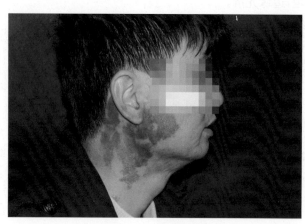

图 78-1 鲜红斑痣

4. 实验室及影像学检查或特殊检查

血常规:WBC 5.9×10^9/L, RBC 3.8×10^{12}/L, Hb 115 g/L, PLT 220×10^9/L, N 70%, LY 23%, MO 6%。

二、诊治经过

(1) 初步诊断:鲜红斑痣。

（2）诊疗经过：采用脉冲染料激光治疗，波长595nm，脉宽1.5 ms，能量密度12 J/cm²，光斑直径7 mm，治疗一次后颈部皮损基本消退，面部皮损经过数个疗程后红色明显变淡，治疗间隔3个月。

三、病例分析

1. 病史特点
（1）男性，54岁，出生4岁后右颊右颈部出现红斑。
（2）随着年龄增大，红斑颜色逐渐增深，皮疹逐渐增厚。
（3）皮疹表现为右颊右颈部为主的红斑，压之部分褪色，并多发黄豆大红色小结节。
（4）不伴有不适症状。
2. 诊断与诊断依据
（1）诊断：鲜红斑痣。
（2）诊断依据：①中年男性，幼年起病；②随着年龄增大，红斑颜色逐渐增深，皮疹逐渐增厚，面积扩大；③皮疹表现为右颊右颈部红斑，压之部分褪色。
3. 鉴别诊断
（1）草莓状血管瘤。
（2）接触性皮炎。

四、处理方案及基本原则

（1）目前治疗鲜红斑痣的金标准为脉冲染料激光，波长595 nm，脉宽1.5～3 ms，能量密度为7～13 J/cm²，根据患者年龄和皮损酌情调整。治疗通常需要多个疗程，治疗间隔为3个月左右。经过数个疗程的治疗，皮损能显著变淡直至消退。

（2）目前国内开展比较广泛的还有光动力疗法，利用光激活靶细胞中外源性的光敏物，通过形成单态氧和自由基，诱导细胞凋亡，达到清除增生组织的目的。现在多采用的是血卟啉的第二代衍生物，单体化合物5-ALA，光敏活性强、选择性高、毒性低、代谢快、避光时间短。激发光通常选用635 nm的半导体激光灯光源。经过1～2个疗程的治疗，皮损达到显效清除。光动力疗法尤其适合皮损较厚激光治疗不满意的患者。

（3）对于鲜红斑痣红斑上增厚的结节，可以采用YAG激光治疗。

五、要点与讨论

1. 要点
（1）鲜红斑痣又称为毛细血管扩张痣，是一种先天性毛细血管畸形。
（2）常在出生时或出生不久后出现，好发于面部、颈部和头皮，大多单侧发病。
（3）皮损可随人体长大而增大，甚至可出现结节或局部增生，或伴有其他血管畸形。
（4）发生于枕部、额部或鼻部的鲜红斑痣往往能自行消退。
2. 讨论
根据皮损在出生即有、红斑压之褪色等特点，诊断不难。治疗以脉冲染料激光为主，可配合光动力疗法，其他疗法还包括放射治疗、冷冻治疗或手术等。

六、思考题

1. 鲜红斑痣的病因和临床表现有哪些?
2. 鲜红斑痣的诊断和鉴别诊断要点是什么?
3. 列举鲜红斑痣的治疗原则有哪些?
4. 选择题:这位患者最适宜的激光治疗仪器是(   )

A. 氦氖激光   B. 脉冲染料激光   C. 铒激光

D. 二氧化碳激光   E. 点阵激光

(黄　雯)

案例 *79*
黄 褐 斑

一、病历资料

1. 现病史

患者,女性,33岁。因"双颧部皮疹2年"至门诊就诊。患者2年前怀孕期间出现双颧部黄褐色色斑,无明显瘙痒、疼痛。其后色斑逐渐加深、面积变大。日晒或熬夜后色斑时有加深。为求进一步治疗来我院就诊。

2. 既往史

否认传染病史,否认手术外伤史,否认输血史,否认过敏史,否认高血压和糖尿病等其余系统疾病。为避孕长期口服避孕药。

3. 体格检查

T 36.7℃, P 80次/min, R 20次/min, BP 120 mmHg/65 mmHg。神志清楚,精神可,营养好,回答切题,自动体位,查体合作,全身浅表淋巴结无肿大。头颅无畸形,巩膜无黄染。双侧瞳孔等大等圆,对光反射灵敏。颈软,无抵抗,甲状腺无肿大。胸廓对称无畸形,胸骨无压痛;双肺呼吸音清晰,未闻及干、湿性啰音。腹平坦,腹壁软,全腹无压痛,无肌紧张及反跳痛,肝脾肋下未触及,肝肾脏无叩击痛。脊柱、四肢无畸形。肌力正常,肌张力正常,生理反射正常,病理反射未引出。

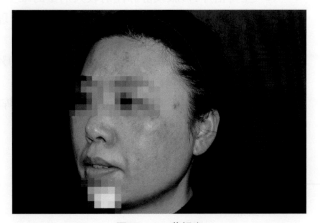

图79-1 黄褐斑

皮肤科检查:双侧颧部见黄褐色斑片,边缘不规则。如图79-1所示。

4. 实验室及影像学检查或特殊检查

性激素水平正常,甲状腺功能正常。

二、诊治经过

(1)初步诊断:黄褐斑。

(2)诊疗经过:停用口服避孕药,防晒宣教,建议外用广谱(UVA和UVB)遮光剂,注意作息规律。

氨甲环酸 0.25 g bid po(经期停服),维生素 C 0.2 g tid po,2%氢醌乳膏外用。

三、病例分析

1. 病史特点
(1) 女性,33 岁,皮疹分布于两侧颧部。
(2) 怀孕期间发病。
(3) 长期服用避孕药。
(4) 皮疹表现为两侧颧部对称性黄褐色斑片。
(5) 日晒或熬夜后加重。
2. 诊断与诊断依据
(1) 诊断:黄褐斑。
(2) 诊断依据:①中青年女性,怀孕期间发病,长期服用避孕药;②两侧颧部对称性黄褐色斑片;
③日晒或熬夜后加重。
3. 鉴别诊断
(1) 获得性太田痣样斑。
(2) 瑞尔黑变病。
(3) 艾迪生病。

四、处理方案及基本原则

(1) 尽可能寻找病因并分别予以处理:防晒是防治黄褐斑不可缺少的措施,选用广谱(UVA 和UVB)遮光剂可以改善病情。

(2) 全身治疗:口服或静脉注射较大剂量的维生素 C,对已经形成的色斑有促进消退的作用。氨甲环酸具有抑制黑素生成的作用。还可选用具有疏肝理气、健脾补肾、活血化瘀类的中药,如祛斑调经胶囊等。

(3) 局部治疗:外用脱色剂如 2%~4%氢醌、10%~20%壬二酸、乙醇酸、曲酸等促进色斑的消退,以及中药外用制剂,如丝白祛斑软膏。

(4) 物理治疗:点阵 Q 开关 Nd:YAG 激光、点阵红宝石激光、强脉冲光和非剥脱性点阵激光;果酸疗法等。

五、要点与讨论

1. 要点
(1) 黄褐斑是发生于面部的对称性的黄褐色斑片。
(2) 可能与怀孕、口服避孕药、慢性疾病如女性生殖器疾病、月经失调、肝脏病、自身免疫性甲状腺疾病有关,某些药物也能诱发黄褐斑。
(3) 日晒后诱发或加重。
(4) 精神忧郁、熬夜、疲劳可加重色素沉着。
2. 讨论
根据损害的黄褐色变化,多见于中青年女性及好发部位等特点,诊断不难。但目前此病发病原因尚不明确,缺乏有效的治疗手段,且病情容易反复。

六、思考题

1. 黄褐斑的病因和临床表现有哪些?
2. 黄褐斑的诊断和鉴别诊断要点有哪些?
3. 列举黄褐斑的治疗原则。

（严　昉　项蕾红）

案例 80

Riehl 黑变病

一、病历资料

1. 现病史

患者,女性,52 岁。因"面部皮疹 3 年"就诊。起初于颧颞部出现轻度潮红,略肿,有少许糠秕状脱屑,并有瘙痒灼热感。随后红色渐渐消退,出现色素沉着,后波及前额、颊、耳前,直至耳后、颈侧。初起色素沉着局限在毛孔周围,成网点状,以后融合成大小不一的片状,为淡褐、灰紫色或黑褐色,呈一致性外观,受日晒或月经前后期加重。患者发病以来无咳嗽、咳痰,无胸闷、气促,无腹痛。精神好,胃纳可,睡眠好,大小便正常,无体重明显下降。

2. 既往史

否认传染病史,否认手术外伤史,否认输血史,否认过敏史,否认高血压和糖尿病等其余系统疾病。

3. 体格检查

T 37.0℃, P 80 次/min, R 20 次/min, BP 120 mmHg/69 mmHg。神志清楚,精神可,营养好,回答切题,自动体位,查体合作,全身浅表淋巴结无肿大。头颅无畸形,巩膜无黄染。双侧瞳孔等大等圆,对光反射灵敏。颈软,无抵抗,甲状腺无肿大。胸廓对称无畸形,胸骨无压痛;双肺呼吸音清晰,未闻及干、湿性啰音。腹平坦,腹壁软,全腹无压痛,无肌紧张及反跳痛,肝脾肋下未触及,肝肾脏无叩击痛。脊柱、四肢无畸形。肌力正常,肌张力正常,生理反射正常,病理反射未引出。

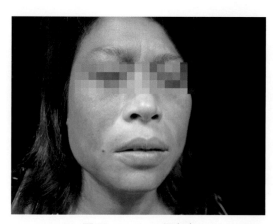

图 80 - 1 Riehl 黑变病

皮肤科体检:皮损主要累及面部,颧颞部、前额、颊、耳前,直至耳后、颈侧,黏膜不累及。基本损害为网状排列的色素沉着斑,灰紫色到紫褐色,与正常皮肤境界不鲜明。除色素沉着外,患处弥漫地覆盖有微细的粉状鳞屑,像是少量面粉撒在皮肤上面,呈特征性的"粉尘"外观,并有毛细血管扩张、毛囊性角化过度。如图 80 - 1 所示。

4. 实验室及影像学检查或特殊检查

组织病理:表皮显示轻度角化过度,棘层下部细胞间水肿,基底细胞可有液化变性,真皮乳头层和乳头下层黑素大量增多、游离或被噬黑素细胞吞噬，血管周围炎症细胞浸润。电镜观察显示在棘层下部、基底层和真皮上层有变性细胞（嗜酸小体）存在，部分黑素体在细胞内，部分被噬黑素细胞吞噬。

二、诊治经过

（1）初步诊断：Riehl 黑变病。

（2）诊疗经过：完善检查明确诊断后，予患者口服维生素 C、维生素 E、β-胡萝卜素，外用氢醌乳膏和积雪苷霜，并嘱其避免日晒。数月后门诊随访，色素较前减淡。

三、病例分析

1. 病史特点

（1）女性，52 岁，面部皮疹 3 年。

（2）皮损主要累及面部，表现为网状排列的色素沉着斑，灰紫色或紫褐色，与正常皮肤境界不鲜明。除色素沉着外，患处弥漫地覆盖有微细的粉状鳞屑，像是少量面粉撒在皮肤上面，呈特征性的"粉尘"外观，并有毛细血管扩张、毛囊性角化过度。

（3）组织病理：表皮显示轻度角化过度，棘层下部细胞间水肿，基底细胞可有液化变性，真皮乳头层和乳头下层黑素大量增多、游离或被噬黑素细胞吞噬，血管周围炎症细胞浸润。电镜观察显示在棘层下部、基底层和真皮上层有变性细胞（嗜酸小体）存在，部分黑素体在细胞内，部分被噬黑素细胞吞噬。

2. 诊断与诊断依据

（1）诊断：Riehl 黑变病。

（2）诊断依据：①中老年女性，慢性病程。②皮疹开始于颧颞部，然后波及前额、颊、耳前，直至耳后、颈侧，起初患处轻度潮红，有瘙痒灼热感。③随后红色渐渐消退，出现色素沉着，表现为淡褐、灰紫色或黑褐色，呈一致性外观，受日晒或月经前后期加重。④组织病理：表皮显示轻度角化过度，棘层下部细胞间水肿，基底细胞可有液化变性，真皮乳头层和乳头下层黑素大量增多、游离或被噬黑素细胞吞噬。

3. 鉴别诊断

（1）黄褐斑。

（2）Addison 病的皮肤色素沉着。

（3）砷剂黑变病。

（4）扁平苔藓。

（5）Civatte 皮肤异色病。

（6）焦油黑变病。

四、处理方案及基本原则

（1）尽可能减少日光直接暴晒，并找出可能的发病原因加以预防，如避免接触和外用某些化妆品类致敏物质。

（2）发病初炎症期时，往往是由于 MSH 的分泌亢进而引起黑素细胞分泌黑素体增多以及皮肤炎症，由此引起基底细胞和基底膜的变性，故可酌情外用皮质激素软膏，但用于面部时需要慎重考虑，必要时可口服。

（3）色素沉着期时，激素无效，应使用抑制黑素细胞活性的药物，如大量维生素 C、硫代硫酸钠或巯基药物如巯乙胺等静脉注射,以及外用氢醌霜或超氧化物歧化酶霜剂。

(4) 有人主张使用大剂量维生素 A,通过增强黑素体溶酶体膜的不稳定性,使其弥散,从而达到减轻色素沉着的目的。

(5) 其他:如服用维生素 B、泛酸钙、六味地黄丸等中药可能有益。

五、要点与讨论

1. 要点

(1) 本病与多种致病因素有关,如使用粗制化妆品、内分泌功能紊乱等。

(2) 多见于中老年女性面部皮疹,多先发于颞颞部,然后波及前额、颊、耳前,直至耳后、颈侧。

(3) 起初患处轻度潮红略肿,少许糠秕状脱屑,有瘙痒灼热感,随后红色渐渐消退,出现色素沉着,初期常局限在毛孔周围,成网点状,以后融合成大小不一的片状,为淡褐、灰紫色或黑褐色,呈一致性外观。

2. 讨论

根据色素沉着斑呈灰紫到紫褐色、网状排列、粉尘样外观及其分布范围等特点,诊断不难。须与黄褐斑、Addison 病的皮肤色素沉着、Civatte 皮肤异色病等疾病鉴别。应尽可能减少日光直接暴晒,并找出可能的发病原因加以预防,如避免接触和外用某些化妆品类致敏物质,应使用抑制黑素细胞活性的药物如大量维生素 C,以及外用氢醌霜或超氧化物歧化酶霜剂。

六、思考题

1. 黑变病的病因和临床表现有哪些?

2. 黑变病的诊断和鉴别诊断要点是什么?

3. 列举黑变病的治疗原则。

(黄　雯)

案例 81
黏液性水肿

一、病历资料

1. 现病史

患者,女性,56岁。因"双小腿肿块1年余"就诊。患者1年多前发现双下肢皮肤高低不平,无疼痛和瘙痒感,后症状愈发明显,部分区域隆起明显,遂来我院门诊就诊,门诊拟"淋巴瘤待排"予以皮肤活检。

2. 既往史

否认传染病史,否认手术外伤史,否认输血史,否认过敏史,否认高血压和糖尿病等其余系统疾病。

3. 体格检查

T 37.2℃,P 102次/min,R 26次/min,BP 128 mmHg/70 mmHg。神志清楚,精神可,营养好,回答切题,自动体位,查体合作,全身浅表淋巴结无肿大。头颅无畸形,结膜无充血,巩膜无黄染。双侧瞳孔等大等圆,对光反射灵敏。颈软,无抵抗,甲状腺未扪及包块。胸廓对称无畸形,胸骨无压痛;双肺呼吸音清晰,未闻及干、湿啰音。腹平坦,腹壁软,全腹无压痛,无肌紧张及反跳痛,肝脾肋下未触及,肝、肾区无叩击痛。脊柱、四肢无畸形。肌力正常,肌张力正常,生理反射正常,病理反射未引出。

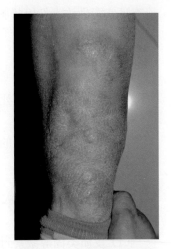

图81-1 胫前黏液性水肿

皮肤科检查:双下肢胫前和足背处可见弥漫的非凹陷性水肿性淡红色斑块,略带蜡样光泽,质地坚实,表面凹凸不平,部分区域呈结节状。受损处皮肤呈橘皮样外观(见图81-1)。

4. 实验室及影像学检查或特殊检查

皮肤组织病理学检查示:真皮内胶原疏松、分离,纤维间隙增宽,可见大量阿新蓝染色阳性的黏蛋白沉积。切片内首先考虑黏液性水肿,建议完善甲状腺方面相关检查。

甲状腺B超检查示:甲状腺弥漫性病变,未见明显结节。

甲状腺功能检查:促甲状腺激素0.011 mIU/L(正常值0.550~4.780 mIU/L),三碘甲状腺原氨酸4.68 nmol/L(正常值1.23~3.39 nmol/L),游离三碘甲状腺原氨酸15.23 pmol/L(正常值3.50~6.50 pmol/L),甲状腺素240.5 nmol/L(正常值54.0~174.0 nmol/L),游离甲状腺素45 pmol/L(正常值3.50~6.50 pmol/L)。

甲状腺过氧化物酶抗体489 IU/ml(正常<60 IU/ml),甲状腺球蛋白抗体253 IU/ml(正常值<

60 IU/ml)。

心电图检查示：窦性心动过速。

二、诊治经过

（1）初步诊断：胫前黏液性水肿。

（2）诊疗经过：患者皮肤活检结果显示黏液性水肿，根据其临床发生部位首先考虑局限性黏液性水肿（即胫前黏液性水肿），进一步完善甲状腺相关检查，检查结果证实毒性弥漫性甲状腺肿（俗称甲亢）的存在。追问病史，发现患者近 1 年来消瘦明显，进食正常但体重减轻 12 kg，且有心悸、气促、活动后明显加剧等表现。

三、病例分析

1. 病史特点

（1）女性，56 岁，慢性病程。

（2）皮疹局限在小腿胫前，无明显自觉症状。

（3）非凹陷性水肿性淡红色斑块或结节，略带蜡样光泽，质地坚实，表面凹凸不平，呈橘皮状外观。

（4）有典型的毒性弥漫性甲状腺肿临床特点：进食正常但消瘦，心率快、活动后气促加剧等表现。

2. 诊断与诊断依据

（1）诊断：①胫前黏液性水肿；②毒性弥漫性甲状腺肿（Graves 病）。

（2）诊断依据：①中年女性，慢性病程；②皮疹局限在小腿胫前；③非凹陷性水肿性淡红色斑块或结节，呈橘皮状外观；④无明显自觉症状；⑤组织病理学证实胶原示束间有大量黏蛋白沉积；⑥甲状腺功能检查证实毒性弥漫性甲状腺肿。

3. 鉴别诊断

（1）结节病。

（2）淋巴瘤。

（3）类脂质渐进性坏死。

（4）嗜酸性筋膜炎。

（5）其他黏蛋白沉积的疾病，如硬肿病、黏液水肿性苔藓、毛囊黏蛋白沉积症。

四、处理方案及基本原则

（1）皮质类固醇激素封包或皮损内注射。

（2）中医中药治疗：海藻玉壶汤合桃仁红花煎加减。

（3）口服苯丁酸氮芥或环磷酰胺。

（4）血浆置换。

五、要点与讨论

（1）黏液性水肿局限在胫前，且有典型的甲亢表现，则不难诊断；也可表现为全身性黏液性水肿，皮肤粗厚冰冷，汗少而干燥，伴毛发脱落，则考虑有甲状腺功能减退。

（2）积极地治疗毒性弥漫性甲状腺肿并不能改善胫前黏液性水肿的临床症状。

（3）病理表现为黏蛋白沉积，可以是原发性的，也可以是继发性的。原发性黏蛋白沉积症还包括黏液水肿性苔藓、硬肿病、网状红斑性黏蛋白沉积症、毛囊黏蛋白沉积症、黏液瘤等。所以需完善各方面检查，如有无副蛋白血症（硬化性黏液性水肿）、糖尿病（硬肿病）、甲状腺疾病（胫前或全身性黏液性水肿）以及自身抗体（皮肤狼疮黏蛋白增多症）。

六、思考题

1. 试述胫前黏液性水肿的临床表现和病理特点。
2. 病理表现为黏蛋白沉积，临床上需完善哪些检查？

（陈连军）

案例 82

黄 瘤 病

一、病历资料

1. 现病史

患者，女性，38岁。因"双上肢皮疹10余年"入院。患者于10余年前无明显诱因于双上肢出现橘黄色类圆形肿块，质地柔软，未予重视。后皮疹逐渐增多增大，延及下肢。患者至我院就诊，查血脂全套示：CHO 6.98 mmol/L，LDL 4.69 mmol/L，TG 2.17 mmol/L，HDL 0.99 mmol/L。行皮肤活检，病理示真皮内有大量泡沫细胞呈群排列在胶原束间。拟诊"黄瘤病"收入院。患者既往有高脂血症病史10余年，未行治疗。

2. 既往史

否认传染病史，否认手术外伤史，否认输血史，否认过敏史，否认高血压和糖尿病等其余系统疾病。高脂血症病史10余年。

3. 体格检查

T 36.9℃，P 80次/min，R 18次/min，BP 126 mmHg/70 mmHg。神志清楚，精神可，营养好，回答切题，自动体位，查体合作，全身浅表淋巴结无肿大。头颅无畸形，结膜无充血水肿，巩膜无黄染。双侧瞳孔等大等圆，对光反射灵敏。颈软，无抵抗，甲状腺无肿大。胸廓对称无畸形，胸骨无压痛；双肺呼吸音清晰，未闻及干、湿性啰音。腹平坦，腹壁软，全腹无压痛，无肌紧张及反跳痛，肝脾肋下未触及，肝肾脏无叩击痛。脊柱、四肢无畸形。肌力正常，肌张力正常，生理反射正常，病理反射未引出。

皮肤科体检：双上下肢对称性橘黄色类圆形丘疹，质地柔软，大小不一，直径约0.5~1 cm。如图82-1、图82-2所示。

4. 实验室及影像学检查或特殊检查

血脂全套示：CHO 6.98 mmol/L，LDL 4.69 mmol/L，TG 2.17 mmol/L，HDL 0.99 mmol/L。

皮肤组织病理示：真皮内有大量泡沫细胞呈群排列在胶原束间。

二、诊治经过

（1）初步诊断：黄瘤病。

（2）诊疗经过：入院后检测血常规、肿瘤标志物、肝肾功能、血糖等各项指标均在正常范围，HIV抗体阴性，予低脂普食及烟酸375 mg po qn，阿托伐他汀10 mg po qd降血脂治疗。皮疹处予CO_2激光治疗。治疗后，患者皮疹已完全消退，故予出院，门诊随访血脂情况及皮疹复发情况。

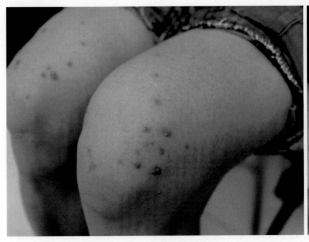

图 82-1　黄瘤病(下肢)

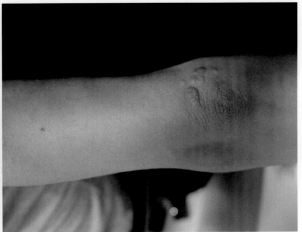

图 82-2　黄瘤病(上肢)

三、病例分析

1. 病史特点

(1) 女性,38 岁,皮疹分布于双上下肢。

(2) 既往有高脂血症病史 10 余年,未行治疗。

(3) 皮疹表现为对称性橘黄色类圆形丘疹,质地柔软,直径约 0.5~1 cm。

(4) 无自觉症状。

(5) 病理检查示:真皮内有大量泡沫细胞呈群排列在胶原束间。

2. 诊断与诊断依据

(1) 诊断:黄瘤病。

(2) 诊断依据:①中年女性,既往有高脂血症病史 10 余年,未行治疗。②皮疹为双上下肢对称性橘黄色类圆形丘疹,质地柔软,直径约 1 cm。③病理示:真皮内有大量泡沫细胞呈群排列在胶原束间。

3. 鉴别诊断

(1) 汗管瘤。

(2) 扁平疣。

(3) 神经性皮炎。

四、处理方案及基本原则

(1) 饮食治疗:伴高脂血症的患者应食低脂(低胆固醇和低饱和脂肪酸)高蛋白饮食,常可获效。

(2) 降脂治疗:可选用降脂药治疗。丙丁酚是一种强抗氧化剂,能抑制 LDL 氧化和泡沫细胞的形成,对睑黄瘤有效。降脂治疗可以有效治疗及预防黄瘤病。

(3) 局部治疗:睑黄瘤和较小的黄瘤可用电凝术、30%三氯乙酸、液氮冷冻、CO_2 激光等。较大的黄瘤可手术切除。

五、要点与讨论

1. 要点

（1）黄瘤病是指由真皮、皮下组织及肌腱中含脂质的组织细胞-泡沫细胞（又称黄瘤细胞）聚集而形成的一种棕黄色或橘黄色皮肤肿瘤样病变。

（2）黄瘤病是脂质沉积在真皮、皮下组织和肌腱中的结果，患者多伴有高脂蛋白血症，也是高脂蛋白血症的一种常见的具有诊断价值的线索和皮肤表现。

（3）临床表现为黄色或棕黄色或橘黄色或黄红色丘疹、结节、斑块、斑（疹），大小不一，数量不定，全身泛发或局限于某处，但多对称分布，一般无不适。

（4）黄瘤病一般分为以下数型：睑黄瘤、腱黄瘤、结节性黄瘤、发疹性黄瘤、结节性发疹性黄瘤、小结节性黄瘤、扁平黄瘤。其中扁平黄瘤又可以分为以下各型：弥漫性扁平黄瘤、掌（纹）黄瘤、间擦性黄瘤、胆汁淤积性扁平黄瘤。

2. 讨论

根据皮疹特征如颜色、形状、大小及分布易诊断。治疗以饮食治疗，降血脂药物治疗及外用药物治疗，主要是美容和心理影响。该病预后良好，可好转或治愈，但可能复发。据报道睑黄瘤的术后复发率为：首次治疗是 40%，第二次治疗是 60%，术后第一年最高为 26%。

六、思考题

1. 黄瘤病的病因和临床表现各是什么？
2. 黄瘤病的分型及各型的特点是什么？
3. 黄瘤病的诊断和鉴别诊断要点是什么？
4. 列举黄瘤病的治疗原则。

（杨勤萍）

原发性皮肤淀粉样变病

一、病历资料

1. 现病史

患者,男性,44 岁。因"双下肢皮疹伴瘙痒 7 年"就诊。患者 7 年前无明显诱因下在双下肢出现粟米大小的皮疹,瘙痒明显。至外院就诊,拟"湿疹",予氯雷他定 10 mg qd 口服,丁酸氢化可的松乳膏外涂后瘙痒减轻,但停药后又有加重。患者因自觉瘙痒,反复搔抓,皮损渐增多,密集成片形成斑块。患者发病以来无咳嗽、咳痰,无胸闷、气促,无腹痛。精神好,胃纳可,睡眠好,大小便正常,无体重明显下降。

2. 既往史

否认传染病史,否认手术外伤史,否认输血史,否认过敏史,否认高血压和糖尿病等其余系统疾病。

3. 体格检查

T 37.0℃, P 80 次/min, R 20 次/min, BP 120 mmHg/69 mmHg。神志清楚,精神可,营养好,回答切题,自动体位,查体合作,全身浅表淋巴结无肿大。头颅无畸形,巩膜无黄染。双侧瞳孔等大等圆,对光反射灵敏。颈软,无抵抗,甲状腺无肿大。胸廓对称无畸形,胸骨无压痛;双肺呼吸音清晰,未闻及干、湿性啰音。腹平坦,腹壁软,全腹无压痛,无肌紧张及反跳痛,肝脾肋下未触及,肝肾脏无叩击痛。脊柱、四肢无畸形。肌力正常,肌张力正常,生理反射正常,病理反射未引出。

皮肤科体检:皮损主要分布在小腿伸侧,皮疹为多发性、散在的褐色角化过度性丘疹,呈串珠样排列,部分融合成斑块,伴有色素增加,呈苔藓样改变。如图 83 - 1 所示。

4. 实验室及影像学检查或特殊检查

血常规:WBC $6.9×10^9$/L, RBC $4.0×10^{12}$/L, Hb 155 g/L, PLT $200×10^9$/L, N 69%, LY 23%, MO 6%。

皮肤组织病理:真皮处弥漫性淀粉样物质沉积。

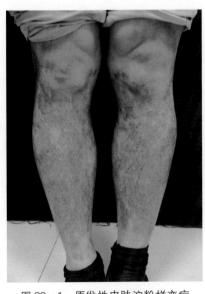

图 83 - 1 原发性皮肤淀粉样变病

二、诊治经过

（1）初步诊断：原发性皮肤淀粉样变病。

（2）诊疗经过：患者门诊就诊后完善相关检查，诊断明确。予抗抗组胺药物口服，外用强效激素软膏，嘱患者避免搔抓刺激。1个月后随访皮疹明显消退，瘙痒减轻。

三、病例分析

1. 病史特点

（1）男性，44岁，双下肢皮疹伴瘙痒7年。

（2）皮疹表现为分布在小腿伸侧的褐色角化过度性丘疹，呈串珠样排列，部分融合成斑块，伴有色素增加，呈苔藓样改变。

（3）皮肤组织病理为真皮处弥漫性淀粉样物质沉积。

2. 诊断与诊断依据

（1）诊断：原发性皮肤淀粉样变病。

（2）诊断依据：①中年男性，慢性病程；②皮疹分布于下肢胫前，瘙痒明显；③皮疹为多发性、散在的褐色角化过度性丘疹，呈串珠样排列，部分融合成斑块，伴有色素增加，呈苔藓样改变；④皮肤组织病理示真皮处弥漫性淀粉样物质沉积，血管周围浆细胞浸润。

3. 鉴别诊断

（1）神经性皮炎。

（2）慢性湿疹。

（3）斑块性结节病。

四、处理方案及基本原则

（1）告知患者避免搔抓。

（2）原发性局限性皮肤淀粉样变的治疗效果因人而异，较轻的病例可外用强效糖皮质激素，瘙痒明显者可口服抗组胺药物止痒。

（3）物理治疗包括冷冻、刮除、皮肤磨削术等。

（4）有报道外用10%二甲基亚砜（DMSO）、口服阿维A对部分患者有一定效果。

五、要点与讨论

1. 要点

（1）本病是指淀粉样蛋白沉积在既往正常的皮肤内，而无其他器官受累，有多种亚型。

（2）原发性皮肤淀粉样变病有三种主要表现：斑状淀粉样变、苔藓性淀粉样变和结节性淀粉样变。

（3）组织病理特征为真皮处弥漫性淀粉样物质沉积。

2. 讨论

临床上的典型损害常能提示诊断，对于肩胛间和四肢等部位呈串珠状排列的色素性斑疹和丘疹应考虑本病，须与神经性皮炎、慢性湿疹等疾病鉴别，组织病理学检查和电镜观察可明确诊断。

六、思考题

1. 皮肤淀粉样变的病因和临床表现有哪些？
2. 皮肤淀粉样变的诊断和鉴别诊断要点是什么？
3. 列举皮肤淀粉样变的治疗原则。

（黄　雯）

案例 84

黑 棘 皮 病

一、病历资料

1. 现病史

患者,男性,12 岁。因"躯干、四肢、颜面部皮疹 11 年,加重 3 月余"入院。患者 11 年前,即 1 岁时,无明显诱因下,于腋下、双侧腹股沟、肘窝、腘窝处出现皮疹,皮疹呈灰褐色,表面干燥、粗糙、偶有瘙痒感。1 年内皮疹逐渐累及颜面部、胸背部、双下肢,逐渐增厚,高出皮面。2 岁后患者全身皮疹渐趋稳定,无明显进展,家属遂未予重视,患者并未接受任何药物治疗。3 个月前,无明显诱因下,患者病情进展,腋下皮疹较前明显增厚、颜色加深、面积变大,遂患者来我院诊治。追问病史,患者为足月顺产,第二胎,母乳喂养至 1 岁半,未按时添加辅食,生长发育落后于同龄儿,学习成绩为中下游。否认家族史,姐姐18 岁,皮肤、生长发育皆正常。患病以来患者精神好,胃纳可,睡眠好,大小便正常,无体重明显下降。现为进一步诊治将患者收住入院。

2. 既往史

否认传染病史,否认手术外伤史,否认输血史,否认过敏史,否认高血压和糖尿病等其余系统疾病。

3. 体格检查

T 37.1℃,P 100 次/min,R 20 次/min,BP 90 mmHg/51 mmHg,Ht 133 cm,Wt 36 kg。神志清楚,精神可,营养好,回答切题,自动体位,查体合作,全身浅表淋巴结无肿大。头颅无畸形,巩膜无黄染。双侧瞳孔等大等圆,对光反射灵敏。颈软,无抵抗,甲状腺无肿大。胸廓对称无畸形,胸骨无压痛;双肺呼吸音清晰,未闻及干、湿性啰音。腹平坦,腹壁软,全腹无压痛,无肌紧张及反跳痛,肝脾肋下未触及,肝肾脏无叩击痛。脊柱、四肢无畸形。肌力正常,肌张力正常,生理反射正常,病理反射未引出。

皮肤科体检:躯干、四肢、颜面部皮肤颜色加深呈灰褐色,表面干燥、粗糙,表面许多细小乳头状隆起似天鹅绒,触之柔软;腋下、双腹股沟、双肘窝、双腘窝等皮肤褶皱处可见乳头状或疣状结节,皮纹增宽加深。手掌足底、黏膜尚无受累。如图 84 - 1、图 84 - 2、图 84 - 3 所示。

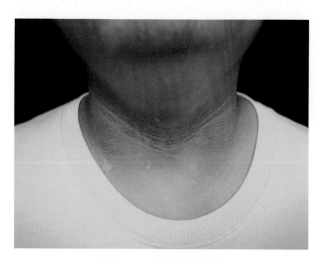

图 84 - 1 黑棘皮病(颈前)

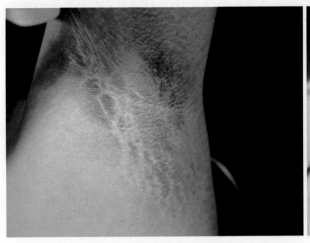
图 84-2 黑棘皮病(腋下)

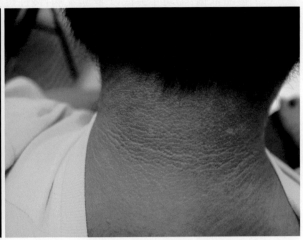
图 84-3 黑棘皮病(颈项部)

4. 实验室及影像学检查或特殊检查

皮肤组织病理:(右腋下)表皮乳头瘤样生长,部分区域可见空泡化细胞,真皮内细血管扩张,周围小片状淋巴细胞浸润伴少数嗜酸粒细胞。阿新蓝染色:阴性。刚果红染色:阴性。甲苯胺蓝染色:真皮内细血管周围个别阳性细胞。PAS 染色:未见病原体。

激素水平:泌乳素 32.56 ng/ml,皮质醇 19.73 μg/dl,脱氢异雄酮 2.47 μmol/L,睾酮 1.60 nmol/L。

空腹胰岛素 11.40 m IU/L,餐后 2 h 胰岛素 48.70 m IU/L。空腹血糖 4.70 mmol/L,餐后 2 h 血糖 5.70 mmol/L。空腹 C-肽 1.31 μg/L,餐后 2 h C-肽 6.24 μg/L。胰岛素样生长因子 1.239 μg/L。

垂体 MR 平扫:冠状位 T_1WI 平扫示垂体高度约为 0.5 cm 左右,垂体左侧份信号欠均匀,垂体柄轻度左移,蝶鞍无明显扩大,视交叉形态、信号均未见明显异常。

二、诊治经过

(1) 初步诊断:黑棘皮病。

(2) 诊疗经过:患者入院后行皮肤活检,并完善激素、糖耐量试验、头颅 MR 等相关检查,黑棘皮病诊断明确,予依巴斯汀 10 mg qd、硒酵母片 50 mg bid、积雪苷片 12 mg bid 口服,复硅霜每天两次外用对症治疗。患者生长发育迟于同龄人,头颅 MR 示垂体左侧份信号欠均匀,请内分泌科会诊,内分泌科建议患者至儿科医院进一步就诊,完善骨龄片、头颅增强 MR 检查,必要时行戈那瑞林兴奋试验。

三、病例分析

1. 病史特点

(1) 男性,12 岁,慢性病程。

(2) 1 岁时发病,2 岁后病情稳定,近 3 个月皮疹进展。

(3) 皮疹分布于躯干、四肢、颜面部,皮肤褶皱处尤甚;表现为干燥、粗糙的灰褐色皮疹,表面许多细小乳头状隆起似天鹅绒;皮肤褶皱处可见乳头状或疣状结节,皮纹增宽加深。

(4) 患者生长发育落后,学习成绩较差。无家族史,姐姐皮肤、生长发育正常。

2. 诊断与诊断依据

(1) 诊断:良性黑棘皮病。

（2）诊断依据：①幼年男性，1 岁起发病，慢性过程；②皮疹色素沉着，表面许多细小乳头状隆起似天鹅绒；褶皱处皮肤可见乳头状或疣状结节；③皮疹对称分布，以皮肤褶皱处为甚；④体重、胰岛素、胰岛素样生长因子、垂体激素均在正常范围，起病前无服药史、无肿瘤史。

3. 鉴别诊断

（1）高起鱼鳞病.

（2）融合性网状乳头瘤病。

（3）Dowling-Degos 综合征。

（4）木村网状肢端色素沉着。

四、处理方案及基本原则

1. 明确病因及分型

黑棘皮病主要分为八型，对于肥胖型性、药物性、恶性黑棘皮病去除诱因后可明显改善皮疹；对于症状性黑棘皮病，治疗高胰岛素血症、雄激素过多症或相关的自身免疫性疾病可明显改善皮疹；对于良性黑棘皮病可行美容手术改善皮疹外观。

2. 外用治疗或对症处理

角质松解剂、皮肤软化剂使角质层脱落，皮疹软化变薄。

五、要点与讨论

1. 要点

（1）黑棘皮病分为八型：良性、肥胖性、症状性、恶性、肢端型、单侧性、药物性、混合性黑棘皮病，不同类型的黑棘皮病治疗方案不同。

（2）皮疹好发于腋、颈、乳房下、脐窝、腹股沟、肛门、外生殖器、肘窝、腘窝等皮肤皱褶部位。

（3）皮疹处色素沉着，呈灰褐色，表面干燥、粗糙、有许多细小乳头状隆起似天鹅绒。随病情进展，皮疹增厚，皮纹增宽、加深，表面有乳头状或疣状结节，并可出现大的疣样赘生物。

（4）主要以去除诱因以及对症支持治疗为主。

2. 讨论

根据典型的皮疹表现，诊断并不困难，但需要行性腺激素、垂体激素、胰岛素、胰岛素样生长因子、自身抗体等检测，头颅 MR 等检查以鉴别不同的分型。同时还需明确有无合并诸如肝豆状核变性、矮妖精貌综合征、Crouzon 综合征、Capozucca 综合征、Costello 综合征、Rud 综合征、Bloom 综合征以及皮肌炎、红斑狼疮等自身免疫性疾病。此外，需进行全身检查以排除恶性肿瘤。

六、思考题

1. 黑棘皮病的分型和临床表现有哪些？

2. 黑棘皮病的诊断和鉴别诊断要点是什么？

3. 列举黑棘皮病的治疗原则。

（卢　忠）

案例 85
脂溢性皮炎

一、病历资料

1. 现病史

患者,女性,20岁。因"面部反复红斑半年,伴头屑增多"就诊。患者半年前出现面部红斑,轻度瘙痒,此后头皮瘙痒,头屑增多。洗头时掉发增多,瘙痒明显。

2. 既往史

否认传染病史,否认手术外伤史,否认输血史,否认过敏史,否认高血压和糖尿病等其余系统疾病。

3. 体格检查

皮肤科体检:面部见红斑,表面少许鳞屑,主要分布在鼻部两侧的面颊。头皮红斑鳞屑,刮鳞屑未见薄膜和出血点。头皮数个毛囊性丘疹,小脓疱。如图 85-1 所示。

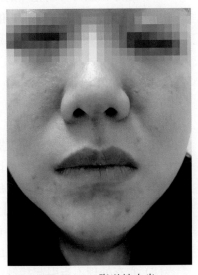

图 85-1 脂溢性皮炎

二、诊治经过

(1) 初步诊断:脂溢性皮炎,毛囊炎。

(2) 诊疗经过:给予盐酸左西替利嗪 5 mg qd po 缓解瘙痒;复方吲哚美辛外用于头皮消炎止痒;二硫化硒每周洗头皮去除头屑,盐酸克林霉素溶液外用于头皮毛囊炎。2 周后患者复诊,皮疹显著好转。

三、病例分析

1. 病史特点

(1) 女性,20岁,面部反复红斑,轻度瘙痒。

(2) 头皮瘙痒,头屑增多,洗头时掉发增多。

(3) 检查见头面部油腻红斑,头皮红斑鳞屑,刮鳞屑未见薄膜和出血点。

(4) 头皮数个毛囊性丘疹,小脓疱。

2. 诊断与诊断依据

(1) 诊断:脂溢性皮炎,毛囊炎。

（2）诊断依据：①青年患者面部反复红斑，轻度瘙痒；②头皮瘙痒，头屑增多；③可见头面部油腻红斑，头皮红斑鳞屑；④头皮数个毛囊性丘疹，小脓疱。

3. 鉴别诊断

（1）银屑病。

（2）日光性皮炎。

（3）接触性皮炎。

（4）体癣。

（5）红斑性天疱疮。

四、处理方案及基本原则

（1）瘙痒明显时可用止痒剂。

（2）局部治疗以溶解脂肪、角质剥脱、消炎止痒为主。

（3）继发感染可用抗生素制剂。

五、要点与讨论

1. 要点

（1）脂溢性皮炎是发生在皮脂溢出基础上的一种慢性炎症。

（2）损害为鲜红色或黄红色斑片，表面覆有油腻性鳞屑或痂皮，常分布于皮脂腺较多部位。

（3）脂溢性皮炎的严重度与病程常变化多端，进展缓慢，反复发作，可局限于头部或扩展到邻近皮肤，或其他好发部位，亦可扩展到全身，甚至造成脂溢性红皮病。

（4）头皮脂溢性皮炎常可伴有脱发。

（5）由于搔抓可以继发感染出现毛囊炎、疖肿、淋巴结炎，要予以抗感染治疗。

（6）亦有处理不当引起接触性皮炎或湿疹样变，予以相应处理。

2. 讨论

有人证实糠秕马拉色菌抗原可使脂溢性皮炎患者致敏，并诱导机体产生抗糠秕马拉色菌的特异IgG、IgM 及 IgA 抗体，其中以对卵圆形酵母形为主，提示此菌对本病有非常重要的特殊性抗体反应。但亦有认为糠秕马拉色菌在某种生长条件下产生毒素或介质引起，亦可因脂酶活性改变导致炎症。

六、思考题

1. 脂溢性皮炎的病因和临床表现有哪些？

2. 脂溢性皮炎的诊断和鉴别诊断要点有哪些？

3. 列举脂溢性皮炎的治疗原则。

（魏明辉）

案例 86

寻常痤疮

一、病历资料

1. 现病史

患者,女性,18岁。因"面、额部、鼻部皮疹反复发作2年"入院。患者2年前额部开始出现针尖大坚实的毛囊性丘疹,未予重视。后逐渐发展到面部及鼻部,并逐渐出现红色丘疹,伴脓头,患者自行挤压后有出血,皮疹可好转消退。但皮疹仍反复发作,故至我院就诊,查血常规示:WBC 5.9×10^9/L,RBC 3.99×10^{12}/L,Hb 120 g/L,PLT 148×10^9/L,N 60.2%,LY 30.6%,MO 5.9%。月经第三天查雌激素 392.3 pmol/L,黄体酮 1.2 nmol/L,黄体生成素 6.69 IU/L,卵泡刺激素 4.91/L,泌乳素 28.08 ng/mL,脱氢异雄酮 4.92 μmol/L,睾酮 1.01 nmol/L。患者起病以来二便、睡眠正常,精神佳。

2. 既往史

否认肝炎、结核史,否认手术外伤史,否认输血史,否认过敏史,否认高血压和糖尿病史。患者平日喜食甜食,月经正常,偶有痛经。

3. 体格检查

T 36.8℃,P 78次/min,R 18次/min,BP 120 mmHg/70 mmHg。神志清楚,精神可,营养好,回答切题,自动体位,查体合作,全身浅表淋巴结无肿大。头颅无畸形,巩膜无黄染。双侧瞳孔等大等圆,对光反射灵敏。颈软,无抵抗,甲状腺无肿大。胸廓对称无畸形,胸骨无压痛;双肺呼吸音清晰,未闻及干、湿性啰音。腹平坦,腹壁软,全腹无压痛,无肌紧张及反跳痛,肝脾肋下未触及,肝肾脏无叩击痛。脊柱、四肢无畸形。肌力正常,肌张力正常,生理反射正常,病理反射未引出。

皮肤科体检:双侧面部,鼻部可见多发粟粒大红色丘疹,局部伴脓疱,未见水疱,局部见褐色色素沉着,额部见多发针尖大坚实丘疹。如图86-1所示。

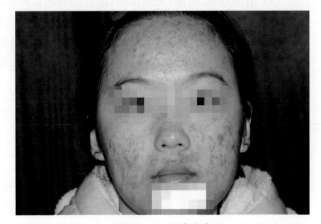

图 86-1 寻常痤疮

4. 实验室和影像学检查

查血常规示:WBC 5.9×10^9/L,RBC 3.99×10^{12}/L,Hb 120 g/L,PLT 148×10^9/L,N 60.2%,LY 30.6%,MO 5.9%。

月经第三天查性激素水平,雌激素 392.3 pmol/L,黄体酮 1.2 nmol/L,黄体生成素 6.69 IU/L,卵泡刺激素 4.91/L,泌乳素 28.08 ng/mL,脱氢异雄酮 4.92 μmol/L,睾酮 1.01 nmol/L。

二、诊治经过

(1) 初步诊断:寻常痤疮。

(2) 诊疗经过:嘱注意局部清洁,给予清淡饮食。予以米诺环素 50 mg bid po,丹参清解口服液 1 支 tid po,并予以阿达帕林凝胶外涂患处 bid。治疗二周后,丘疹、脓疱明显减少,额部有少量脱屑,嘱局部注意保湿,继续用药随访中。

三、病例分析

1. 病史特点

(1) 女性,18 岁,皮疹分布于面、额部、鼻部。

(2) 皮疹表现为毛囊性丘疹伴脓头,反复发作,可缓解。

(3) 性激素水平正常范围。

2. 诊断与鉴别诊断

(1) 诊断:寻常痤疮。

(2) 诊断依据:①年轻女性,皮疹好发于皮脂丰富部位;②皮疹以毛囊性丘疹为主,伴有脓疱;③口服米诺环素,外用维甲酸治疗有效。

3. 鉴别诊断

(1) 颜面播散性粟粒性狼疮。

(2) 酒渣鼻。

四、处理方案及基本原则

(1) 清洁:局部清洁,去除油脂,改善痤疮丙酸杆菌寄生环境。

(2) 控制饮食,改变饮食习惯:减少油脂分泌,改变皮肤表面脂质成分。

(3) 抗感染治疗:抑制痤疮丙酸杆菌的繁殖,抑制炎症反应。

(4) 维甲酸外用治疗:改善毛囊口角化程度,改变痤疮丙酸杆菌寄生环境。

(5) 中药治疗:有抗感染作用,减少皮脂分泌。

五、要点与讨论

寻常痤疮的主要发病因素是皮脂的过度分泌、毛囊皮脂腺导管上皮的过度角化、痤疮丙酸杆菌的增殖及炎症因素。好发于青少年,皮疹主要是在皮脂腺丰富部位,以粉刺、丘疹、脓疱、结节及囊肿为表现,皮疹反复发作,有自限性。治疗上需注意局部清洁,清淡饮食。根据皮疹严重程度决定治疗方案,外用维甲酸是一线治疗,对于Ⅱ、Ⅲ级痤疮可与外用抗生素和口服抗生素联用,对于重度痤疮以口服异维 A 酸为主。中药治疗或光动力治疗也有一定疗效。

六、思考题

1. 寻常痤疮的四大发病因素是什么?
2. 寻常痤疮的诊断和鉴别诊断要点有哪些?
3. 列举寻常痤疮的治疗原则。

(马 英 项蕾红)

案例 87

酒 渣 鼻

一、病历资料

1. 现病史

患者,男性,52 岁。因"面部皮疹 1 年,逐渐加重"就诊。患者 1 年前鼻部出现潮红,时有针尖大小的脓疱。无明显自觉症状,饮酒、饮食辛辣、情绪激动、高温或寒冷刺激后加重。起初可自行缓解,但反复发作,患者未予重视。而后皮疹逐渐加重累及两颊,并出现持续不退的毛细血管扩张,现至我科为求进一步诊治。患者起病以来二便、睡眠正常,精神佳。

2. 既往史

否认传染病史,否认手术外伤史,否认输血史,否认过敏史,否认高血压和糖尿病等其余系统疾病。

3. 体格检查

T 37.0℃, P 80 次/min, R 20 次/min, BP 130 mmHg/80 mmHg。神志清楚,精神可,营养好,回答切题,自动体位,查体合作,全身浅表淋巴结无肿大。头颅无畸形,双侧睑结膜无充血,巩膜无黄染。双侧瞳孔等大等圆,对光反射灵敏。颈软,无抵抗,甲状腺无肿大。胸廓对称无畸形,胸骨无压痛;双肺呼吸音清晰,未闻及干、湿性啰音。腹平坦,腹壁软,全腹无压痛,无肌紧张及反跳痛,肝脾肋下未触及,肝脏、肾脏无叩击痛。脊柱、四肢无畸形。肌力正常,肌张力正常,生理反射正常,病理反射未引出。

皮肤科体检:鼻部弥漫性红斑、毛细血管扩张,散在针尖至粟米大小红色丘疹、脓疱。两颊、下颌见淡红斑。如图 87-1 所示。

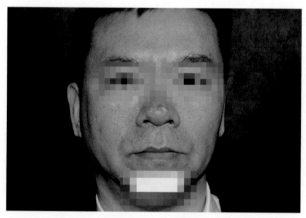

图 87-1 酒渣鼻

4. 实验室及影像学检查或特殊检查

无特殊。

二、诊治经过

(1) 初步诊断:酒渣鼻。

（2）诊疗经过：就诊后检测血常规、肝肾功能、血糖等各项血生化指标均在正常范围，ANA、HIV抗体阴性，予米诺环素 50 mg bid po 抗炎及补充复合维生素 B 族，外用 1‰甲硝唑霜每日两次。治疗两周后，脓疱明显消退，红斑减轻，故予出院，门诊随访皮疹情况，调整抗生素用量。

三、病历分析

1. 病史特点
(1) 男性，52 岁，皮疹分布于鼻部、两颊、下颌。
(2) 病程 1 年，逐渐加重。
(3) 皮疹表现为持久性红斑、毛细血管扩张及散在的丘疹、脓疱。
(4) 无明显自觉症状。
2. 诊断与诊断依据
(1) 诊断：酒渣鼻。
(2) 诊断依据：①中年男性，慢性进展性病程；②皮疹分布于面中部，鼻部明显；③皮疹为持久性红斑、毛细血管扩张、丘疹、脓疱；④无自觉症状。
3. 鉴别诊断
(1) 脂溢性皮炎。
(2) 寻常痤疮。
(3) 颜面播散性粟粒性狼疮。

四、处理方案及基本原则

1. 避免诱发因素
避免过冷过热刺激及精神紧张，忌饮酒及辛辣食物，纠正胃肠功能，调整内分泌。
2. 口服治疗
(1) 抗生素：最常用的是四环素类药物，如多西环素胶囊 10 mg bid、米诺环素 50 mg bid，罗红霉素也可能有效。
(2) 维生素 B 族类药物，如维生素 B_2、B_6 及复合维生素 B。
(3) 中医中药。
3. 局部治疗
外用甲硝唑、壬二酸、过氧化苯甲酰或硫磺制剂对酒渣鼻有效。
4. 皮肤外科治疗
强脉冲激光或脉冲染料激光对毛细血管扩张和持久性红斑有效。

五、要点与讨论

（1）酒渣鼻是常见于成人的影响美观的一种慢性皮肤病，发病原因尚未完全明了，与血管高反应性、毛囊蠕形螨、外用激素及内分泌因素等有关。
（2）酒渣鼻的临床表现变化很大，主要包括四个亚型：红斑毛细血管扩张型、丘疹脓疱型、肥大型和眼型，各型均有一定的临床特点，另外还有一些变异型，如肉芽肿型酒渣鼻等。
（3）治疗原则为避免诱发或加重因素，口服外用抗生素，必要时皮肤外科激光或整形手术治疗。

六、思考题

1. 酒渣鼻的临床分型及各自表现有哪些？
2. 酒渣鼻的诊断依据和鉴别诊断要点有哪些？
3. 列举酒渣鼻的治疗原则。

（乐　艳　项蕾红）

案例 88

斑 秃

一、病历资料

1. 现病史

患者,男性,35岁。因"发现脱发1周"就诊。患者于1周前于理发时发现头皮多发边界清楚的圆形脱发区域,局部头皮正常,光滑,无鳞屑,无红肿,无破溃。患者自行使用生姜外涂治疗,无明显疗效。现脱发面积较前增大。患者至我院,查血常规示:WBC $5.9×10^9$/L, RBC $4.20×10^{12}$/L, Hb 135 g/L, PLT $220×10^9$/L, N 70%, LY 23%;ANA(一);CRP 3.48 mg/L。为进一步诊治而入院。追问病史,患者发病前曾因家中亲人生病住院,心情抑郁,且于亲人住院期间照顾患者,身体劳累。否认家族史。

2. 既往史

否认传染病史,否认手术外伤史,否认输血史,否认过敏史,否认高血压和糖尿病等其余系统疾病。

3. 体格检查

T 37.0℃, P 80 次/min, R 20 次/min, BP 120 mmHg/69 mmHg。神志清楚,精神可,营养好,回答切题,自动体位,查体合作,全身浅表淋巴结无肿大。头颅无畸形,结膜无充血水肿,巩膜无黄染。双侧瞳孔等大等圆,对光反射灵敏。颈软,无抵抗,甲状腺无肿大。胸廓对称无畸形,胸骨无压痛;双肺呼吸音清晰,未闻及干、湿性啰音。腹平坦,腹壁软,全腹无压痛,无肌紧张及反跳痛,肝脾肋下未触及,肝肾脏无叩击痛。脊柱、四肢无畸形。肌力正常,肌张力正常,生理反射正常,病理反射未引出。

皮肤科体检:头皮多发边界清楚的圆形脱发区域,硬币至掌心大小,局部头皮正常,光滑,无鳞屑,无红肿,无破溃。拉发试验阳性。如图88-1所示。

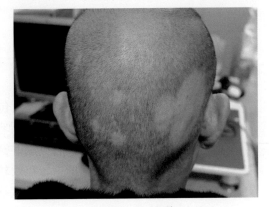

图88-1 斑秃

4. 实验室及影像学检查或特殊检查

血常规:WBC $5.9×10^9$/L, RBC $4.20×10^{12}$/L, Hb 135 g/L, PLT $220×10^9$/L, N 70%, LY 23%。ANA(一),CRP 3.48 mg/L,甲状腺功能正常。

二、诊治经过

（1）初步诊断：斑秃。

（2）诊疗经过：就诊后检测肿瘤标志物、肝肾功能、血糖等各项指标均在正常范围，RPR、TP、HIV抗体阴性，予复方甘草酸苷 75 mg tid po 抗感染治疗，于皮疹处给予醋酸地塞米松溶液外用 bid。2 周后患者脱发明显减少，面积未再扩大，且部分脱发区域可见新生毳毛，嘱其门诊随访脱发的恢复情况及药物减量情况。

三、病例分析

1. 病史特点

（1）男性，35 岁，皮疹分布于头皮。

（2）发病前有心情抑郁，身体劳累史。

（3）皮疹表现为头皮多发边界清楚的圆形脱发斑，硬币至掌心大小，局部头皮正常，光滑，无鳞屑，无红肿，无破溃。拉发试验阳性。

（4）无自觉症状。

2. 诊断与诊断依据

（1）诊断：斑秃。

（2）诊断依据：①青年男性，发病有心情抑郁，身体劳累史。②皮疹表现为头皮多发边界清楚的圆形脱发区域，硬币至掌心大小，局部头皮正常，光滑，无鳞屑，无红肿，无破溃。拉发试验阳性。③无自觉症状。

3. 鉴别诊断

（1）布罗克假斑秃。

（2）脱发性毛囊炎。

（3）梅毒性脱发。

四、处理方案及基本原则

1. 系统治疗

（1）糖皮质激素：对迅速而广泛的脱发包括全秃和普秃可口服泼尼松，每日 15～30 mg，病情稳定后，逐渐减量，维持数月，但部分患者停药后容易复发，而且长期应用会出现糖皮质激素的不良反应。

（2）甲氨蝶呤：有报道称可静脉应用甲氨蝶呤或联合口服低剂量糖皮质激素治疗全秃和普秃。

（3）环孢素：具备下列条件的患者疗效较好：①全秃患者；②年龄＞20 岁；③家族中无特应性体质史；④无斑秃家族史；⑤有甲凹点；⑥脱发区瘙痒。

（4）其他：复合维生素 B、锌剂、复方甘草酸苷等。

2. 局部治疗

（1）外用强效糖皮质激素，或局部多点皮内注射曲安西龙，每次不应超过 4 ml，每 4～6 周重复一次。应注意长期注射全身吸收后的副反应及局部皮肤萎缩。

（2）刺激局部皮肤、改善血液循环、抑制免疫反应和促进毛发生长。

（3）接触致敏：用于顽固性斑秃或全秃，其机制是通过外用致敏性物质，引起局部发生迟发性变态反应,趋化效应 T 细胞,反复应用则激活非特异性免疫,抑制斑秃的效应细胞。

(4) 米诺地尔:单用米诺地尔溶液仅用于局限性斑秃,外用浓度为 2%、3% 和 5%,5% 效果更好。

3. 物理疗法

(1) 光化学疗法(PUVA)。

(2) 氦氖激光照射。

(3) 音频电疗。

4. 替代治疗

对于多种治疗均无效的患者可采用替代方法以遮盖皮损。

五、要点与讨论

1. 要点

(1) 斑秃是一种突然发生的局限性脱发,局部皮肤正常,无自觉症状。

(2) 斑秃的病因尚不完全清楚。普遍认为斑秃是一种具有遗传素质和环境激发因素的自身免疫性疾病。

(3) 斑秃可发生在任何年龄,但多见于 30~40 岁中年人,无明显性别差异。

(4) 不少患者在发病前有精神创伤和精神刺激史。患者常于无意中发现或被他人发现有脱发,无自觉症状。初起为 1 个或数个边界清楚的圆形、椭圆形或不规则形的脱发区,局部头皮正常、光滑,无鳞屑和炎症反应。在活动期,脱发区边缘头发松动,但很容易拔出(拉发试验阳性)。

2. 讨论

根据突然发生的局限性脱发,脱发区皮肤正常,无自觉症状,不难作出诊断。斑秃的治疗包括系统治疗和局部治疗,也可使用物理疗法。在以上方法治疗效果不佳时,可采用替代方法以遮盖皮损。

六、思考题

1. 斑秃的病因和临床表现各是什么?

2. 斑秃的诊断和鉴别诊断要点各有哪些?

3. 列举斑秃的治疗原则。

(杨勤萍)

案例 89
雄激素性脱发

一、病历资料

1. 现病史

患者,男性,38 岁。因"发现脱发 6 年"就诊。患者于 6 年前无明显诱因于前额两侧开始头发密度下降,头发纤细、稀疏,逐渐向头顶延伸,额部发际线后移,前发际线呈"M"形。且头顶部头发逐渐稀疏减少。患者于多处美容机构治疗,给予外用药(具体不详)治疗,无明显疗效。头发仍逐渐稀疏减少。患者近日于我院就诊,查睾酮:38.67 nmol/L。患者父亲及叔叔均有雄激素性脱发病史。

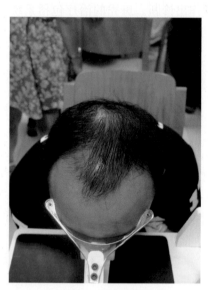

图 89 - 1　雄激素性脱发

2. 既往史

否认传染病史,否认手术外伤史,否认输血史,否认过敏史,否认高血压和糖尿病等其余系统疾病。

3. 体格检查

T 37.0℃, P 80 次/min, R 20 次/min, BP 120 mmHg/69 mmHg。神志清楚,精神可,营养好,回答切题,自动体位,查体合作,全身浅表淋巴结无肿大。头颅无畸形,结膜无充血水肿,巩膜无黄染。双侧瞳孔等大等圆,对光反射灵敏。颈软,无抵抗,甲状腺无肿大。胸廓对称无畸形,胸骨无压痛;双肺呼吸音清晰,未闻及干、湿性啰音。腹平坦,腹壁软,全腹无压痛,无肌紧张及反跳痛,肝脾肋下未触及,肝肾脏无叩击痛。脊柱、四肢无畸形。肌力正常,肌张力正常,生理反射正常,病理反射未引出。

皮肤科体检:前额发际线上移,呈 M 形,头顶部头发稀疏。脱发区皮肤光滑,可见毳毛,皮肤无萎缩。如图 89 - 1 所示。

4. 实验室及影像学检查或特殊检查

睾酮:38.67 nmol/L。

二、诊治经过

(1) 初步诊断:雄激素性脱发。

(2) 诊疗经过:就诊后检测肝肾功能、血糖、甲状腺功能等各项指标均在正常范围,予非那雄胺 1 mg qd po,抑制 II 型 5α 还原酶治疗,皮损处给予 5% 米诺地尔溶液外用 bid 促进毛发生长。后门诊随访毛发生长情况及监测药物的不良反应。

三、病例分析

1. 病史特点

(1) 男性,38 岁,皮疹分布于前额及头顶部。

(2) 有雄激素性脱发家族史。

(3) 皮疹表现为前额发际线上移,呈 M 形,头顶部头发稀疏。脱发区皮肤光滑,可见毳毛,皮肤无萎缩。

(4) 无自觉症状。

2. 诊断与诊断依据

(1) 诊断:雄激素性脱发。

(2) 诊断依据:①中年男性,有雄激素性脱发家族史。②皮疹表现为前额发际线上移,呈 M 形,头顶部头发稀疏。脱发区皮肤光滑,可见毳毛,皮肤无萎缩。③无自觉症状。

3. 鉴别诊断

(1) 生长期脱发。

(2) 休止期脱发。

(3) 前额纤维状脱发。

四、处理方案及基本原则

1. 系统治疗

(1) 抑制 Ⅱ 型 5α 还原酶:非那雄胺是一种选择性 Ⅱ 型 5α 还原酶抑制剂,能够抑制睾酮转变为二氢睾酮,降低血清和头皮中二氢睾酮的水平。

(2) 抗雄激素:女性的雄激素性脱发应以抗雄激素治疗为主。

2. 局部治疗

(1) 米诺地尔:米诺地尔是一种非特异性促进毛发生长的药物,女性和男性均可应用。

(2) 17α-雌二醇:女性雄激素性脱发患者细胞色素 P450 芳香酶水平下降,17α-雌二醇能够增强芳香酶活性,使睾酮转化为雌激素增加,从而降低体内睾酮的水平。

(3) 抗雄激素受体:抗雄激素受体的药物具有类固醇结构,能够与二氢睾酮竞争结合雄激素受体。其只能局部外用,系统应用则可引起腹泻、阳痿和高血压等严重的不良反应。

3. 毛发移植

五、要点与讨论

1. 要点

(1) 雄激素性脱发是临床最为常见的脱发性疾病,表现为头发密度进行性减少,为雄激素依赖的常染色体显性遗传多变性疾病。

(2) 发病有种族差异,白种人发病率最高。

(3) 患者局部头皮毛囊对雄激素的敏感性增加,毛囊逐渐萎缩,终末期毛囊转变为毳毛毛囊,直至毛囊消失。

（4）本病可有家族史。

（5）男性的雄激素性脱发又称为男性型脱发，主要发生于 20～30 岁男性，从前额两侧开始头发密度下降，头发纤细、稀疏，逐渐向头顶延伸，额部发际向后退缩，前额变高，形成"高额"，前发际线呈 M 形，或头顶部头发开始脱落。

（6）女性的雄激素性脱发一般较轻，多表现为头顶部头发逐渐稀疏，一般不累及颞额部。

2. 讨论

根据家族史及头发逐渐脱落，诊断不难。非那雄胺是一种选择性 Ⅱ 型 5α 还原酶抑制剂，能够抑制睾酮转变为二氢睾酮，降低血清和头皮中二氢睾酮的水平，是美国 FDA 批准的唯一一种用于治疗男性雄激素性脱发的口服药物。米诺地尔是美国 FDA 批准的唯一一种治疗雄激素性脱发的外用药物，男性和女性均可使用。米诺地尔是一种非特异性促进毛发生长的药物。治疗需要长期坚持治疗，方可得到疗效。此外，需注意根据患者脱发的严重程度，轻者治疗效果更佳。

六、思考题

1. 雄激素性脱发的病因和临床表现各有哪些？
2. 雄激素性脱发的诊断和鉴别诊断要点各有哪些？
3. 列举雄激素性脱发的治疗原则。

（杨勤萍）

甲 肥 厚

一、病历资料

1. 现病史

患者,女性,18岁。因"双足趾甲改变10余年"入院。患者于10余年前无明显诱因下出现双足全部趾甲变黄变厚,于当地医院就诊,考虑"甲癣",给予30%冰醋酸外用,无明显疗效。后患者自行停药。后随年龄增长,双足趾甲肥厚加重,颜色变为褐色,甲远端翘起,有明显甲横沟。患者现至我院就诊,查血常规示:WBC $7.9×10^9$/L,RBC $4.80×10^{12}$/L,Hb 125 g/L,PLT $200×10^9$/L,N 69%。微量元素:Ca^{2+} 1.26 mmol/L,Mg^{2+} 0.82 mmol/L,Zn^{2+} 74.03 μmol/L,Fe^{3+} 62.48 umol/L。甲屑真菌镜检及培养为阴性。患者母亲有相同趾甲改变表现。追问病史,患者手足多汗明显。

2. 既往史

否认传染病史,否认手术外伤史,否认输血史,否认过敏史,否认高血压和糖尿病等其余系统疾病。

3. 体格检查

T 37.0℃,P 80次/min,R 20次/min,BP 120 mmHg/69 mmHg。神志清楚,精神可,营养好,回答切题,自动体位,查体合作,全身浅表淋巴结无肿大。头颅无畸形,结膜无充血水肿,巩膜无黄染。双侧瞳孔等大等圆,对光反射灵敏。颈软,无抵抗,甲状腺无肿大。胸廓对称无畸形,胸骨无压痛;双肺呼吸音清晰,未闻及干、湿性啰音。腹平坦,腹壁软,全腹无压痛,无肌紧张及反跳痛,肝脾肋下未触及,肝肾脏无叩击痛。脊柱、四肢无畸形。肌力正常,肌张力正常,生理反射正常,病理反射未引出。

皮肤科体检:双足趾甲变厚,颜色褐色,甲远端翘起,甲下有硬性角质样物质充填。肘、膝、臀及四肢伸侧可见毛囊性角化性丘疹及斑片。掌跖多汗。如图90-1所示。

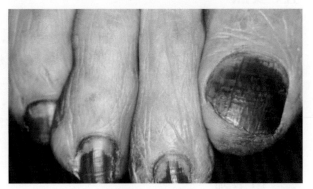

图90-1 甲肥厚

4. 实验室及影像学检查或特殊检查

查血常规示:WBC $7.9×10^9$/L,RBC $4.80×10^{12}$/L,Hb 125 g/L,PLT $200×10^9$/L,N 69%。微量元素:Ca^{2+} 1.26 mmol/L,Mg^{2+} 0.82 mmol/L,Zn^{2+} 74.03 μmol/L,Fe^{3+} 62.48 μmol/L。甲屑真菌镜检及培养:阴性。

二、诊治经过

(1) 初步诊断：甲肥厚。

(2) 诊疗经过：就诊后查肝肾功能、血糖等各项指标均在正常范围，结合患者病史及家族史，考虑为先天性甲肥厚，门诊随访。

三、病例分析

1. 病史特点

(1) 女性，18 岁，双足全部趾甲均有改变。

(2) 患者母亲有相同趾甲改变病史。

(3) 皮疹表现为双足全部趾甲变厚，颜色褐色，甲远端翘起，甲下有硬性角质样物质充填。

(4) 无自觉症状。

2. 诊断与诊断依据

(1) 诊断：甲肥厚。

(2) 诊断依据：①青年女性，双足全部趾甲均有改变；②患者母亲有相同指甲改变病史；③皮疹表现为双足全部趾甲变厚，颜色变为褐色，甲远端翘起，甲下有硬性角质样物质充填；④无自觉症状。

3. 鉴别诊断

(1) 甲癣。

(2) 继发性甲肥厚。

四、处理方案及理由

不需特殊处理。

五、要点

(1) 甲肥厚可由于甲母质功能异常引起甲肥大，或可由于甲床病理改变造成厚甲。

(2) 甲母质功能异常引起的甲肥厚可见于银屑病、毛发红糠疹、Darier 病及外伤后，也可见于黄甲综合征、杵状甲及指（趾）杵状变化。

(3) 厚甲可分为先天性厚甲和获得性厚甲两种，后者常见于甲真菌、湿疹、银屑病及外伤后，有的老年人甲也可变厚。先天性厚甲以厚甲、掌跖角化、多汗、毛囊角化为特征。患者出生时即发病或出生后 2～3 个月发病。

六、思考题

1. 甲肥厚的病因和临床表现各有哪些？

2. 甲肥厚的诊断和鉴别诊断要点各有哪些？

（杨勤萍）

案例 91

汗孔角化症

一、病历资料

1. 现病史

患者，男性，27 岁。因"颜面、四肢皮疹 20 年伴微痒"来就诊。患者 7 岁时鼻梁上出现针头大小淡褐色小痱子，后逐渐扩大，随后颜面、四肢远端也出现同样皮损。患者除日晒后偶感微痒外，无其他不适感。患病以来无明显生长发育和智力障碍。

2. 既往史

否认传染病史，否认手术外伤史，否认输血史，否认过敏史，否认高血压和糖尿病等其余系统疾病。

3. 家族史

患者父母非近亲结婚，其外婆、母亲和弟兄姊妹均患病，该家族现有 22 人，11 人患病，患者年龄 20～76 岁。损害部位多在面、颈、手足、四肢远端等暴露部位，胸背部可受累，有 2 人在外生殖器和臀部有环状斑块，因搔抓刺激而造成缓慢扩大。患者基本在 27 岁前发病，先证者母亲 14 岁发病，其弟兄均在 7 岁左右发病。该家族中男女患病之比为 6∶5，无明显性别差异。此外，该家族中有 1 人合并寻常型银屑病。患者家系图如图 91-1 所示。

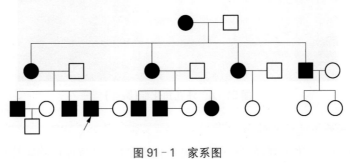

图 91-1 家系图

□ 男 ○ 女 ■ 患男 ● 患女 ╱ 先证者

4. 体格检查

T 37.0℃，P 80 次/min，R 20 次/min，BP 120 mmHg/70 mmHg。神志清楚，精神可，营养好，回答切题，自动体位，查体合作，全身浅表淋巴结无肿大。头颅无畸形，双睑结膜无苍白，巩膜无黄染。双侧瞳孔等大等圆，对光反射灵敏。颈软，无抵抗，甲状腺无肿大。胸廓对称无畸形，胸骨无压痛；双肺呼吸音清晰，未闻及干、湿性啰音。腹平坦，腹壁软，全腹无压痛，无肌紧张及反跳痛，肝脾肋下未触及，肝肾脏无叩击痛。脊柱、四肢无畸形。肌力正常,肌张力正常,生理反射正常,病理反射未引出。

皮肤科体检:颜面、躯干、四肢伸侧、外生殖器及臀部均见散在或密集的环状不规则形的淡褐色斑片,其大小不等且境界清楚,约 300 余个。皮损边缘部堤状隆起,颜色较深,中央色淡且稍萎缩,毳毛消失。口腔黏膜和阴囊部上有大小不等环状皮损,边界清楚。毛发和指/趾甲无明显异常。如图 91 - 2、图 91 - 3、图 91 - 4 所示。

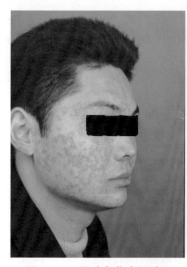

图 91 - 2　汗孔角化症(面部)

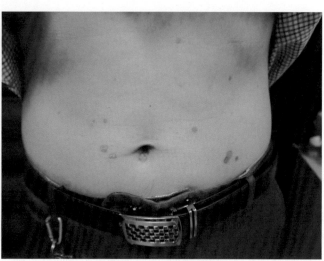

图 91 - 3　汗孔角化症(腹部)

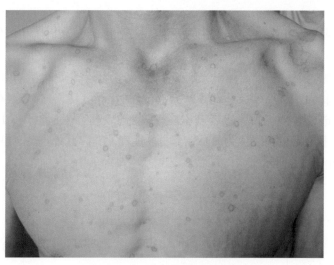

图 91 - 4　汗孔角化症(胸部)

5. 实验室及影像学检查或特殊检查

皮肤组织病理活检示:角化过度,部分区域可见角化不全柱,呈特征性鸡眼样层板,其下方颗粒层消失,棘层厚度正常,真皮内血管及附属器周围淋巴细胞为主的浸润,诊断为汗孔角化症。

二、诊治经过

(1) 初步诊断:汗孔角化症。

(2) 诊疗经过:出于对美观的需求,该患者接受 755 nm 紫翠玉激光治疗面部环形角化过度斑,获得一定程度的改善。

三、病例分析

1. 病史特点

(1)男性,27 岁,病程有 20 年,皮疹主要分布于颜面和四肢等暴露部位。

(2)家族中有类似疾病发作。

(3)皮疹表现环状不规则形的淡褐色斑片,其大小不等且境界清楚,约 300 余个。皮损边缘呈堤状,略隆起,颜色较深,中央色淡且稍萎缩,毳毛消失。

(4)皮肤组织病理示特征性鸡眼样层板。

2. 诊断与诊断依据

(1)诊断:汗孔角化症。

(2)诊断依据:①青年男性,家族中有类似病史。②皮疹主要分布于颜面和四肢等暴露部位。③多数皮疹为环状不规则形的淡褐色斑片,其大小不等且境界清楚,约 300 余个。皮损边缘呈堤状,略隆起,颜色较深,中央色淡且稍萎缩,毳毛消失。④组织病理示特征性鸡眼样层板。

3. 鉴别诊断

(1)疣状表皮发育不良。

(2)环状扁平苔藓。

(3)环状肉芽肿。

四、处理方案及基本原则

(1)外用或对症治疗:抑制表皮过度角化,从而减轻症状。

(2)激光治疗:必要时可采用 Q 开关(如 755 nm 紫翠玉激光或 694 nm 红宝石激光)和 CO_2 点阵等汽化型激光。在数年内,多数患者的面部美观可以获得改善。汽化型激光对皮疹具有剥脱作用,但是容易产生萎缩性瘢痕。

五、要点与讨论

1. 要点

(1)汗孔角化症是一组具有遗传异质性的皮肤角化异常疾病,以光线性播散性浅表性汗孔角化症最为常见,皮疹还可呈斑块状、疣状、线状、点状等多种表现。多数患者有家族史,该病在家族中呈常染色体显性遗传。

(2)典型的皮疹为环状淡褐色斑片,其大小不等且境界清楚。皮损边缘呈堤状,略隆起,颜色较深,中央色淡且稍萎缩,毳毛消失。

(3)皮疹主要分布于颜面和四肢等暴露部位,但是非暴露部位也可以受累。

(4)组织病理示特征性鸡眼样层板,可确诊。

2. 讨论

根据暴露部位大小不等的环状浅褐色斑片,家族中有类似发作史,组织病理呈现特征性鸡眼样层板的特点,诊断不难。本病为主要由甲羟戊酸激酶基因缺陷所致,由日光照射和免疫抑制等因素诱发的自身炎症性皮肤病,可严重影响美观,目前尚无特效的治疗方法。

六、思考题

1. 汗孔角化症的主要病因和临床表现如何?
2. 汗孔角化症的诊断和鉴别诊断要点有哪些?

(张正华)

一、病历资料

1. 现病史

患者,女性,21岁。因"头面、躯干皮疹2年"就诊。患者2年前起无明显诱因下出现头皮、面、前胸、肩背部高出皮面的皮疹,正常肤色逐渐出现油腻性、淡褐色至棕褐色痂覆盖,伴恶臭。病情反复发作,常在夏季加重,皮疹对光敏感。其父亲有类似病史。患者生长发育和智力皆正常。患病以来精神好,胃纳可,睡眠好,大小便正常,无体重明显下降。

2. 既往史

否认传染病史,否认手术外伤史,否认输血史,否认过敏史,否认高血压和糖尿病等其余系统疾病。

3. 体格检查

T 37.0℃,P 80次/min,R 20次/min,BP 120 mmHg/69 mmHg。神志清楚,精神可,营养好,回答切题,自动体位,查体合作,全身浅表淋巴结无肿大。头颅无畸形,左侧上眼睑肿胀,左侧睑结膜充血,巩膜无黄染。双侧瞳孔等大等圆,对光反射灵敏。颈软,无抵抗,甲状腺无肿大。胸廓对称无畸形,胸骨无压痛;双肺呼吸音清晰,未闻及干、湿性啰音。腹平坦,腹壁软,全腹无压痛,无肌紧张及反跳痛,肝脾肋下未触及,肝肾脏无叩击痛。脊柱、四肢无畸形。肌力正常,肌张力正常,生理反射正常,病理反射未引出。

皮肤科体检:皮疹分布于头皮、前额、耳、鼻唇沟、前胸、颈肩、背中线部、腋下及腹股沟等处,为密集分布的细小坚实的丘疹,黄褐色或棕色,表面有油腻性结痂,剥除痂后丘疹中央可见漏斗型的小凹窝,部分融合成蕈样、乳头状增殖。手足甲脆弱,可见白色纵纹。如图92-1、图92-2所示。

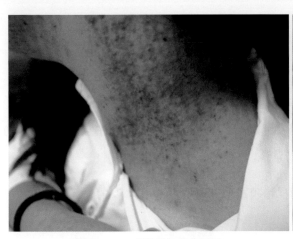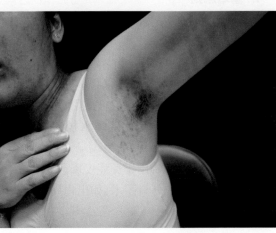

图92-1 毛囊角化病(颈部)　　　　图92-2 毛囊角化病(腋下)

4. 实验室及影像学检查或特殊检查

皮肤组织病理检查：角化不良，棘层肥厚，基底层上有裂隙，见圆体和谷粒，真皮呈慢性炎症性浸润。

二、诊治经过

（1）初步诊断：毛囊角化病。

（2）诊疗经过：经病理证实明确诊断，予硫磺水杨酸软膏、维 A 酸软膏外用，并口服异维 A 酸，门诊随访，2 个月后皮疹略有好转。

三、病例分析

1. 病史特点

（1）女性，21 岁。

（2）病程 2 年，反复发作，夏季加重。

（3）皮疹分布于头皮、前额、耳、鼻唇沟、前胸、颈肩、背中线部、腋下及腹股沟等皮脂溢出部位。

（4）皮疹为黄褐色坚实丘疹，表面覆油腻性结痂，部分融合成蕈样、乳头状增殖，伴甲改变。

（5）皮疹对光敏感。

（6）其父亲有类似病史。

2. 诊断与诊断依据

（1）诊断：毛囊角化病。

（2）诊断依据：①青年女性，病程长，反复发作，夏季加重；②有阳性家族史；③皮疹分布于皮脂溢出部位；④皮疹为褐色油腻性结痂性丘疹，部分融合成蕈样、乳头状增殖，伴甲改变；⑤皮疹对光敏感；⑥皮肤组织病理符合毛囊角化病。

3. 鉴别诊断

（1）脂溢性皮炎。

（2）黑棘皮病。

（3）融合性网状乳头瘤病。

四、处理方案及基本原则

1. 基本原则

目前尚无满意的治疗方法。

2. 处理方案

（1）维生素 A：可试服，至少 2 个月，无效可停用。

（2）维 A 酸：异维 A 酸、阿维 A 等，皮疹好转后可减量。

（3）羟氯喹：如有光敏现象可试用，并避免过度太阳暴晒。

（4）外用角质溶解剂：如硫磺水杨酸软膏或维 A 酸软膏，有一定帮助，同时注意皮肤清洁，防止感染。

（5）外用皮质激素：用于炎症皮疹。

（6）激光、冷冻或外科手术：如出现局部乳头瘤样增殖或蕈样斑块可选用。

五、要点与讨论

1. 要点

(1) 毛囊角化病为常染色体不规则显性遗传性皮肤病,有阳性家族史。

(2) 好发于皮脂溢出部位。

(3) 皮疹为褐色油腻性结痂性丘疹。

(4) 日光照射皮疹加重。

(5) 典型的组织病理。

2. 讨论

本病为常染色体不规则显性遗传性皮肤病,病理具有特征性改变:①特殊形态的角化不良,形成圆体和谷粒;②基底层上棘层松解,致形成基底层上裂隙和隐窝;③被覆有单层基底细胞的乳头,即"绒毛"向上不规则增生,进入裂隙和隐窝内;④可有乳头瘤样增生、棘层肥厚和角化过度,真皮呈慢性炎症性浸润。目前本病的治疗没有特效药物,主要以对症处理为主,局部增生性皮疹可考虑物理治疗。

六、思考题

1. 试述毛囊角化病特征性病理改变。

2. 毛囊角化病的诊断和鉴别诊断要点是什么?

(陆小年)

案例 93

梅 毒

一、病例资料

1. 现病史

患者,女,25 岁。因"全身泛发皮疹 20 余天,皮疹不痛不痒"就诊。患者就诊前 20 余天无明显诱因左前臂出现米粒大小红色皮疹,高出皮肤,不痛不痒,未就诊治疗。2 周前,皮疹逐渐增大增多,迅速蔓延至颈部、前胸、后背和双上肢,散在分布,部分皮疹破溃、结痂,自觉轻度瘙痒。曾于外院就诊,以"皮炎"给予皿治林口服,卤米松软膏外用,皮疹无明显改善,并延及头面、双下肢,遂来院就诊。自起病来,患者无发热,无口腔溃疡,无关节肌肉酸痛。胃纳可,睡眠可,大小便正常,体重无明显变化。

2. 既往史

既往有青霉素过敏史,无系统性疾病史。生于原籍,否认疫水毒物接触史,吸烟每日 2～3 支。已婚已育。否认近 2 年不洁性交史。家族中无遗传性疾病及类似疾病史。

3. 体格检查

神清,T 36.6℃,HR 80 次/min,律齐,BP 130 mmHg/75 mmHg,神志清楚,精神可,营养好,回答切题,自动体位,查体合作,双侧颌下、颈部、腋下、腹股沟可扪及多个肿大的淋巴结,活动可,无压痛。头颅无畸形,巩膜无黄染。双侧瞳孔等大等圆,对光反射灵敏。颈软,无抵抗,甲状腺无肿大。胸廓对称无畸形,胸骨无压痛;双肺呼吸音清晰,未闻及干、湿性啰音。腹平坦,腹壁软,全腹无压痛,无肌紧张及反跳痛,肝脾肋下未触及,肝肾脏无叩击痛。脊柱、四肢无畸形。肌力正常,肌张力正常,生理反射正常,病理反射未引出。

皮肤科体检:躯干和四肢散在分布的 3 mm～2 cm 大小的红色或紫红色丘疹或结节,部分皮损成环形,伴鳞屑,部分中央有破溃、坏死和结痂。如图 93－1、图 93－2 所示。

4. 实验室及影像学检查或特殊检查

实验室检查:血尿常规、肝肾功能、电解质、血糖、血脂、心肌酶谱均正常。

补体 C3、C4、抗"O"正常,ESR 80 mm/h。

肿瘤标志物均正常;肝炎三对半阴性。

RPR:阳性(滴度 1:8)。TPPA 阳性(滴度 1:80)。HIV:我院性病实验室 HIV 金标及酶标法检测均阳性,送疾控中心后确诊。T＋B＋NK 细胞检测:CD3 Total T 细胞 82%,CD4 T 细胞 46%,CD8 T 细胞 34%,CD19 B 细胞 10%,Total NK cell 8%,CD4$^+$/CD8$^+$ 1.35。

其他辅助检查:

EKG:①心脏逆钟向转位;②左心室高电压。

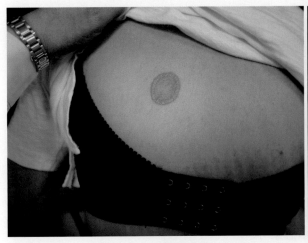

图 93-1 梅毒(后背)

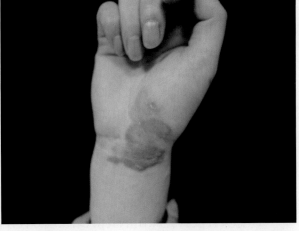

图 93-2 梅毒(手部)

胸片:两肺纹理增多。

B超:肝脏、胆囊、胰腺、脾脏、双肾、双侧输尿管、膀胱、后腹膜未见明显异常。双侧颌下、双侧颈部、双侧腋下多发淋巴结肿大,形态欠规则。双侧腹股沟淋巴结形态尚规则,双侧锁骨上未见明显肿大淋巴结。

皮肤组织病理:皮肤淋巴样浸润,部分区域见有少数异形细胞,真皮下方细血管周围小片状坏死,伴有较多中性粒细胞。

二、诊治经过

(1) 初步诊断:二期梅毒合并 HIV 感染。

(2) 诊疗经过:入院后体检皮疹对称分布于头面部、颈部、躯干、四肢。呈散在分布,绿豆至葡萄大小红色丘疹、结节,部分皮疹中央坏死形成溃疡,伴少量渗出,部分皮疹表面呈黑褐色结痂。皮疹无明显触痛。完善相关实验室检查:RPR 阳性(滴度 1∶8),TPPA 阳性(滴度 1∶80);HIV 我院性病实验室 HIV 金标及酶标法检测均阳性,送疾控中心后确诊。T+B+NK 细胞检测:CD3 Total T cell 82%,CD4 T cell 46%,CD8 T cell 34%,CD19 Total B cell 10%,Total NK cell 8%,CD4$^+$/CD8$^+$ 1.35。

进一步追问病史:患者承认有不洁性生活史,性伴侣已失去联系。患者在就诊半年出现外阴破溃,为 1 个绿豆大小的溃疡,自服消炎药好转。配偶查 RPR 1∶128,TPPA 1∶80,HIV (−)。

治疗:头孢曲松 1.0 g 肌肉注射,每日 1 次,连续 15 天。

随访:治疗后第一次随访,治疗 15 天后皮损好转明显。治疗后第二次随访,皮损进一步好转,遗留色素沉着,但 RPR>1∶128,故进行了第二疗程头孢曲松 1.0 g 肌肉注射,每日 1 次,连续 15 天。

进一步处理:定期复查 RPR;建议进一步行脑脊液检查;建议性伴检查;公共卫生中心跟踪并随访该患者的 HIV 病情。

三、病例分析

1. 病史特点

(1) 青年女性,全身泛发皮疹 20 余天,皮疹不痛不痒。

(2) 皮疹特点为丘疹或结节,伴坏死。发疹前半年有外阴破溃史。

（3）抗组胺药及外用激素药物无效。

（4）有不洁性交史。

（5）组织病理检查：皮肤淋巴样浸润，部分区域见有少数异形细胞，真皮下方细血管周围小片状坏死，伴有较多中性粒细胞。

（6）RPR、TPPA、HIV 检测均阳性。

2. 诊断与诊断依据

（1）诊断：二期梅毒合并 HIV 感染。

（2）诊断依据：①有不洁性交史；②发疹前半年有外阴破溃史；③皮疹特点为不痛不痒的丘疹或结节，伴坏死；④RPR、TPPA、HIV 检测均阳性。

3. 鉴别诊断

该病例皮疹特点为丘疹和结节，针对丘疹、结节的鉴别诊断应该从以下几个方面进行鉴别。

（1）感染性皮肤病如细菌、真菌、结核或分枝杆菌感染等。

（2）非感染性炎症性皮肤病如急性苔藓痘疮样糠疹、血管炎等。

（3）代谢性皮肤病如黄瘤等。

（4）肿瘤性皮肤病如淋巴瘤样丘疹病、淋巴瘤、组织细胞增生症等。

四、处理方案及基本原则

根据临床和实验室检测结果该患者被诊断为二期梅毒合并 HIV 感染。梅毒合并 HIV 感染不仅使梅毒表现不典型，早期可以出现神经系统、心血管和眼部的损害及其他不常见部位的受累，而且也使 HIV 更易传播。因此全面细致的查体、及时发现和规范治疗梅毒可减少 HIV 的传播。因此，该患者应进一步做脑脊液检测以除外神经梅毒。

梅毒治疗原则是及早发现，及时正规治疗，愈早治疗效果愈好。治疗剂量足够，疗程规则，不规则治疗可增加复发及促使晚期损害提前发生。治疗后要经过足够时间的追踪观察，对所有性伴应同时进行检查和治疗。

治疗方案：早期梅毒（包括一期、二期及病期在 2 年以内的隐性梅毒）治疗方案如表 93-1 所示。

表 93-1　早期梅毒治疗方案

推荐方案
普鲁卡因青霉素 G　80 万 IU/日，肌内注射，连续 15 日；或苄星青霉素 240 万 IU，分为二侧臀部肌内注射，每周 1 次，共 2 次。
替代方案
头孢曲松 0.5～1 g，每日 1 次，肌内注射，连续 10 日。
对青霉素过敏者用以下药物
多西环素 100 mg，每日 2 次，连服 15 日；或盐酸四环素 500 mg，每日 4 次，连服 15 日（肝、肾功能不全者禁用）。

梅毒患者合并 HIV 感染是否要加大剂量或疗程治疗梅毒仍不明确，对于常规的驱梅治疗可能抵抗，一般的驱梅治疗不能保证可靠的疗效，治疗可能失败，甚至不能阻止严重的神经梅毒的发生，对患者要进行密切监测及定期随访。该患者既往史有青霉素过敏史，因此采用梅毒替代方案治疗，考虑该患者同时合并 HIV 感染，又没有做脑脊液检测，因此给予头孢曲松 1 g 肌肉注射，每日 1 次，连续 15 天。增加疗程治疗，同时予以密切随访，第二次随访发现 RPR 滴度明显上升，立即予以第二疗程治疗。

五、要点与讨论

梅毒是由苍白螺旋体引起的一种慢性、系统性性传播疾病。梅毒表现复杂,多脏器受累,极具迷惑性。梅毒患者早期主要表现为皮肤黏膜的损害,如何从似是而非的各种皮损中鉴别出梅毒患者,关键在于掌握梅毒的典型皮损特征,如硬下疳、掌跖部位暗红或铜红色圆形斑丘疹以及肛门外生殖器部位扁平湿疣损害,梅毒皮疹不痛不痒也是诊断要点之一。

结合本例患者皮损表现为头面、颈、躯干四肢丘疹、结节、坏死和溃疡,皮疹不痛不痒。一开始否认有不洁性行为病史,临床拟诊淋巴瘤样丘疹病,组织病理检查不支持诊断。面对临床不典型、不痛不痒的皮疹,虽然患者否认有不洁性行为,临床医师仍应警惕梅毒的可能性,梅毒血清学检测有助于梅毒的鉴别诊断。

1. 梅毒血清学检测方法

分为两大类:一类为非梅毒螺旋体抗原血清试验,包括 RPR、USR、TRUST 和 VDRL,另一类为梅毒螺旋体抗原血清试验,包括 TPHA、TPPA 和 FTA-ABS,分别通过非螺旋体抗原和螺旋体抗原进行检测,这两种试验的临床意义不同,不能互相替代,正确解读对于指导其在临床中的合理应用非常重要。

2. 梅毒血清试验的临床意义

非梅毒螺旋体抗原血清试验敏感性高,特异性较低,适用于:①大量人群筛查;②梅毒治疗后的疗效观察。梅毒螺旋体抗原血清试验特异性高,用于确定诊断。梅毒血清试验存在生物学假阳性和假阴性问题,应注意鉴别。非梅毒螺旋体抗原血清试验假阳性见于:①风湿免疫性疾病;②麻醉剂成瘾;③少数孕妇,老年人。一般人群中假阳性率1%~2%,滴度小于1:2。梅毒螺旋体抗原血清试验假阳性较少见,可见于红斑狼疮等自身免疫性疾病,也可见于麻醉剂成瘾、少数孕妇。生物学假阴性见于:①一期梅毒早期,硬下疳出现1~2周内;②感染梅毒后立即治疗时和部分晚期梅毒患者;③二期梅毒,前带现象(prozone phenomenon)可出现试验假阴性。

前带现象指临床表现为二期梅毒,血清学阴性,将血清稀释后再做呈阳性。原因是血清中抗体过多,大量抗体占据了所有的抗原位点,从而阻止了试验中絮状物形成,对血清进行稀释,得到阳性结果。

3. 梅毒合并HIV感染的特点

临床表现皮损不典型,较非HIV感染者更为严重,分布更广泛。可以出现少见的"恶性梅毒",在较短的时间内"走完"梅毒原本慢性的病程,更多的机会发展为内脏梅毒(肝脏、肾脏及心脏等)和神经梅毒。难以治愈,易复发。梅毒血清学检查中假阴性和假阳性的比例都会增加,而且部分患者血清滴度异常增高或异常降低,波动较大。

六、思考题

1. 列举梅毒治疗的原则。
2. 梅毒血清试验的临床意义是什么?
3. 梅毒合并HIV感染的特点是什么?

(徐金华)

案例 94
淋　病

一、病历资料

1. 现病史

患者，男性，35岁。因"尿痛、尿道流脓7天"就诊。患者7天前无明显诱因下出现尿道流脓伴尿道排尿刺痛感，至外院泌尿科就诊，诊断为尿道炎，给予左氧氟沙星治疗，症状反复，故来我科门诊就诊。追问病史，患者在10天前有不洁性生活史。

2. 既往史

否认传染病史，否认手术外伤史，否认输血史，否认过敏史，否认高血压和糖尿病等其余系统疾病。

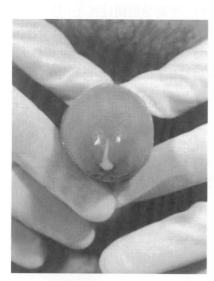

图94-1　淋病

3. 体格检查

T 37.0℃，P 80次/min，R 20次/min，BP 120 mmHg/69 mmHg。神志清楚，精神可，营养好，回答切题，自动体位，查体合作。头颅无畸形，睑结膜无充血，巩膜无黄染。双侧瞳孔等大等圆，对光反射灵敏。颈软，无抵抗，甲状腺无肿大。胸廓对称无畸形，胸骨无压痛；双肺呼吸音清晰，未闻及干、湿性啰音。腹平坦，腹壁软，全腹无压痛，无肌紧张及反跳痛，肝脾肋下未触及，肝肾脏无叩击痛。脊柱、四肢无畸形。肌力正常，肌张力正常，生理反射正常，病理反射未引出。

皮肤科体检：躯干四肢未见明显皮疹。尿道口红肿，少量黄色脓液，腹股沟淋巴结肿大。如图94-1所示。

4. 实验室和影像学检查

取尿道分泌物涂片作革兰染色，镜检见多形核白细胞内革兰阴性肾形双球菌。尿道分泌物培养，菌落涂片检查，可见革兰阴性双球菌。

二、诊治经过

（1）初步诊断：淋病。

（2）诊疗经过：完善相关检查，予头孢曲松钠250 mg，肌注。治疗第二天，尿道口分泌物消失，红肿明显消退。一周后复查淋球菌涂片和培养，均为阴性。

三、病例分析

1. 病史特点

(1) 男性,35 岁,尿痛、尿道流脓 7 天。

(2) 发病前 3 天曾有不洁性生活史。

(3) 尿道口红肿,少量黄色脓液,腹股沟淋巴结肿大。

(4) 尿道分泌物涂片革兰染色,镜检见多形核白细胞内革兰阴性肾形双球菌。

2. 诊断与鉴别诊断

(1) 诊断:淋病。

(2) 诊断依据:①中青年男性,发病前有不洁性生活史;②尿痛、尿道流脓 1 周;③体检:尿道口红肿,少量黄色脓液,腹股沟淋巴结肿大;④尿道分泌物镜检见多形核白细胞内革兰阴性肾形双球菌;尿道分泌物培养,菌落涂片检查,可见革兰阴性双球菌。

3. 鉴别诊断

(1) 男性淋菌性尿道炎需与生殖道沙眼衣原体感染和其他原因引起的尿道炎相鉴别。

(2) 女性淋菌性宫颈炎应与生殖道沙眼衣原体感染、生殖器念珠菌病念珠菌性阴道炎、阴道滴虫病滴虫性阴道炎及细菌性阴道病等相鉴别。

四、处理方案及基本原则

(1) 抗淋球菌治疗:根据《性传播疾病临床诊疗指南》,并参照《抗菌药物临床应用指导原则》执行,参考近年来我国淋球菌耐药监测的资料,我国淋球菌分离株对青霉素及四环素的染色体耐药性较为普遍,青霉素类和四环素类目前已不作为治疗淋病的推荐药物。此外,耐氟喹诺酮淋球菌已在我国较为普遍出现,且耐药菌株比率逐年增高,部分地区淋球菌分离株对该类药的耐药率达 75%～99%,可经验性使用头孢曲松 250 mg,肌注或静脉注射。

(2) 考虑淋球菌感染多伴有衣原体感染可能,故可加用四环素类抗生素,待药敏结果出来后及时调整用药。

(3) 如果患者有发热、关节疼痛肿胀等症状,要考虑播散性淋病、淋病性关节炎可能,按照相应治疗方案延长治疗时间。

(4) 性伴检查及治疗。

(5) 停药 10 天后复查淋球菌涂片及培养、支原体、衣原体检查。

五、要点与讨论

淋病(Gonorrhea)是由革兰氏阴性双球菌——淋病奈瑟菌(Neiseria gonorrhoeae)引起的细菌感染,人类是该菌的唯一自然宿主,常通过性接触传播感染。临床上淋病包括有症状、无症状的泌尿生殖系统的淋球菌感染,眼、咽、皮肤、直肠、盆腔等部位的感染,以及血行播散性感染。淋病是性传播疾病的主要病种之一,潜伏期短、传染性强,如不及时治愈,可出现严重的并发症和后遗症,导致感染者生理和心理上的不良后果,是重要的公共卫生问题。

根据流行病学史,尿急、尿痛症状,尿道分泌物和分泌物涂片及培养结果,诊断不难。治疗以抗淋球菌感染和防止传播为主。对于有并发症的淋病、其他部位的淋病和播散性淋病临床上需要加以鉴别。

六、思考题

1. 淋病的病因和临床表现有哪些?
2. 淋病的诊断和鉴别诊断要点是什么?
3. 列举淋病的治疗原则。

（梁　俊）

非淋球菌性尿道炎

一、病历资料

1. 现病史

患者,男性,34 岁。因"晨起尿道口分泌物增多伴瘙痒 2 天。"来院。患者 2 天前晨起发现尿道口有白色痂膜,内裤上有污斑,伴有尿道瘙痒。否认尿频、尿急等表现。2 周前有婚外性生活史。

2. 既往史

否认传染病史,否认手术外伤史,否认输血史,否认过敏史,否认高血压和糖尿病等其余系统疾病。

3. 体格检查

T 37.0℃,P 80 次/min,R 20 次/min,BP 120 mmHg/69 mmHg。神志清楚,精神可,营养好,回答切题,自动体位,查体合作,全身浅表淋巴结无肿大。头颅无畸形,左侧上眼睑肿胀,左侧睑结膜充血,巩膜无黄染。双侧瞳孔等大等圆,对光反射灵敏。颈软,无抵抗,甲状腺无肿大。胸廓对称无畸形,胸骨无压痛;双肺呼吸音清晰,未闻及干、湿性啰音。腹平坦,腹壁软,全腹无压痛,无肌紧张及反跳痛,肝脾肋下未触及,肝肾脏无叩击痛。脊柱、四肢无畸形。肌力正常,肌张力正常,生理反射正常,病理反射未引出。

皮肤科体检:尿道口略红,见少量白色分泌物。

4. 实验室及影像学检查或特殊检查

尿道分泌物检查示沙眼衣原体(+),解脲支原体(-),人型支原体(-),淋球菌涂片及培养(-)。

二、诊治经过

(1) 初步诊断:非淋菌性尿道炎。

(2) 诊疗经过:多西环素 100 mg,每日 2 次,共治疗 10 天,停药 2 周后复查衣原体(-),同时嘱性伴侣就诊接受检查和治疗。

三、病例分析

1. 病史特点

(1) 男性,34 岁。

(2) 起病急,病程 2 天。

（3）晨起尿道口分泌物增多。

（4）伴有瘙痒等自觉症状。

（5）2周前有婚外性生活史。

2. 诊断与诊断依据

（1）诊断：非淋菌性尿道炎。

（2）诊断依据：①中年男性，发病前2周有不安全性行为史；②起病急，病程2天；③晨起尿道口分泌物增多；④伴有瘙痒等自觉症状；⑤尿道分泌物检查示沙眼衣原体（＋），淋球菌涂片及培养（－）。

3. 鉴别诊断

（1）淋球菌性尿道炎。

（2）其他病原体引起的尿道炎。

四、处理方案及基本原则

1. 基本原则

早期诊断，早期治疗；及时、足量、规则用药；根据不同的病情采用相应的治疗方案；性伴应该同时接受治疗；治疗后进行随访。

2. 处理方案

（1）推荐方案：阿奇霉素1 g，单剂口服，或多西环素100 mg，每日2次，共7～10天。

（2）替代方案：米诺环素100 mg，每日2次，共10 d，或红霉素碱500 mg，每日4次，共7～10天，或四环素500 mg，每日4次，共7～10天，或罗红霉素150 mg，每日2次，共7～10天，或克拉霉素2 500 mg，每日2次，共7～10天，或氧氟沙星300 mg，每日2次，共7～10天，或左氧氟沙星500 mg，每日1次，共7～10天，或司帕沙星200 mg，每日1次，共10天。

五、要点与讨论

1. 要点

（1）非淋菌性尿道炎是由衣原体、支原体、阴道毛滴虫、白色念珠菌等微生物引起的泌尿生殖道感染。

（2）潜伏期1～3周，发病前多有不安全性行为史。

（3）尿痛或排尿困难多较轻或无，可伴有尿道瘙痒等不适。

（4）尿道分泌物量少或无，多为浆液性，较稀薄。

（5）尿道分泌物涂片检查可见多形核白细胞，但淋球菌涂片及培养（－），沙眼衣原体（＋）或（和）解脲支原体（＋）等。

2. 讨论

非淋菌性尿道炎治疗目的是防止产生合并症并发症，阻断进一步传播，缓解症状。有下列情况时考虑作微生物学随访：①症状持续存在；②怀疑再感染；③怀疑未依从治疗；④无症状感染；⑤红霉素治疗后。在患者出现症状或确诊前的2个月内的所有性伴均应接受检查和治疗。患者及其性伴在完成疗程前（单剂量方案治疗后的7日内，或7～10日治疗方案完成前）应避免性行为。此外对于特殊人群，如妊娠期妇女、婴儿或儿童可选用红霉素、阿莫西林或阿奇霉素，由于所用药物的疗效相对差，故应作判愈试验。

六、思考题

1. 非淋菌性尿道炎的病原体有哪些？
2. 非淋菌性尿道炎的诊断和鉴别诊断要点是什么？
3. 列举非淋菌性尿道炎的治疗原则。

（陆小年）

案例 96

尖锐湿疣

一、病历资料

1. 现病史

患者,女性,28岁。因"外阴赘生物1月"来院。患者1个月前发现外阴新生物,不痛不痒,逐渐增多,偶有出血,在外院予激光治疗,2周后局部又有新发皮疹,为进一步诊治来我院性病门诊就诊。否认婚外性生活史。

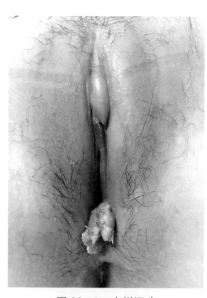

图96-1 尖锐湿疣

2. 既往史

否认传染病史,否认手术外伤史,否认输血史,否认过敏史,否认高血压和糖尿病等其余系统疾病。

3. 体格检查

T 37.0℃,P 80 次/min,R 20 次/min,BP 120 mmHg/69 mmHg。神志清楚,精神可,营养好,回答切题,自动体位,查体合作,全身浅表淋巴结无肿大。头颅无畸形,左侧上眼睑肿胀,左侧睑结膜充血,巩膜无黄染。双侧瞳孔等大等圆,对光反射灵敏。颈软,无抵抗,甲状腺无肿大。胸廓对称无畸形,胸骨无压痛;双肺呼吸音清晰,未闻及干、湿性啰音。腹平坦,腹壁软,全腹无压痛,无肌紧张及反跳痛,肝脾肋下未触及,肝肾脏无叩击痛。脊柱、四肢无畸形。肌力正常,肌张力正常,生理反射正常,病理反射未引出。

皮肤科体检:小阴唇外侧、阴道口散在菜花样、疣状赘生物,质软,粉红色,部分融合成团块状,阴道壁散在疣状赘生物(见图96-1)。

4. 实验室及影像学检查或特殊检查

宫颈分泌物检查示淋球菌涂片及培养(一),沙眼衣原体(一),解脲支原体(一),人型支原体(一),RPR(一),TP抗体(一),HIV(一)。阴道镜检查:阴道壁见散在疣状赘生物;宫颈轻糜,宫颈2、5、10见云雾状上皮,在这些部位取宫颈组织活检,病理示宫颈尖锐湿疣。

二、诊治经过

(1)初步诊断:尖锐湿疣。

（2）诊疗经过：阴道镜检查及病理示阴道、宫颈尖锐湿疣，对患者外阴、阴道及阴道壁和宫颈的皮疹行 CO_2 激光治疗，伤口愈合后外阴给予5%咪喹莫特软膏，2个月后外阴局部复发一次，继续外用5%咪喹莫特软膏，皮疹消退，6个月后复查阴道镜无异常发现。

三、病例分析

1. 病史特点

（1）女性，28岁。

（2）病程1月。

（3）皮疹表现为菜花样、疣状赘生物，部分融合成团块状，分布于小阴唇外侧、阴道口和阴道壁。

（4）CO_2 激光治疗后皮疹消退，但易复发。

（5）无自觉症状。

（6）否认婚外性生活史。

2. 诊断与诊断依据

（1）诊断：尖锐湿疣。

（2）诊断依据：①青年女性，病程1个月；②皮疹分布于外生殖器；③皮疹为菜花样、疣状赘生物，部分融合成团块状；④CO_2 激光治疗有效，但易复发；⑤阴道镜检查及病理示阴道、宫颈尖锐湿疣。

3. 鉴别诊断

（1）假性湿疣。

（2）扁平湿疣（二期梅毒疹）。

（3）生殖器鳞状细胞癌。

四、处理方案及基本原则

1. 基本原则

以去除疣体为主要目的，尽可能地消除疣体周围的亚临床感染以减少或预防复发。性伴侣应该同时接受检查及治疗。患者治疗和随访期间应避免性行为。

2. 处理方案

（1）医院内应用：包括 CO_2 激光治疗、液氮冷冻治疗、高频电治疗、液氮冷冻微波治疗、外科手术切除或光动力治疗等。

（2）患者自己用药：0.5%足叶草毒素酊或5%咪喹莫特霜等。

（3）治疗方法选择：①男女两性外生殖器部位可见的中等以下大小的疣体（单个疣体直径<5 mm，疣体团块直径<10 mm，疣体数目<15个），一般可由在患者自己外用药物治疗；②男性的尿道内和肛周，女性的前庭、尿道口、阴道壁和宫颈口的疣体；或男女两性的疣体大小和数量均超过上述标准者，建议用物理方法治疗；③对于物理疗法治疗后，体表尚有少量疣体残存时，可再用外用药物治疗。

五、要点与讨论

1. 要点

（1）尖锐湿疣是由 HPV 病毒引起的泌尿生殖道感染。

（2）潜伏期1~8个月，平均3个月，发病前多有不安全性行为史或性伴感染史，或有与尖锐湿疣患者有密切的间接接触史。

（3）患者可自觉痒感、异物感、压迫感或灼痛感，但约70%的患者无任何自觉症状。

（4）皮损表现为单发或多发丘疹，逐渐发展为乳头状、鸡冠状、菜花状或团块状的赘生物，粉红色至深红色、灰白色，乃至棕黑色。

（5）醋酸白试验、HPV检测、阴道镜检查及病理学检查有助于疾病的诊断及评估。

2. 讨论

对女性患者来讲，阴道、宫颈的HPV感染易被皮肤科医生忽视，成为反复不愈的原因之一，且高危型HPV是宫颈癌的重要病因，因此全面评估女性HPV感染非常重要。尖锐湿疣的治疗目前仍然以综合治疗为主要对策，不仅需要清除疣体，还需要针对潜伏感染及亚临床感染选择相应的治疗方法，达到预防复发的目的。尖锐湿疣的判愈标准为治疗后疣体消失，目前多数学者认为，治疗后6个月无复发者，则复发机会减少。少数患者尖锐湿疣皮损会多次复发，其原因可能是：①原发损害治疗不彻底，如激光烧灼过浅；②原发损害周围亚临床感染蔓延；③原发损害附近及阴肛部位的HPV潜伏感染；④部分患者尿道内（60%）或阴囊（22%）是HPV贮存库，是外阴HPV的散布源；⑤与已感染的性伴再次接触，造成再感染；⑥患者局部免疫状态低下，如HIV感染、糖尿病、妊娠或器官移植者；⑦未去除不良因素，如男性包皮过长，女性阴道炎或宫颈炎。对于尖锐湿疣频繁复发的患者，目前尚无明确有效的疗法。使用激光治疗时应注意及早发现亚临床感染，治疗范围超过皮损2 mm，深度达真皮浅层。去除可能的病因，如同时存在的其他感染。在广泛、彻底去除疣体后，使用一些可调节机体免疫状态的药物，如干扰素、白介素-2、胸腺肽等，但这些药物预防复发的效果尚未确定。

六、思考题

1. 尖锐湿疣的病原体是什么？感染方式有哪些？

2. 尖锐湿疣的诊断和鉴别诊断要点是什么？

3. 尖锐湿疣的复发原因有哪些？如何减少复发？

（陆小年）

案例 97
生殖器疱疹

一、病历资料

1. 现病史

患者，男性，28岁。因"阴茎出现小水疱3天"就诊。患者3天前熬夜后阴茎背侧出现数枚小水疱，伴皮肤刺痛感，为进一步诊治，来我院皮肤科就诊。追问病史，患者在近三年外阴部已反复出现类似症状4次，既往有冶游史。

2. 既往史

否认传染病史，否认手术外伤史，否认输血史，否认过敏史，否认高血压和糖尿病等其余系统疾病。有冶游史。

3. 体格检查

T 37.0℃，P 80次/min，R 20次/min，BP 130 mmHg/69 mmHg。神志清楚，精神可，营养好，回答切题，自动体位，查体合作。头颅无畸形，睑结膜无充血，巩膜无黄染。双侧瞳孔等大等圆，对光反射灵敏。颈软，无抵抗，甲状腺无肿大。胸廓对称无畸形，胸骨无压痛；双肺呼吸音清晰，未闻及干、湿性啰音。腹平坦，腹壁软，全腹无压痛，无肌紧张及反跳痛，肝脾肋下未触及，肝肾脏无叩击痛。脊柱、四肢无畸形。肌力正常，肌张力正常，生理反射正常，病理反射未引出。

皮肤科体检：躯干四肢未见明显皮疹。阴茎背侧见及数枚小水疱，集簇，部分水泡已破溃，少量渗液。如图97-1所示。

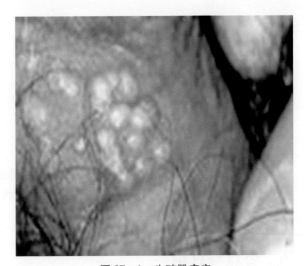

图 97-1 生殖器疱疹

4. 实验室和影像学检查

血 RPR（－），TPPA（－），HIV 抗体（－）。

HSV-1-IgM（－），HSV-1-IgG（－），HSV-2-IgM（－），HSV-2-IgG（＋）。

二、诊治经过

（1）初步诊断：生殖器疱疹。

（2）诊疗经过：完善相关检查，予伐昔洛韦片每日2次，每次0.3 g，口服7天。治疗后一周复诊，水疱消退。

三、病例分析

1. 病史特点

（1）男性，28岁，阴茎出现小水疱3天，刺痛感。

（2）在近三年外阴部已反复出现类似症状4次。

（3）有冶游史。

（4）阴茎背侧见数枚小水疱，集簇，部分水泡已破溃伴渗液。

（5）血清抗体检测：HSV-1-IgM（－），HSV-1-IgG（－），HSV-2-IgM（－），HSV-2-IgG（＋）。

2. 诊断与鉴别诊断

（1）诊断：生殖器疱疹。

（2）诊断依据：①中青年男性，发病前有不洁性生活史；②阴茎出现小水疱3天，伴刺痛感；③在近三年外阴部已反复出现类似症状4次；④体检：阴茎背侧见及数枚小水疱，集簇，部分水泡已破溃伴渗液；⑤血清抗体检测：HSV-2-IgG（＋）。

3. 鉴别诊断

（1）接触性皮炎。

（2）一期梅毒。

（3）带状疱疹。

（4）白塞病。

四、处理方案及基本原则

（1）抗病毒治疗：抗病毒治疗应在发病早期迅速进行，以抑制病毒复制及阻止病毒传播。

（2）外用治疗或对症处理：有利于皮疹干燥、收敛，预防继发感染。

（3）性伴检查及治疗。

五、要点与讨论

生殖器疱疹是指单纯疱疹病毒（HSV）通过性接触发生的皮肤、黏膜感染。生殖器疱疹的皮损部位、症状、体征一般只局限于生殖器部位，疼痛、瘙痒的程度为轻到中度，初发损害为一个或多个红色小丘疹，迅速变为孤立或群集的小水疱、脓疱、糜烂或浅溃疡。约有60%的患者发作前有前驱症状，局部有轻度瘙痒、烧灼或刺痛感，多局限于一侧生殖器部位，此后在红斑基础上发生水疱，发生溃疡时伴痛。从出现水疱到结痂出现上皮重新形成的平均时间6~10天。在原发性生殖器疱疹消退后1~4个月内有复发，一般无全身症状，常有烧灼、瘙痒和针刺感等前驱症状，但比原发者轻。

根据不洁性交史或配偶感染史及其他密切接触史,结合典型临床症状和体征,即可作出准确诊断。

六、思考题

1. 生殖器疱疹的病因和临床表现有哪些?
2. 生殖器疱疹的诊断和鉴别诊断要点是什么?

(梁　俊)

案例 98

神经纤维瘤病(Ⅰ型)

一、病历资料

1. 现病史

患者,女性,27 岁。因"躯干四肢褐色斑 27 年,多发皮肤肿物 7 年"就诊。患者出生时即被发现躯干四肢多发性黄豆至鸽蛋大小的褐色斑片,无自觉症状,在外院就诊,诊断为"咖啡斑",未予治疗。7 年前躯干部出现突出皮肤表面的肿物,质地柔软,无自觉症状,随着年龄增大逐渐增多。

2. 既往史

否认传染病史,否认手术外伤史,否认输血史,否认过敏史,否认癫痫和智力低下等其余系统疾病。父母非近亲结婚,父亲有类似病史。

3. 体格检查

T 37.0℃, P 80 次/min, R 20 次/min, BP 120 mmHg/69 mmHg。神志清楚,精神可,营养好,回答切题,自动体位,查体合作,全身浅表淋巴结无肿大。头颅无畸形,巩膜无黄染。双侧瞳孔等大等圆,对光反射灵敏。颈软,无抵抗,甲状腺无肿大。胸廓对称无畸形,胸骨无压痛;双肺呼吸音清晰,未闻及干、湿性啰音。腹平坦,腹壁软,全腹无压痛,无肌紧张及反跳痛,肝脾肋下未触及,肝肾脏无叩击痛。脊柱、四肢无畸形。肌力正常,肌张力正常,生理反射正常,病理反射未引出。

皮肤科体检:躯干四肢十余个黄豆至鸽蛋大小的褐色斑片,背部和腹部还见突出皮肤表面的疝囊样肿物,质地柔软。双侧腋窝腹股沟还见粟粒大小的黑褐色斑点。如图 98-1、图 98-2 所示。

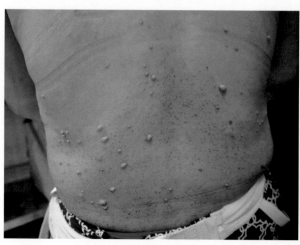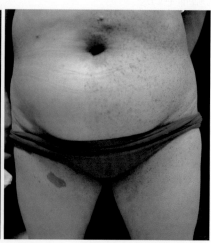

图 98-1 神经纤维瘤病(背部)　　　图 98-2 神经纤维瘤病(腹部)

4. 实验室及影像学检查或特殊检查

眼科检查:通过裂隙灯可见数个虹膜粟粒状、棕黄色圆形小结节。

皮肤组织病理:(腹部疝囊样皮肤肿物处)肿瘤无结缔组织被膜,由神经鞘细胞和神经内膜组成,束内原纤维较细平行排列成波形或涡纹状。在波浪纤维中多数卵圆形或梭形细胞核,大小均一,染色淡,弹力纤维染色阴性。

头颅 CT 平扫无异常发现。

二、诊治经过

(1) 初步诊断:神经纤维瘤病(Ⅰ型)。

(2) 诊疗经过:根据患者皮肤表现诊断为神经纤维瘤病(Ⅰ型),建议去眼科会诊,眼科通过裂隙灯检查可见数个虹膜 Lisch 结节(即虹膜错构瘤)。口腔科和骨科会诊无异常发现,嘱门诊随访。

三、病例分析

1. 病史特点

(1) 患者为女性,27 岁,出生时即有皮疹。

(2) 有家族史。

(3) 皮疹表现为咖啡斑和疝囊样肿物,腋窝腹股沟有雀斑样痣的表现。

(4) 眼睛有数个虹膜结节。

(5) 皮肤组织病理神经纤维瘤表现。

2. 诊断与诊断依据

(1) 诊断:神经纤维瘤病(Ⅰ型)。

(2) 诊断依据:根据 1987 年美国 NIH 制定的神经纤维瘤病(Ⅰ型)诊断标准:①6 个或以上的牛奶咖啡斑,青春期前最大直径 5 mm 以上,青春期后 15 mm 以上。②2 个或以上任意类型神经纤维瘤或 1 个丛状神经纤维瘤。③腋窝或腹股沟褐色雀斑。④视神经胶质瘤。⑤2 个或以上 Lisch 结节,即虹膜错构瘤。⑥明显的骨骼病变:如蝶骨发育不良,长管状骨皮质菲薄,伴有假关节形成。⑦一级亲属中有确诊 NF1 的患者。上述标准符合 2 条或以上者可诊断神经纤维瘤病(Ⅰ型)。该患者具备诊断标准中的 5 条,可诊断神经纤维瘤病(Ⅰ型)。

3. 鉴别诊断

(1) 咖啡牛奶斑。

(2) 结节性硬化症。

(3) Albright 综合征。

(4) Proteus 综合征。

四、处理方案及基本原则

目前未给予治疗,嘱患者定期随访。神经纤维瘤病(Ⅰ型)一般不需治疗,若严重妨碍美容、影响功能或疑有恶变时可考虑手术切除。

五、要点与讨论

1. 要点

（1）神经纤维瘤病（Neurofibromatosis，NF）是一种良性的周围神经疾病，属于常染色体显性遗传病，分 8 型，其中 NF-1 型致病基因位于常染色体 17q11.2。

（2）几乎所有的患者都有皮肤色素斑，除掌跖外可不规则疏散分布于体表任何部位，大多呈咖啡色（故称牛奶咖啡斑）。常出生时即有，偶或出生后数个月至 1 年内发生。虽这可见于 10%～20% 正常人群，但如果最大直径超过 15 mm 并在 6 个以上时，可提示本病。腋窝或腹股沟处雀斑样色素沉着也是本病的特征，称为 Crowe 征。

（3）多发性无痛性皮下肿物较色素斑迟发，多发生于青少年、青年期，并逐渐增加和扩大。主要见于躯干，数目众多，突出皮面，呈圆锥形、半球形或有蒂，颜色为肤色或粉红色、淡褐色等，触之柔软如疝囊样。大多无自觉症状，少数会有放射性或灼烧样疼痛，或因肿瘤较大产生压迫症状。

（4）眼部可有 Lisch 结节（即虹膜错构瘤）；骨骼可有蝶骨发育不良、长管状骨皮质菲薄、伴有假关节形成、脊柱侧凸等病变；口腔可有口腔肿瘤、巨舌症等病变；也可有智力下降、记忆力障碍、癫痫发作、内分泌障碍等病变。

（5）皮肤组织病理肿瘤无结缔组织被膜，由神经鞘细胞和神经内膜组成，束内原纤维较细平行排列成波形或涡纹状。在波浪纤维中多数卵圆形或梭形细胞核，大小均一，染色淡，弹力纤维染色阴性。

2. 讨论

根据多发的咖啡斑和疝囊样肿物诊断不难。神经纤维瘤病（Ⅰ型）一般不需治疗，若严重妨碍美容、影响功能或疑有恶变时可考虑手术切除。面部等特殊部位的咖啡斑因为美容需要，可以行激光治疗。尽管本病目前没有特效的治疗方法，仍应嘱患者定期随访，并做好遗传咨询工作。

六、思考题

1. 神经纤维瘤病的病因和临床表现有哪些？
2. 神经纤维瘤病的诊断和鉴别诊断要点是什么？
3. 列举神经纤维瘤病的治疗原则。

（孙新芬）

案例 99
结节性硬化症

一、病历资料

1. 现病史

患者,男性,14岁。因"左臀部白斑14年,面部皮疹7年,腰部皮疹3年"就诊。患者出生时父母就注意到其左臀部有一2 cm×0.5 cm条形色素减退斑,以为是胎记,未诊治,随患者年龄增长,皮疹的颜色和大小无明显变化。7岁时面部鼻翼两侧出现针尖至粟粒大小红色丘疹,无自觉症状,在外院就诊,曾被诊断为"扁平疣""寻常痤疮",具体治疗不详但无效,皮疹随年龄增加仍有增多、增大。3年前腰背部出现黄豆大小皮肤颜色的高出皮肤表面的斑块,无自觉症状。随年龄增加面部皮疹和腰背部皮疹都有增多、增大,为进一步诊治而来我科就诊。

2. 既往史

既往无癫痫史,智力发育也无明显异常,否认传染病史,否认手术外伤史,否认输血史,否认过敏史,各系统回顾无特殊疾病史。家族中无类似病史。

3. 体格检查

T 37.0℃, P 80次/min, R 20次/min, BP 120 mmHg/70 mmHg。神志清楚,精神可,营养好,回答切题,自动体位,查体合作,全身浅表淋巴结无肿大。头颅无畸形,结膜无充血,巩膜无黄染。双侧瞳孔等大等圆,对光反射灵敏。颈软,无抵抗,甲状腺无肿大。胸廓对称无畸形,胸骨无压痛;双肺呼吸音清晰,未闻及干、湿性啰音。腹平坦,腹壁软,全腹无压痛,无肌紧张及反跳痛,肝脾肋下未触及,肝肾脏无叩击痛。脊柱、四肢无畸形。肌力正常,肌张力正常,生理反射正常,病理反射未引出。

皮肤科体检:左臀部有一2 cm×0.5 cm条形色素减退斑,鼻翼和两侧面颊部可见粟粒至绿豆大小红色丘疹,质较硬。腰骶部可见黄豆至鸽蛋大小皮肤颜色的高出皮肤表面的斑块,质地柔软,表面橘皮样改变。双足甲周可见淡红色粟粒大小的结节,部分表面分叶状。如图99-1、图99-2所示。

4. 实验室及影像学检查或特殊检查

腹部B超:双肾形态大小正常,皮髓质分界不清,双肾内见数枚界清无回声区,左肾最大15 mm,右肾最大20 mm,双肾见多个增强回声区,边界清,右肾脏最大8 mm×7 mm,左肾最大9 mm×6 mm。提示:双肾多发囊肿,双肾多发增强回声病灶,错构瘤可能。

头颅CT平扫示:双侧侧脑室多发钙化结节。

眼科检查:右眼眼底可见脱色素改变,余未见明显异常。

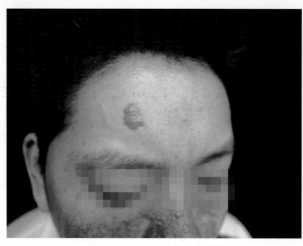
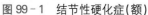

图99-1 结节性硬化症(额)

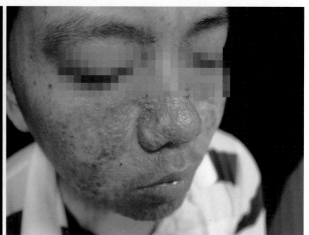

图99-2 结节性硬化症(面部)

二、诊治经过

（1）初步诊断：结节性硬化症。

（2）诊疗经过：患者主要因面部皮疹来我科就诊，诊断为结节性硬化症后给头颅 CT 平扫、腹部 B 超检查并请眼科会诊给予眼底检查，发现患者潜在的内脏病变，嘱患者定期随访。面部皮疹给予激光治疗。

三、病例分析

1. 病史特点

（1）男性，14 岁，出生时有色素减退斑，7 岁时有面部血管纤维瘤，11 岁时有腰背部 Shagreen 斑。

（2）无癫痫、智力低下史。

（3）皮疹表现为色素减退斑、面部血管纤维瘤、腰骶部 Shagreen 斑、甲周纤维瘤。

（4）眼底检查有视网膜色素减退。B 超示双肾有多发囊肿和错构瘤，头颅 CT 平扫示双侧侧脑室多发钙化结节。

2. 诊断与诊断依据

（1）诊断：结节性硬化症。

（2）诊断依据：2000 美国国立卫生研究院（NIH）共识会议制订的诊断标准：

主要症状：①面部血管纤维瘤或前额斑块；②非外伤性甲或甲周纤维瘤；③色素减退斑（3 处以上）；④鲨革样斑（结缔组织痣）；⑤大脑皮质结节（a）；⑥室管膜结节；⑦室管膜下星形细胞瘤；⑧多发性视网膜结节性错构瘤；⑨心脏横纹肌瘤，单发或多发；⑩淋巴管平滑肌瘤病（b）；⑪肾血管平滑肌脂肪瘤（b）。

次要症状：①随机分布的牙釉质多发性凹陷；②错构瘤性直肠息肉（c）；③骨囊肿（d）；④脑白质放射状迁移束（a，d，e）；⑤齿龈纤维瘤；⑥非肾性错构瘤（c）；⑦视网膜色素缺失斑；⑧"confetti"（点彩样）皮肤损害；⑨多发性肾囊肿（c）。

a. 大脑皮质发育不良和脑白质放射状迁移束同时发生，则作为一个症状。

b. 如果同时有肾血管平滑肌脂肪瘤和淋巴管平滑肌瘤病，应该在其他症状出现后才能诊断。

c. 需要组织病理的证实。

d. 需要放射线检查的证实。

e. 小组成员中有 1 人建议 3 个或 3 个以上放射状迁移束可以作为一个主要症状。

确诊结节性硬化症：①两个主要症状或；②一个主要症状＋两个次要症状。

可能结节性硬化症：一个主要症状＋一个次要症状。

可疑结节性硬化症：①一个主要症状；②两个或两个以上次要症状。

该患者有面部血管纤维瘤、鲨革样斑、甲周纤维瘤、室管膜结节、眼底视网膜色素缺失斑，可以确诊为结节性硬化症。

3. 鉴别诊断

(1) 色素减退斑要和白癜风、无色素痣、无色素失禁鉴别。

(2) 面部血管纤维瘤要和毛发上皮瘤、扁平疣、寻常痤疮、粟丘疹鉴别。

(3) 腰骶部 Shagreen 斑和结缔组织痣、浅表性脂肪瘤样痣鉴别。

(4) 甲周纤维瘤要和甲周寻常疣鉴别。

四、处理方案及基本原则

(1) 内脏病变的检查：结节性硬化症（Tuberous Sclerosis，TS）是一种常染色体显性遗传性神经皮肤综合征，是以多器官错构瘤和组织构成缺陷为特征的系统性疾病，其皮肤表现有特征性，发生年龄早，且容易发现，是诊断 TS 的重要线索和依据，患者常常因为特征性的皮肤表现在皮肤科确诊。确诊后皮肤科医生不仅仅要关注患者的皮肤病变，还应该注意患者内脏病变的检查和随访。该病常常累及脑部、肝脏、肾脏、眼睛等器官，而脑、肾脏、心肺等内脏器官的病变和预后又密切相关，所以患者确诊后还需要进一步检查，如脑部的 X 线、CT 或 MRI，腹部的 B 超或 CT，眼部的眼底检查、心脏的超声和肺部的 X 线或 CT 等，这样可以早期发现患者潜在的内脏病变并定期随访，改善患者的预后。

(2) 多学科协同诊治：结节性硬化症常累及多个器官系统，如癫痫、脑部肿瘤的治疗需要至神经内科和神经外科，肾脏错构瘤随访和治疗都需要到泌尿科，心肺病变根据临床表现和病变情况选择相应的内科或外科。

(3) 皮肤病变治疗：一般采取对症治疗。面部血管纤维瘤、甲周纤维瘤必要时可用磨削术、激光、液氮冷冻、电灼等疗法治疗。有文献报道雷帕霉素外用制剂有效。

(4) 长期随访：结节性硬化症常常累及多个器官系统，损害初期可以没有症状，但会随着年龄增长增大而产生症状甚至危及生命，如肾脏血管平滑肌脂肪瘤可随着年龄增长而增大，大于 4 cm 容易有症状，容易破裂引起出血，肾脏病变成为成人结节性硬化症最常见的死亡原因。脑部室管膜下巨细胞星形细胞瘤也常常因为肿瘤增大堵塞脑室孔而引起颅内高压等表现危及患者生命，因此结节性硬化症患者需要长期的定期随访。

五、要点与讨论

1. 要点

(1) 结节性硬化症是一种常染色体显性遗传性神经皮肤综合征，是以多器官错构瘤和组织构成缺陷为特征的系统性疾病。

(2) 结节性硬化症的皮肤表现有面部血管纤维瘤、前额斑块、非外伤性甲或甲周纤维瘤、鲨革样斑，这些损害表现有特异性，发生年龄又很早，是临床诊断结节性硬化症的重要线索和依据。此外，色素减退斑虽然特异性不高，但 3 处以上也属于结节性硬化诊断标准的主要症状之一。

（3）癫痫、智力低下是结节性硬化症常见的神经系统表现,以往和面部血管纤维瘤(以前称皮脂腺瘤)称为 Vogt 三联征。值得注意的是,近年来随着影像诊断技术的发展,发现许多结节性硬化症并没有癫痫和智力低下。CT 影像上往往有侧脑室多发钙化结节。

（4）结节性硬化症肾脏病变常见有肾脏血管平滑肌脂肪瘤和肾囊肿,骨骼病变常见有股硬化和骨囊肿,消化系统病变常见有牙龈纤维瘤、肝脏血管平滑肌脂肪瘤、肠道的错构瘤性息肉,眼部病变常见有视网膜色素缺失斑和视网膜结节性错构瘤,心脏病变有心脏横纹肌瘤,肺部病变可以有淋巴管平滑肌瘤病。许多损害初期可以没有症状,以后随着年龄增长会增大而产生症状甚至危及生命,患者要长期的定期随访,需要多学科医师一起协同诊治。

2. 讨论

根据特征性的皮肤表现确诊不难,有时还需要进一步检查,如腹部 B 超、头颅 CT 或 MRI 检查、心脏超声、肺部 CT、眼科包括眼底的检查。这些检查不仅可以帮助患者确诊结节性硬化症,还可以发现患者潜在的内脏病变,定期随访,改善患者的预后。

六、思考题

1. 结节性硬化症的病因和临床表现是什么?
2. 结节性硬化症的诊断和鉴别诊断要点有哪些?
3. 为什么结节性硬化症确诊后还要做一些检查? 为什么还要多学科协同诊治?

（孙新芬）

案例 100

鱼 鳞 病

一、病历资料

1. 现病史

患者,男性,15岁。因"躯干和四肢皮肤干燥,脱屑10年"就诊。患者5岁时在手背和四肢伸侧出现干燥、伴有浅褐色菱形或多角形鳞屑。随着年龄增长,皮疹渐渐延及躯干和四肢屈侧。一般冬重夏轻,无明显自觉症状。病程中无明显自发性水疱,无明显萎缩和瘢痕。患病以来无明显生长发育和智力障碍,无明显步态不稳,无明显视力障碍和耳聋,无明显肝脾肿大,无明显肌无力和肌萎缩,无明显头发稀疏和毛干异常;

2. 既往史

否认传染病史,否认手术外伤史,否认输血史,否认哮喘和过敏史,否认高血压和糖尿病等其余系统疾病。患者的父母非近亲结婚,其母亲同患此病。

3. 体格检查

T 37.0℃,P 80次/min,R 20次/min,BP 120 mmHg/75 mmHg。神志清楚,精神可,营养好,回答切题,自动体位,查体合作,全身浅表淋巴结无肿大。头颅无畸形,双睑结膜无苍白,巩膜无黄染。双侧瞳孔等大等圆,对光反射灵敏。颈软,无抵抗,甲状腺无肿大。胸廓对称无畸形,胸骨无压痛;双肺呼吸音清晰,未闻及干、湿性啰音。腹平坦,腹壁软,全腹无压痛,无肌紧张及反跳痛,肝脾肋下未触及,肝肾脏无叩击痛。脊柱、四肢无畸形。肌力正常,肌张力正常,生理反射正常,病理反射未引出。

皮肤科体检:躯干和四肢皮肤干燥,伴有浅褐色菱形或多角形鳞屑,紧贴于皮肤,边缘呈游离状。掌跖部无明显角化过度。腋窝、臀沟和外阴部无明显增厚的鳞屑。毛发和指/趾甲无明显异常。如图100-1所示。

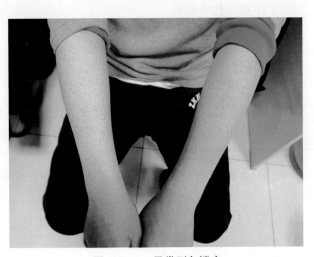

图 100-1 寻常型鱼鳞病

4. 实验室及影像学检查或特殊检查

皮肤组织病理活检示:表皮中度角化过度,可见毛囊角栓,颗粒层变薄或缺失,棘层萎缩变平。真皮内血管及附属器周围有散在淋巴细胞浸润,汗腺与皮脂腺减少。

二、诊治经过

(1) 初步诊断:寻常型鱼鳞病。

(2) 诊疗经过:口服维生素 A 胶囊,每日一粒,外用尿囊素维生素 E 乳膏,在鳞屑增厚处加用复方乳酸软膏,每日两次。经治疗 1 个月后,黏着的鳞屑明显脱落,皮肤较治疗前变得光滑。

三、病例分析

1. 病史特点

(1) 男性,15 岁,病程有 10 余年,皮疹分布于躯干和四肢。

(2) 家族中有类似疾病发作。

(3) 皮疹表现为躯干和四肢皮肤干燥,伴有浅褐色菱形或多角形鳞屑,紧贴于皮肤,边缘呈游离状。

(4) 组织病理示表皮中度角化过度,有毛囊角栓,颗粒层变薄或缺失,棘层萎缩变平。真皮基本正常。

2. 诊断与诊断依据

(1) 诊断:寻常型鱼鳞病。

(2) 诊断依据:①青少年男性,家族中有类似病史。②皮疹主要分布于躯干和四肢部位。③皮肤干燥,伴有浅褐色菱形或多角形鳞屑,紧贴于皮肤,边缘呈游离状。④无明显生长发育和智力障碍,无明显步态不稳,无明显视力障碍,无明显耳聋,无明显肝脾肿大,无明显肌无力和肌萎缩,无明显头发稀疏和毛干异常。⑤组织病理示表皮角化过度,有毛囊角栓,颗粒层变薄或缺失。

3. 鉴别诊断

(1) 伴鱼鳞病的综合征。

(2) 获得性鱼鳞病。

四、处理方案及基本原则

(1) 水疗:促进机体新陈代谢,增加表皮含水量,软化角质。

(2) 外用治疗:坚持外用润滑保湿剂,防止水分蒸发,改善干燥症状,外用角质剥脱剂于增厚的鳞屑处,可促进角质软化和松解。

(3) 营养支持治疗:口服维生素 A 或胡萝卜素胶囊,改善的皮肤异常角化。

五、要点与讨论

1. 要点

(1) 鱼鳞病是一组表皮细胞分化异常的鳞屑样外观的疾病,具有遗传异质性,主要遗传方式有常染色体显性、常染色体隐性和 X 连锁隐性遗传三种。以寻常型鱼鳞病最为常见,还有 X 连锁的鱼鳞病、表皮松解性角化过度型鱼鳞病、层板状鱼鳞病等临床亚型。寻常型鱼鳞病主要分为遗传性和获得性,两者的临床与组织学特征非常相似。遗传性寻常型鱼鳞病通常在幼儿期发病,可与遗传性过敏症有关;获得性寻常型鱼鳞病较少见,通常在成年时出现,预示着系统性疾病,包括恶性肿瘤,也可能与使用某些药物有关。

（2）临床表现为皮肤干燥,浅褐色菱形或多角形鳞屑主要分布于躯干和四肢,冬重夏轻,无明显自觉症状。

（3）患者通常无明显生长发育和智力障碍,无明显步态不稳,无明显视力障碍,无明显耳聋,无明显肝脾肿大,无明显肌无力和肌萎缩,无明显头发稀疏和毛干异常。

（4）皮肤组织病理示表皮中度角化过度,有毛囊角栓,颗粒层变薄或缺失,可确诊。

2. 讨论

寻常型鱼鳞病的角化过度是由于角质贮留堆积所致。遗传性寻常型鱼鳞病是常染色体显性遗传病,由丝聚合蛋白原基因缺陷所致,目前尚无特效的治疗方法。获得性寻常型鱼鳞病则可看作是系统性疾病的皮肤表现,包括肿瘤、结节病、麻风病、甲状腺疾病、营养性疾病、慢性肾衰竭、骨髓移植、HIV 感染等,需要对系统性疾病进行相应的治疗。

六、思考题

1. 寻常型鱼鳞病的病因和临床表现有哪些?
2. 寻常型鱼鳞病的诊断和鉴别诊断要点有哪些?
3. 列举寻常型鱼鳞病的治疗原则。

（张正华）

乳房外 Paget 病

一、病历资料

1. 现病史

患者,男性,65 岁。因"阴茎根部皮疹 5 年余伴轻度瘙痒"就诊。患者 5 年余前阴茎根部出现蚕豆大小的红斑伴轻度瘙痒,于当地医院就诊,诊断为"湿疹",予外用药物治疗(具体不详),皮疹和瘙痒时好时坏,一直未痊愈,后红斑范围逐渐扩大至下腹部,有时出现糜烂及轻度渗出,患者继续按照"湿疹"治疗,皮疹无明显改善,3 月前阴茎根部出现数个黄豆大小的肿块,遂于我院再次门诊就诊。

2. 既往史

否认传染病史,否认手术外伤史,否认输血史,否认过敏史,有高血压病史 10 余年,目前口服药物治疗,血压控制可,否认糖尿病等其余系统疾病。

3. 体格检查

T 36.5℃, P 68 次/min, R 18 次/min, BP 108 mmHg/62 mmHg。神志清楚,精神可,营养中等,回答切题,自动体位,查体合作,全身浅表淋巴结无肿大。头颅无畸形,结膜无充血,巩膜无黄染。双侧瞳孔等大等圆,对光反射灵敏。颈软,无抵抗,甲状腺无肿大。胸廓对称无畸形,胸骨无压痛;双肺呼吸音清晰,未闻及干、湿啰音。腹平坦,腹壁软,全腹无压痛,无肌紧张及反跳痛,肝脾肋下未触及,肝肾脏无叩击痛。脊柱、四肢无畸形。肌力正常,肌张力正常,生理反射正常,病理反射未引出。

皮肤科检查:阴茎根部至下腹部可见境界清晰的暗红色斑片,7 cm×5 cm 大小,中央潮湿糜烂,阴茎根部可见 2 枚黄豆大小的结节,左侧阴囊处也见累及,如图 101-1 所示。

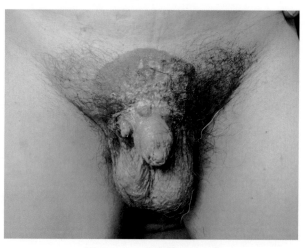

图 101-1　乳房外 Paget 病

4. 实验室及影像学检查或特殊检查

取自红斑处皮肤组织病理检查:表皮内可见单个或成巢的肿瘤细胞,胞质丰富而淡染,细胞核大有异型,可见核分裂象,部分瘤细胞沿附属器下伸。

免疫组化染色:瘤细胞 CK(＋), CK7(＋), CK8(＋), CEA(＋), CK20(－), S100(－)。

浅表淋巴结 B 超检查:未见异常肿大的淋巴结。

二、诊治经过

(1) 初步诊断:乳房外 Paget 病,汗腺癌待排。

(2) 诊疗经过:患者在门诊行皮肤活检,并通过常规 H－E 染色和免疫组化染色,确诊为"乳房外 Paget 病",但活检取材来自于红斑处,难以除外结节处肿瘤已出现侵袭性生长,遂至肿瘤医院进一步就诊,行全身正电子发射断层摄影术/计算机断层摄影术(PET－CT)检查,未发现其他异常,于泌尿外科行皮损手术切除及植皮术,术后恢复良好,切除标本病理学检查示乳房外 Paget 病,部分区域侵袭性向下生长呈汗腺癌改变。

三、病例分析

1. 病史特点

(1) 男性,65 岁,皮疹分布于外阴部位。

(2) 慢性病程。

(3) 皮疹表现为湿疹样,境界清楚,长期不愈。

(4) 近期皮疹进展迅速,出现新生物。

(5) 自觉症状轻微。

(6) 淋巴结检查及 PET－CT 未见异常。

2. 诊断与诊断依据

(1) 诊断:①乳房外 Paget 病;②汗腺癌。

(2) 诊断依据:①老年男性,慢性病程,长期不愈;②外阴单发皮疹,境界清楚;③皮疹表现为湿疹样,按湿疹治疗效果不佳;④自觉症状轻微;⑤组织病理具有特异性。

3. 鉴别诊断

(1) 湿疹。

(2) 银屑病。

(3) Bowen 病。

(4) 鳞状细胞癌。

(5) 无色素性黑色素瘤。

四、处理方案及基本原则

(1) 首选手术切除,可用 Mohs 外科技术,若损害较大,需行植皮术。

(2) 若有手术禁忌,有报道可采用咪喹莫特或光动力治疗。

(3) 随访观察有无复发,有无淋巴结或其他系统的转移。

(4) 复发病例可再次行手术切除,转移病例则视病情进一步处理。

(5) 继发性乳房外 Paget 病应对原发病做相应处理。

五、要点与讨论

（1）乳房外 Paget 病属大汗腺来源的原位肿瘤，好发于外生殖器部位，或肛周或腋周。

（2）对于长期不愈的湿疹样皮肤损害，特别是边缘明显者，应提高警惕行皮肤活检。

（3）组织病理学检查可明确诊断，免疫组化染色有助于证实并与其他肿瘤区分。CK20 阳性，则须警惕继发性乳房外 Paget 病。

（4）随病情发展，病变可向下呈侵袭性生长，表现为汗腺癌的特点，临床上出现淋巴结转移或远处转移。

（5）继发性乳房外 Paget 病可由深部直肠癌、子宫内膜癌、尿道癌、前列腺癌或膀胱癌向表皮转移而来，故对于诊断乳房外 Paget 病的病例，应完善相关检查。

六、思考题

1. 试述乳房外 Paget 病的临床表现和组织病理特点。
2. 皮肤活检若提示乳房外 Paget 病改变，应如何进一步处理？

（陈连军）

Bowen 病

一、病历资料

1. 现病史

患者,男性,56岁。因"右背部皮疹2年"就诊。患者2年前发现右背部近侧肋处出现暗红色斑,因无明显自觉症状一直并未介意,后皮疹面积逐渐扩大,遂来我院门诊就诊,要求进一步检查和诊治。

2. 既往史

否认传染病史,否认手术外伤史,否认输血史,否认过敏史,否认高血压和糖尿病等其余系统疾病。

3. 体格检查

T 36.8℃,P 75次/min,R 20次/min,BP 145 mmHg/86 mmHg。神志清楚,精神可,营养好,回答切题,自动体位,查体合作,全身浅表淋巴结无肿大。头颅无畸形,结膜无充血,巩膜无黄染。双侧瞳孔等大等圆,对光反射灵敏。颈软,无抵抗,甲状腺无肿大。胸廓对称无畸形,胸骨无压痛;双肺呼吸音清晰,未闻及干、湿啰音。腹平坦,腹壁软,全腹无压痛,无肌紧张及反跳痛,肝、脾肋下未触及,肝、肾区无叩击痛。脊柱、四肢无畸形。肌力正常,肌张力正常,生理反射正常,病理反射未引出。

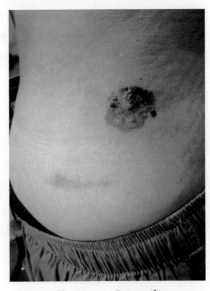

图 102 - 1 Bowen 病

皮肤科检查:左侧背部近侧肋处可见 4.5 cm×3.5 cm 近圆形斑片,红褐色,表面部分区域结痂,边界清晰(见图 102 - 1)。触诊无明显浸润感。

4. 实验室及影像学检查或特殊检查

皮肤组织病理学检查:表皮肥厚伴弥漫性角化不全及痂,基底膜带完整,表皮全层细胞排列紊乱,细胞大小不一,部分核大、深染,可见瘤巨细胞。

二、诊治经过

(1) 初步诊断:Bowen 病。

(2) 诊疗经过:患者门诊行皮肤活检及病理学检查,确诊为"Bowen 病",行皮损切除术。

三、病例分析

1. 病史特点

（1）男性，56 岁，慢性病程，皮疹缓慢增大。

（2）皮疹分布于背部，单发，皮损境界清楚，表面结痂。

（3）无明显自觉症状。

2. 诊断与诊断依据

（1）诊断：Bowen 病。

（2）诊断依据：①中老年男性，慢性病程；②背部单发皮疹，境界清楚；③皮疹为红褐色斑片，表面潮湿、结痂；④无明显自觉症状；⑤有特异的组织病理学特点。

3. 鉴别诊断

（1）脂溢性角化症。

（2）浅表性基底细胞癌。

（3）乳房外 Paget 病。

（4）银屑病。

四、处理方案及基本原则

（1）首选外科手术切除。

（2）可采用冷冻、激光和光动力疗法。

（3）可外用氟尿嘧啶或咪喹米特治疗。

（4）也可采用 X 线、镭、钴等放射治疗。

五、要点与讨论

（1）Bowen 病可发生于身体任何部位的皮肤或黏膜，多见于头面部和四肢，可单发或多发。

（2）本病为原位鳞状细胞癌，进展缓慢，最终可演变为侵袭性较强的鳞癌，而且一旦发生后转移率达 37%。因此早期诊断、及时治疗十分重要。

（3）值得注意的是，本病发生后多年可出现其他恶性疾病，如呼吸道或消化道肿瘤、日光性角化病、基底细胞癌、恶性黑素瘤，故应定期随访。

六、思考题

1. 试述 Bowen 病的临床表现和病理特点。

2. 为什么 Bowen 病需早期诊断、治疗并随访？

（陈连军）

皮肤淋巴瘤

一、病历资料

1. 现病史

患者,男性,52 岁,云南人,从事旅游行业。因"左手皮疹 6 年伴痒,加重 2 年"就诊。6 年前无明显诱因下双手掌出现粟米大小水疱,瘙痒剧烈,主要局限在大鱼际处。外院拟"湿疹"外用激素软膏,后右手皮疹渐渐痊愈,但左手皮疹一直未愈。2 年前,在一次针头刺破水疱后左手皮疹突然加重,瘙痒明显,且出现脓疱、红肿、渗出、糜烂,糜烂面一直延及尺侧手腕,形成溃疡。当地医院继续予复方甘草酸苷片、雷公藤多苷片及外用激素等治疗,效果差。2013 年 7 月 30 日在某医院行病理学检查示:皮肤慢性炎症,并见较多嗜酸性细胞浸润。分泌物细菌和真菌均阴性,给予头孢类抗生素、泼尼松 8 粒/d 口服,联合阿维 A 和甲氨蝶呤(MTX)轮替使用,皮疹好转,溃疡慢慢愈合,遂逐渐激素减量至停用,但 1～2 个月后脓疱、糜烂及溃疡迅速重新出现。2013 年 10 月至另一医院住院,再次行病理学检查,诊断为"嗜酸性增多的肉芽肿改变",抗酸和 PAS 染色均阴性。脓液和组织块的真菌、细菌培养均阴性。PPD 试验阴性,RPR、TP 和 HIV 均阴性。除 N 为 77%外,三大常规实验室指标均无特殊。肝肾功能、抗 O、ESR、C 和 RF 均正常。免疫学指标中 RNP/sm 阳性,Scl-70 阳性(后复查阴性)。胸片正常,B 超检查有胆囊炎和前列腺增生。综合上述检查,诊断为嗜酸性肉芽肿性质待排,给予甲泼尼龙 10 粒/d、头孢唑啉、沙利度胺(反应停)等药物治疗,皮疹好转明显,溃疡面渐渐愈合,激素减量至 4 粒时皮损再次复发。2014 年 2 月去第三家医院就诊,诊断为"坏疽性脓皮病",予注射用重组人 II 型肿瘤坏死因子受体-抗体融合蛋白(益赛普)、米诺环素、泼尼松 12 粒/d,稍有好转但不痊愈,故一直维持泼尼松 12 粒/d。2014 年 3 月又去当地某医院,改为甲泼尼龙片 8 粒/d,环磷酰胺 0.8 g/周,米诺环素 2 粒/d,雷公藤多苷片 6 粒/d,胸腺肽注射,皮疹仍渐渐加重,遂至某地医院就诊,由我科在当地援助的医生转至我院。门诊诊视患者后安排住院检查,同时重新予以病理组织学活检,组织块送细菌、真菌和结核杆菌培养,并行 T-SPOT 检查。

2. 既往史

否认传染病史,否认手术外伤史,否认输血史,否认过敏史,否认高血压和糖尿病等其余系统疾病。

3. 体格检查

T 36.5℃,P 74 次/min,R 18 次/min,BP 130 mmHg/75 mmHg。神志清楚,精神可,营养中等,回答切题,自动体位,查体合作,全身浅表淋巴结无肿大。头颅无畸形,结膜无充血,巩膜无黄染。双侧瞳孔等大等圆,对光反射灵敏。颈软,无抵抗,甲状腺无肿大。胸廓对称无畸形,胸骨无压痛;双肺呼吸音清晰,未闻及干、湿性啰音。腹平坦,腹壁软,全腹无压痛,无肌紧张及反跳痛,肝脾肋下未触及,肝肾脏无叩击痛。脊柱、四肢无畸形。肌力正常,肌张力正常,生理反射正常,病理反射未引出。

皮肤科检查:左手掌心及大小鱼际处见大小不等红色斑片,伴糜烂及渗出,部分区域见少数小脓疱,左手腕尺侧近小鱼际处见鸡蛋大小增生性结节,边缘略隆起,中央凹陷成溃疡,伴少许痂,如图 103-1、图 103-2 所示。

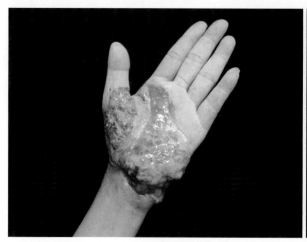 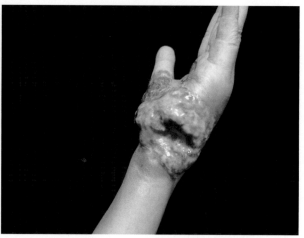

图 103-1　皮肤淋巴瘤(正面)　　　　　图 103-2　皮肤淋巴瘤(侧面)

4. 实验室及影像学检查或特殊检查

门诊皮肤组织病理学检查:表皮局灶糜烂甚至破溃伴脓痂,棘层部分海绵水肿,真皮浅层细血管增生,真皮全层及皮下脂肪小叶内细血管周围片状较致密淋巴细胞浸润伴少数嗜酸粒细胞,局灶性纤维化,请结合临床。

细菌培养:表皮葡萄球菌生长(+++)。

真菌培养:无真菌生长。

结核菌培养+抗酸涂片:未找到抗酸杆菌。

二、诊治经过

(1)初步诊断:皮肤淋巴瘤待排。

(2)诊疗经过:患者入院后等待门诊行皮肤活检结果,进一步完善各项实验室检查;治疗方面,在加强抗感染治疗的同时,糖皮质激素(甲泼尼龙片)自 8 粒/d 减至 4 粒/d。

乳酸脱氢酶 320 IU/L;尿 β_2 微球蛋白 0.49 mg/L。血常规检查:N 83.80%;EC 及 ESR 正常。肿瘤标志物:除鳞癌相关抗原 3.90 ng/ml 外,余均正常。G 试验(血浆 1-3-B-D 葡聚糖)113 pg/ml。EB 病毒衣壳抗体:IgA 阴性,IgG 阳性,IgM 可疑。阳性巨细胞病毒抗体:IgG 抗体>250.0(+)AU/mL,IgM 抗体 3.01(+)AU/mL。

B 超检查:甲状腺未见明显异常。双侧颈部淋巴结未见明显异常肿大。肝脏、胆囊、所见胰腺、脾脏、双肾、双侧输尿管:目前未见明显异常。左侧腋下淋巴结肿大。双侧颈部、锁骨上、右侧腋下、双侧腹股沟未见明显异常淋巴结肿大。

CT 检查:胸廓双侧对称,两肺纹理增多;未见明显异常密度占位病灶。纵隔内未见明显肿大淋巴结。心脏不大。

腕关节正侧位:双腕轻度退行性改变,请结合临床。左手小鱼际处软组织形态不规则,密度增高,请结合临床。

左侧腕关节 MRI 平扫:左腕关节骨质信号未见异常,掌侧近尺侧缘皮下软组织呈团块状膨隆,T_1WI、T_2WI、STIR 均呈高低混杂信号,边缘欠清。关节囊内未见明显异常信号。左腕掌侧软组织肿块,建议行增强扫描。

门诊活检未找到淋巴瘤证据,此时患者因激素较快减量而皮疹迅速进展,经讨论后在浸润明显处重取第 2 次活检。此次活检报告示:表皮部分破溃、坏死,真皮及皮下脂肪小叶内可见团块状或较弥漫致密淋巴样细胞浸润,部分核大、深染、有异型,核分裂象易找到,部分区域伴稍多嗜酸粒细胞,切片内高度怀疑皮肤淋巴瘤,建议肿瘤医院会诊并做免疫组化及基因重排检查。

肿瘤医院免疫组化标记结果:瘤细胞 CD20(−),CD23(−),CD3(+),CD4(+),CD5(−),CD8(−),CD30(−),CD43(+),CD79α(−),Ki-67(+,约 40%),CD56(−),GB(−),PF(−),T1A1(−),EBER(−)。

克隆性基因重排检测:TCRG A(+),TCRB C(+)。

三、病例分析

1. 病史特点

(1) 中年男性,病程数年。

(2) 局限于左手的糜烂性红斑或斑块,手腕尺侧近小鱼际处见增生性结节伴溃疡形成。

(3) 多次皮肤病理活检示炎症性改变,有时有肉芽肿形成,伴较多嗜酸粒细胞。

(4) 长期泼尼松或甲泼尼龙治疗,最高剂量 12 片/d。有时联合应用雷公藤多甙片、复方甘草酸苷片、环磷酰胺、甲氨蝶呤、阿维 A 胶囊、注射用重组人 II 型肿瘤坏死因子受体-抗体融合蛋白(益赛普)等。间断抗感染治疗,使用过头孢唑啉和美满霉素等。治疗效果时好时坏,但激素减量后皮损迅速复发。

(5) 影响学检查未见特殊。

2. 诊断与诊断依据

(1) 诊断:原发皮肤 CD4$^+$ 小/中 T 细胞淋巴瘤。

(2) 诊断依据:①成人和老年人;皮损局限性;非侵袭性病程;②皮疹表现为糜烂性斑块或溃疡性结节;③皮肤组织病理学检查可见小/中等多形性 T 细胞结节状或弥漫性浸润,混杂有较多反应性炎症细胞,偶有亲表皮性,常累及皮下脂肪组织;④有 T 细胞受体(TCR)的单克隆性重排。

3. 鉴别诊断

(1) 鳞状细胞癌。

(2) 疣状癌。

(3) 朗格汉斯组织细胞增生症。

(4) 其他类型的 T 细胞淋巴瘤或 B 细胞淋巴瘤。

四、处理方案及基本原则

(1) 孤立性损害可选择手术切除、放疗或两者相结合。

(2) 多发性损害可考虑化疗和干扰素治疗。

(3) 长期随访观察有无复发,是否合并其他淋巴造血系统肿瘤或实体肿瘤。

(4) 本例患者明确诊断后在当地医院用博来霉素(BLM)+环磷酰胺(CTX)+表柔比星(E-ADM)+依托泊苷(Vp-16)+地塞米松(DXM)进行化疗,同时进行放疗 5 000 cGy/25 次后皮损渐渐好转消退至痊愈,随访 9 个月未复发。

五、要点与讨论

(1)原发皮肤淋巴瘤是结外淋巴瘤的一种独特的临床和组织病理学亚群。虽然在显微镜下或表型相似,但由于累及器官不同而具有截然不同的生物学行为。原发性皮肤淋巴瘤在就诊时要求无皮肤外器官受累,但在疾病的发生发展过程中可以出现皮肤外淋巴结受累。

(2)2005 年颁布了原发性皮肤淋巴瘤的 WHO - EORTC 分类(见表103 - 1)。2008 年,WHO 颁布的造血与淋巴组织肿瘤分类实际上已完整纳入此分类,仅仅部分命名表达略有不同,如表 103 - 1 括号内的名称所示。

表 103 - 1　原发皮肤细胞淋巴瘤的 WHO - EORTC 分类

皮肤 T 细胞核 NK 细胞淋巴瘤
蕈样肉芽肿(MF)
蕈样肉芽肿变异型及亚型
亲毛囊性蕈样肉芽肿
帕哲样网状细胞增生症
肉芽肿性皮肤松弛
Sézary 综合征
成人 T 细胞白血病/淋巴瘤
原发皮肤 CD30$^+$ 淋巴细胞增生性疾病
原发皮肤间变性大细胞淋巴瘤
淋巴瘤样丘疹病
皮下脂膜炎样 T 细胞淋巴瘤
结外 NK/T 细胞淋巴瘤,鼻型
原发皮肤外周 T 细胞淋巴瘤,非特指型
原发皮肤侵袭性亲表皮 CD8$^+$ T 细胞淋巴瘤(原发皮肤 CD8$^+$ 侵袭性亲表皮细胞毒性 T 细胞淋巴瘤)
皮肤 γ/δT 细胞淋巴瘤
原发皮肤 CD4$^+$ 小/中多形性 T 细胞淋巴瘤(原发皮肤 CD4$^+$ 小/中 T 细胞淋巴瘤)
皮肤 B 细胞淋巴瘤
原发皮肤边缘区 B 细胞淋巴瘤(黏膜相关淋巴组织结外边缘区淋巴瘤)
原发皮肤滤泡中心性淋巴瘤
原发皮肤弥漫大 B 细胞淋巴瘤,腿型
原发皮肤弥漫大 B 细胞淋巴瘤,其他型
血管内大 B 细胞淋巴瘤
前驱淋巴母细胞白血病/淋巴瘤
CD4$^+$/CD56$^+$ 皮肤造血细胞肿瘤(母细胞性浆细胞样树突细胞肿瘤)

（3）原发皮肤淋巴瘤应与皮肤外淋巴瘤（通常为淋巴结）和白血病所致的继发性皮肤表现相区别。由于原发性和继发性皮肤淋巴瘤在组织病理学上可以相似甚至完全相同，因此需要详细询问病史、体检、分期和长期随访。

（4）原发性皮肤淋巴瘤是一组具有不同临床表现、病理表型和预后的异质性疾病，应详细检查并加以综合分析。组织病理学、免疫表型检查和分子遗传学研究在淋巴瘤的分类诊断上具有重要地位。

（5）应根据皮肤淋巴瘤的分类制订个体化精准的治疗方案。

（6）本例患者病程长，皮损局限在手掌，反复糜烂或溃疡，易继发细菌等感染，多次皮肤活检的组织病理学改变以炎症性细胞或肉芽肿浸润为主，且临床应用大剂量糖皮质激素掩盖了肿瘤本质，从而耽误了患者的正确诊断。在激素减量、皮疹加重后重取活检得以找到正确的诊断线索，经免疫组化和基因重排检查证实了上述诊断。外院化疗和放疗取得了令人满意的疗效。

六、思考题

1. 请简述原发皮肤淋巴瘤的 WHO - EORTC 分类。
2. 试述各类原发皮肤淋巴瘤的免疫表型。
3. 试述各类原发皮肤淋巴瘤的预后。

（陈连军）

案例 *104*

蕈样肉芽肿

一、病历资料

1. 现病史

患者,男性,61 岁。因"面部皮疹 1 年,躯干皮疹 1 月"入院。1 年前患者发现左侧颞部红斑,微痒。至外院就诊,诊断为"湿疹",予外用激素乳膏治疗,红斑可消退,但停药后再发。入院前 1 个月于躯干部位也逐渐出现新发皮疹,无明显主观感觉,遂来我院,为进一步诊断收治入院。患病以来患者精神可,睡眠好,大小便正常,无体重明显下降。

2. 既往史

否认传染病史,否认手术外伤史,否认输血史,否认过敏史,否认高血压和糖尿病等其余系统疾病。

3. 体格检查

T 37.0℃, P 70 次/min 分, R 20 次/min, BP 140 mmHg/80 mmHg。神志清楚,营养好,回答切题,查体合作。全身浅表淋巴结无肿大。头颅无畸形,左侧颞部红斑,双侧睑结膜无充血,巩膜无黄染。双侧瞳孔等大等圆,对光反射灵敏。颈软,无抵抗,甲状腺无肿大。胸廓对称无畸形,胸骨无压痛;双肺呼吸音清晰,未闻及干、湿啰音。腹壁软、平坦,全腹无压痛,无肌紧张及反跳痛,肝脾肋下未触及,肝、肾脏无叩击痛。脊柱、四肢无畸形。肌力正常,肌张力正常,生理反射正常,病理反射未引出。

皮肤科体检:左颞不规则暗紫色斑块,表面少量脓头或破溃。前胸、后背及腰部弥漫分布的暗红色浸润性斑块(见图 104 - 1、图 104 - 2、图 104 - 3)。

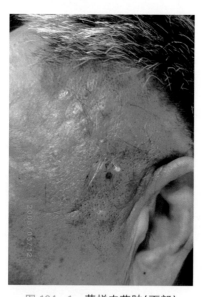

图 104 - 1　蕈样肉芽肿(面部)

4. 实验室和影像学检查或特殊检查

血常规检查:WBC 7.9×10^9/L, RBC 5.20×10^{12}/L, Hb 140 g/L, PLT 180×10^9/L, N 75%, LY 23%。

组织学检查:真皮乳头层内较致密淋巴样细胞浸润,浸润细胞较正常淋巴细胞大,胞核扭曲,并向表皮细胞间渗入,单个散在或小团聚集,周围绕以空隙,形成 Pautrier 微聚集。网状层内呈灶性浸润。

免疫组化检查示:淋巴样细胞:LCA(+), CD3(+), CD4(++), CD8(+), CD79α(−), L26 (−), bcl(+), CD56(−)。TCR 基因重排检测示:TCRγ JVI(+), JVII(+), TCRβ D1J2(±), D2J2(−)。

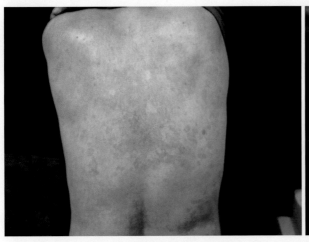
图 104-2　蕈样肉芽肿(后背)

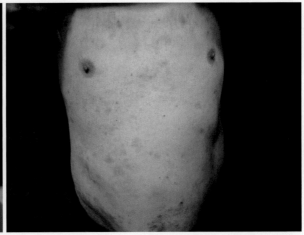
图 104-3　蕈样肉芽肿(前胸)

二、诊治经过

（1）初步诊断：蕈样肉芽肿。

（2）诊疗经过：患者入院后完善相关实验室检查，包括肝肾功能、T 细胞亚群、肿瘤标志物、血糖等各项指标均在正常范围，HIV 抗体阴性，躯干部位皮疹予外用莫米松乳膏，每日 1 次，口服胸腺肽肠溶片 15 mg/d 以调节免疫平衡。并予中波紫外线（UVB）照射，初次每周照射 2～3 次，起始剂量大约在 0.47 J/cm²，每次增加起始剂量的 10%，当皮损消退＞50%，逐渐减少照射次数，直至皮损完全消退。并嘱患者门诊长期随访。

三、病例分析

1. 病史特点

（1）男性，61 岁，皮疹分布于面部和躯干。

（2）病期 1 年，逐渐增多。

（3）皮疹表现为浸润性红斑，大小不一致。

（4）组织病理学检查示表皮内 Pautrier 微聚集，真皮浅层异常淋巴细胞浸润，免疫组化检查示 T 细胞增生，基因重排为 TCRγ 阳性。

2. 诊断与诊断依据

（1）诊断：蕈样肉芽肿。

（2）诊断依据：①浸润性红斑；②组织学表皮内 Pautrier 微聚集，真皮浅层异常淋巴细胞浸润；③免疫组化检示 T 细胞增生；④基因重排为 TCRγ 阳性。

3. 鉴别诊断：

（1）皮炎。

（2）湿疹。

（3）假性淋巴瘤。

四、处理方案及基本原则

(1) 提高机体免疫功能：胸腺肽、干扰素，长期应用要监测血象和肝肾功能。

(2) 止痒：抗组胺药抑制瘙痒，提高患者生活质量。

(3) 外用药：强效糖皮质激素及润肤乳膏，协同皮疹消退。

(4) 光疗：中波 UVB 的早期应用有利于皮疹消褪，需维持较长时间。

(5) 糖皮质激素：对皮损泛发上述治疗不能有效缓解者，可考虑酌情应用，以减轻炎症反应。

五、要点与讨论

1. 要点

蕈样肉芽肿是原发性皮肤 T 细胞淋巴瘤中最常见的类型，约占原发性皮肤淋巴瘤的 50%。任何年龄组均可受累，但以 30～60 岁年龄组最多见，皮损可模拟多种其他皮肤病皮损，临床皮损一般分为 3 期：

(1) 蕈样前期：此期症状变异甚大，可持续数月或数年。皮损形态多种多样，可为斑疹、丘疹、苔藓样变、紫癜甚或水疱、大疱，临床类似湿疹、播散性神经性皮炎、银屑病、脂溢性皮炎、扁平苔藓、多形红斑、毛发红糠疹、鱼鳞病或皮肤异色病，皮肤常干燥，失去光泽，皮纹不同程度地加深。可有发热、乏力和关节痛等前驱症状。

(2) 浸润期：大多在原先皮损或外观正常皮肤处出现，表现为不规则形浸润性斑块，斑块大小不一，边缘清楚或不清楚，可破溃，愈后留下萎缩性瘢痕或色素沉着，浸润处毛发常脱落。

(3) 肿瘤期在浸润斑块处出现大小不一、数目不等的肿瘤，位于皮下或隆突于皮面，大小形状不一，质坚实或柔软如"烂番茄"，常破溃成溃疡，因继发感染而有疼痛，愈后留下萎缩瘢痕及色素异常。约 10% 病例出现红皮病。浅表淋巴结可肿大，当淋巴结受累时内脏器官往往也同时累及而产生相应症状。

2. 讨论

蕈样肉芽肿的诊断是在综合临床、组织病理学、免疫病理学和分子生物学特征的基础上做出的。组织学上，皮损处浸润细胞早期主要在真皮乳头层内，沿毛细血管呈灶性浸润并向表皮细胞间渗入，单个散在或小团聚集，周围绕以空隙，形成 Pautrier 微聚集。进而累及网状层，呈灶性或小片状浸润，可侵入毛囊上皮细胞间，有些并见于胶原束间。浸润细胞较正常淋巴细胞大，胞核扭曲，呈脑回状。在晚期浸润斑块和肿瘤内，真皮内大团或弥漫性浸润，常累及皮下组织。免疫组化常表现为肿瘤细胞 $CD4^+$，$CD45RO^+$，$CD8^-$，罕见病例中 $CD4^-$，$CD8^+$，也可表达 CD2、CD3、CD5、$TCR\alpha\beta$、CLA。晚期病变 CD5、CD7 减少或缺失，CD25 阳性表达。克隆性 T 细胞受体基因重排：阳性率分别为斑片期为 50%～78%，斑块期为 50%～100%，肿瘤期则达 100%。

蕈样肉芽肿的治疗包括局部治疗和全身治疗。斑片期局部可应用激素软膏，但长期使用激素可导致皮肤萎缩，大面积应用高效能激素可导致全身吸收。化疗药如氮芥或卡莫司汀治疗 MF，其水溶液和软膏制剂的疗效相似。盐酸氮芥(2 mg/100 ml)经济简便，但易过敏。合成的维 A 酸类药物如贝沙罗汀(bexarotene)凝胶是唯一经 FDA 批准用于 MF 和 SS 的局部治疗药物。光疗适用于早期患者，免疫增强剂可选用胸腺肽或干扰素。体外光化学疗法主要用于已有血液受浸或有血液受浸风险的患者(红皮病Ⅲ期或具有 Sezary 综合征的 IVA 期)。

六、思考题

1. 蕈样肉芽肿的临床分期如何?
2. 蕈样肉芽肿的诊断要点有哪些?
3. 蕈样肉芽肿的治疗原则是什么?

（陈明华）

案例 105

基底细胞癌

一、病历资料

1. 现病史

患者,男性,58 岁。因"左侧面颊部皮肤结节 2 年余,近期增大"就诊,门诊拟诊"皮肤肿瘤"给予切取活检,病理结果为"基底细胞癌",遂收治入院。患者 2 年余前在无明显诱因下左面颊部出现一褐色结节,初起像针头大小,质硬,无痒无痛。后结节缓慢增大,边缘出现参差不齐并向内卷起。近期结节增大明显,中央有凹陷,并有浆液性分泌物,稍有触碰容易出血。有时中央时愈时破,形如鼠啮。为进一步手术治疗而收入院。

2. 既往史

否认传染病史,否认手术外伤史,否认输血史,否认过敏史,否认高血压和糖尿病等其余系统疾病。

3. 体格检查

T 37.0℃, P 80 次/min, R 20 次/min, BP 120 mmHg/70 mmHg。神志清楚,精神可,营养好,回答切题,自动体位,查体合作,全身浅表淋巴结无肿大。头颅无畸形,结膜无充血,巩膜无黄染,双侧瞳孔等大等圆,对光反射灵敏。颈软,无抵抗,甲状腺无肿大。胸廓对称无畸形,胸骨无压痛。双肺呼吸音清晰,未闻及干、湿啰音。腹平坦,腹壁软,全腹无压痛,无肌紧张及反跳痛,肝脾肋下未触及,肝肾区无叩击痛。脊柱、四肢无畸形。肌力正常,肌张力正常,生理反射正常,病理反射未引出。

皮肤科体检:左侧面颊部褐色结节,大小约 1.0 cm×1.0 cm,质地硬,边缘不规则隆起,中央凹陷,有结痂,剥除后有出血,并出现溃疡,无明显触痛。如图 105 - 1 所示。

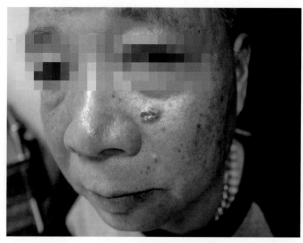

图 105 - 1　基底细胞癌

4. 实验室及影像学检查或特殊检查

无特别异常。

二、诊治经过

(1) 初步诊断:基底细胞癌。

(2) 诊疗经过:入院后检测肿瘤标志物、血常规、尿常规、肝肾功能、凝血功能、血糖、肝炎三对半、HIV抗体、RPR检测、心电图、肺部CT、腹部B超、区域淋巴结B超均无异常发现。拟给予限期手术治疗。

(3) 术前谈话:①手术后伤口有出血、感染、裂开、不愈的可能;②手术后会遗留瘢痕,伤口感染或有瘢痕体质的患者容易引起瘢痕增生。头皮的瘢痕有并发瘢痕性秃发的可能;③麻醉会有诱发心肺功能异常的可能,严重的可能危及生命;④术后根据病理检查结果,决定放疗、化疗、免疫治疗等辅助治疗或仅仅是门诊随访;⑤恶性肿瘤术后仍有局部复发、淋巴结转移、远处器官转移的可能;⑥手术范围过大或邻近重要解剖结构,创面可能需要皮瓣、植皮等整形修复。

三、病例分析

1. 病史特点

(1) 左侧面颊皮肤结节2年余,近期增大明显,触之易出血。

(2) 切取活检病理结果:基底细胞癌。

(3) 皮肤科体检:左面颊部褐色结节,大小约1.0 cm×1.0 cm,质地硬,边缘不规则隆起,中央凹陷,有结痂,剥除后有出血,并出现溃疡。无明显触痛。

(4) 全身检查及实验室检查无异常。

2. 诊断与诊断依据

(1) 诊断:基底细胞癌。

(2) 诊断依据:活检病理结果。

3. 鉴别诊断

(1) 鳞状细胞癌。

(2) 毛源性皮肤肿瘤。

(3) 脂溢性角化。

四、处理方案及基本原则

(1) 基底细胞癌的首选治疗目标是:完整切除肿瘤并最大限度地保留功能和外形。所有治疗方案的确定必须根据每个患者的特殊表现以及患者的偏好而定,年龄和肿瘤大小都是手术改良的参照系数。

(2) 手术处理常常提供了最实用而有效的完整切除,但为了兼顾功能、外形和患者偏好,也可能会首选放射治疗以获得最理想的综合结果。

(3) 在某些高危的多发的原发性肿瘤患者,加强监控和预防性措施必须考虑。

(4) 在某些低危的浅表性基底细胞癌患者,由于手术禁忌或手术无法实施,尽管治愈率比较低,外用5-氟尿嘧啶软膏或咪喹莫特软膏、光动力治疗或强力的冷冻治疗也可以选择。

五、要点与讨论

（1）基底细胞癌是最常见的皮肤恶性肿瘤。它是低级别的皮肤恶性肿瘤,可以浸润性生长但极少转移。

（2）最常见的原因是皮肤的慢性光暴露,85%以上的皮损发生在头颈部。

（3）结节溃疡型基底细胞癌临床最常见:初起结节,缓慢增大,逐渐破溃出血,出现溃疡,并有色素沉积。另一种浅表型基底细胞癌则表现为:淡红斑片,边界清楚,表皮菲薄,伴有极薄鳞屑,生长缓慢,可以出现糜烂或愈合,多发生在躯干部。

（4）临床一般无痛和痒等症状,有时需要与脂溢性角化、皮肤真菌感染、湿疹样皮炎相鉴别。

（5）浅肤色人群较深肤色人群更易患皮肤癌。慢性皮肤溃疡和瘢痕、遗传因素(着色性干皮病)、病毒感染、光疗、焦油或砷剂接触、局部长期的热辐射都可以成为致病因素。避光剂可以预防皮肤癌的发生。

六、思考题

1. 基底细胞癌的常见临床表现有哪些?
2. 列举基底细胞癌的处理原则。

（栾　菁）

鳞状细胞癌

一、病历资料

1. 现病史

患者,女性,80 岁。因"右侧面颊肿块 5 月余",门诊拟诊"皮肤肿瘤"给予切取活检,病理结果为"鳞状细胞癌",遂收治入院。患者为从事农业生产多年的女性,5 月余前发现右侧面颊肿块,生长迅速,偶有轻痒,无疼痛,伴恶臭。检查肿块高出皮肤表面,呈乳头状,中央有坚实的溃疡,边缘不规则,触之易出血。为进一步手术治疗入院。

2. 既往史

否认传染病史,否认手术外伤史,否认输血史,否认过敏史,否认高血压和糖尿病等其余系统疾病。

3. 体格检查

T 37.0℃, P 80 次/min, R 20 次/min, BP 120 mmHg/70 mmHg。神志清楚,精神可,营养好,回答切题,自动体位,查体合作,全身浅表淋巴结无肿大。头颅无畸形,结膜无充血,巩膜无黄染,双侧瞳孔等大等圆,对光反射灵敏。颈软,无抵抗,甲状腺无肿大。胸廓对称无畸形,胸骨无压痛。双肺呼吸音清晰,未闻及干、湿啰音。腹平坦,腹壁软,全腹无压痛,无肌紧张及反跳痛,肝脾肋下未触及,肝肾区无叩击痛。脊柱、四肢无畸形。肌力正常,肌张力正常,生理反射正常,病理反射未引出。

皮肤科体检:右侧面颊肿块,约 5 cm×5 cm,高出皮肤表面,呈乳头状,中央有坚实的溃疡,边缘不规则,触之易出血。肿块周围围有水肿型红斑和色素沉着。如图 106 - 1 所示。

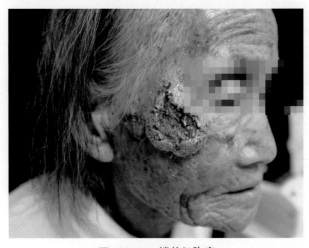

图 106 - 1　鳞状细胞癌

4. 实验室及影像学检查或特殊检查

无异常。

二、诊治经过

(1) 初步诊断:鳞状细胞癌。

(2) 诊疗经过:入院后检测肿瘤标志物、血常规、尿常规、肝肾功能、凝血功能、血糖、肝炎三对半、HIV 抗体、RPR 检测、心电图、肺部 CT、腹部 B 超、区域淋巴结 B 超均无异常发现。拟给予限期手术治疗。

术前谈话:

(1) 手术后伤口有出血、感染、裂开、不愈的可能。

(2) 手术后会遗留瘢痕,伤口感染或有瘢痕体质的患者容易引起瘢痕增生。

(3) 麻醉会有诱发心肺功能异常的可能,严重的可能危及生命。

(4) 术后根据病理检查结果,决定放疗、化疗、免疫治疗等辅助治疗或仅仅是门诊随访。

(5) 恶性肿瘤术后仍有局部复发、淋巴结转移、远处器官转移的可能。

(6) 手术范围过大或邻近重要解剖结构,创面可能需要皮瓣、植皮等整形修复。

三、病例分析

1. 病史特点

(1) 右侧面颊肿块 5 月余,生长迅速,有脓血样分泌物并伴有恶臭。

(2) 切取活检病理结果:鳞状细胞癌。

(3) 皮肤科体检:右侧面颊肿块余,约 5 cm×5 cm,高出皮肤表面,呈乳头状,中央有坚实的溃疡,边缘不规则,触之易出血。

(4) 全身检查及实验室检查无异常。

2. 诊断与诊断依据

(1) 诊断:鳞状细胞癌。

(2) 诊断依据:活检病理结果。

3. 鉴别诊断

(1) 基底细胞癌。

(2) 角化棘皮瘤。

(3) 日光性角化。

四、处理方案和基本原则

(1) 鳞状细胞癌的首选治疗目标:完整切除肿瘤并最大限度地保留功能和外形。所有治疗方案的确定必须根据每个患者的特殊表现以及患者的偏好而定,年龄和肿瘤大小都是手术改良的参照系数。

(2) 手术处理常常提供了最实用而有效的完整切除,但为了兼顾功能、外形和患者偏好,也可能会首选放射治疗以获得最理想的综合结果。

(3) 在某些高危的多发的原发性肿瘤患者,加强监控和预防性措施必须考虑。

(4) 在某些低危的原位鳞状细胞癌(Bowen's 病)患者,由于手术禁忌或手术无法实施,尽管治愈率比较低,外用 5-氟尿嘧啶软膏或咪喹莫特软膏、光动力治疗或强力的冷冻治疗也可以选择。

五、要点与讨论

（1）鳞状细胞癌较常发生于 55 岁以上老年人，男性多于女性。国内的发病率在 1/10 000 左右。

（2）阳光照射、光疗、过量的光化学治疗都有可能是鳞状细胞癌的诱因。户外工作者，包括农民、销售员、码头工人等是高发人群。

（3）人乳头瘤状病毒分型 16、18、31、33、35、39、40、51～60 等，都能从上皮不典型增生、原位鳞癌和鳞癌中分离出来。

（4）接受移植手术者、有慢性免疫抑制者、HIV 感染者更易罹患鳞状细胞癌，并且往往所患的鳞癌更具侵袭性。

（5）慢性皮肤狼疮、慢性溃疡、烧伤瘢痕、慢性光化性皮炎、口腔黏膜的扁平苔藓等慢性炎症性疾病都可能诱发皮肤鳞状细胞癌。

（6）沥青、焦油、原油产品、燃油等都是工业致癌物，与鳞状细胞癌的形成相关。一些治疗药物中或有些地理区域饮用水中的无机砷也有致癌性。

（7）临床表现以肿块或结节为主，可以质地坚实伴有表面角化；也可以乳头状、菜花状不伴有角化，且质地柔软。肿块可以表现为孤立病灶，但常常多发，曝光部位例如秃发的头皮、颊部、鼻、下肢、耳廓、手背、前臂、前额等；有时可以伴有局部淋巴结转移。

（8）治疗首选手术，可以根据切除范围大小做简单缝合、皮瓣修复或游离皮肤移植。只有在手术不可行的时候才考虑放射治疗。

（9）鳞状细胞癌可在治疗后 1～3 年出现局部淋巴结转移。皮肤鳞癌的转移率在 3%～4%，那些较大的、复发的、浸润较深且累及皮肤神经的肿瘤更易转移。

六、思考题

1. 鳞状细胞癌的流行病学表现有哪些？
2. 列举鳞状细胞癌的处理原则。

（栾　菁）

案例 107
黑色素瘤

一、病历资料

1. 现病史

患者,女性,21岁。因"左侧肋区皮疹20余年;局部破溃2年余"就诊。患者自出生后就发现左侧胸肋部一条索状色素性斑片,当地诊断为"先天性色素痣",一直未予任何处理,近2～3年来斑片内侧端皮损出现破溃、结痂,为求进一步诊治来我院门诊就诊。门诊拟诊"色素痣,继发恶变"予以局部活检。

2. 既往史

否认传染病史、否认手术外伤史、否认输血史、否认过敏史,否认高血压和糖尿病等其余系统疾病。

3. 体格检查

T 36.8℃, P 72次/min, R 19次/min, BP 110 mmHg/62 mmHg。神志清楚,精神可,营养中等,回答切题,自动体位,查体合作,全身浅表淋巴结无肿大。头颅无畸形,结膜无充血,巩膜无黄染。双侧瞳孔等大等圆,对光反射灵敏。颈软,无抵抗,甲状腺无肿大。胸廓对称无畸形,胸骨无压痛;双肺呼吸音清晰,未闻及干、湿啰音。腹平坦,腹壁软,全腹无压痛,无肌紧张及反跳痛,肝脾肋下未触及,肝肾脏无叩击痛。脊柱、四肢无畸形。肌力正常,肌张力正常,生理反射正常,病理反射未引出。

皮肤科检查:左侧胸肋部可见一条索状黑色斑块,约7×2.5 cm大小,其内侧靠近正中线处局灶性隆起,破溃伴痂,约1.5×2 cm大小,其外围另见数个粉红色小米粒大小的小结节(见图107-1)。

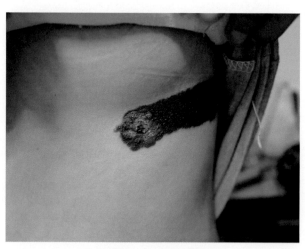

图 107-1　黑色素瘤

4. 实验室及影像学检查或特殊检查

皮肤组织病理学检查示:表皮大部分破溃、坏死,真皮内可见成巢的瘤细胞,胞质丰富,核大有异型,偶见核分裂象,无成熟现象,残留表皮内少数细胞呈Paget样播散,切片左侧肿瘤瘤团下方可见先天性黑素细胞痣改变。肿瘤Breslow厚度1.84 mm,Clark分级4级(见图4-1)。

免疫组化染色检查示:瘤细胞CK(－),S100(＋),Mel-A(＋),HMB45(＋),A103(＋),CK7(－),CK8(－),CK20(－),Vim(＋),Ki-67＞5％(＋)。

浅表淋巴结 B 超检查:未见异常肿大的淋巴结。

二、诊治经过

(1) 初步诊断:黑色素瘤,继发于先天性黑素细胞痣基础上。

(2) 诊疗经过:患者在门诊行皮肤活检,经病理学及免疫组化检查,确诊为"黑素瘤",结合临床病史考虑继发于先天性黑素细胞痣。患者至肿瘤医院进一步就诊,行全身 PET - CT 检查,未发现其他异常,予以手术扩大切除,切缘距离肿瘤 2 cm。扩大切除标本中发现原发性肿瘤周围有卫星灶,这与临床中发现的肿块边缘米粒大小的小结节相一致。由于肿瘤的位置关系,患者拒绝做前哨淋巴结检查,所以淋巴结转移的确切情况不明,继续随访中。

三、病例分析

1. 病史特点

(1) 年轻女性,有先天性黑素细胞痣病史。

(2) 局灶发生改变 2～3 年,有破溃,外围也出现小结节。

(3) 皮疹表现为条带状黑素细胞痣基础上,局灶有破溃结痂;外围也出现粉红色米粒大小的小结节。

(4) 无痒或痛等自觉症状。

(5) 淋巴结检查及 PET - CT 检查未见异常。

2. 诊断与诊断依据

(1) 诊断:①黑色素瘤;②先天性黑素细胞痣。

(2) 诊断依据:①年轻女性,出生后即有条索状色素改变;②在此基础上局灶破溃结痂 2～3 年,外围也见小结节;③组织病理学和免疫组化检查证实为黑色素瘤,肿瘤 Breslow 厚度 1.84 mm。

3. 鉴别诊断

(1) 基底细胞癌。

(2) Bowen 病或鳞状细胞癌。

(3) 富于细胞的蓝痣。

四、处理方案及基本原则

(1) 首选手术扩大切除及缺损的成形修复,切缘距离肿瘤 2 cm。

(2) 建议前哨淋巴结活检,必要时行淋巴结清扫。

(3) 随访观察有无复发,有无淋巴结或其他系统的转移。

(4) 若有条件可检测肿瘤有无基因变异,如 BRAF 和 c - KIT 基因。

(5) 有基因变异的晚期黑色素瘤患者可考虑用维罗非尼、伊马替尼等针对性治疗。

无相关基因的晚期肿瘤患者,可考虑用伊匹未单抗(ipilimumab)、达卡巴嗪或替莫唑胺等治疗。

五、要点与讨论

(1) 黑色素瘤是来源于黑素细胞的肿瘤,恶性程度高,容易发生淋巴结或远处转移。与其他实体肿瘤相比,黑色素瘤的致死年龄更低。

(2) 中国和东亚的黑色素瘤发病率低,但以肢端和黏膜黑色素瘤;欧洲、北美洲及大洋洲地区发病高,BRAF^{V600E}基因变异高发。

(3) 临床上黑色素瘤的危险因素包括:Ⅰ或Ⅱ型皮肤;非典型性痣(发育不良痣);个人或家族黑素瘤病史;紫外线暴晒;疑似损害发生改变(ABCDE);其他因素如慢性摩擦、外伤、内分泌、免疫缺陷等。

疑似黑色素瘤皮损的特点(ABCDE):不对称(Asymmetry),边界不规则(Border irregularity),颜色改变或杂色(Color variegation or changes),直径超过 6 mm(Diameter greater than 6 mm),进行性变化(Evolutionary changes)

(4) 组织病理检查可明确诊断,免疫组化染色 S100、Mel - A HMB45、A103 和 Tyr 这些黑素细胞的标志有助于诊断;病理上关注的指标包括 Breslow 肿瘤厚度、溃疡、Clark 分级、生长期、核分裂象、消退、微卫星灶、肿瘤浸润性淋巴细胞及脉管浸润等。

(5) 前哨淋巴结活检技术(核素示踪和美蓝注射)是疾病分期的重要工具。

(6) 根据目前的检查结果本例患者归为Ⅱ期(T$_{2b}$),但是患者未行前哨淋巴结活检,扩大切除标本可见卫星灶,难以除外微小转移(Ⅲ期)可能,故应密切随访观察有无复发,血清乳酸脱氢酶的检测可帮助判断是否有转移。

(7) 影响黑色素瘤预后的最重要因素是有无溃疡和肿瘤 Breslow 厚度。肿瘤 Breslow 深度是指表皮颗粒层或溃疡基底到肿瘤最下方的距离,通常以毫米(mm)作为单位。

(8) 首选手术扩大切除,切缘通常距离肿瘤 1~2 cm(见表 107 - 1),晚期肿瘤患者可根据其变异基因进行靶向治疗。

表 107 - 1　原发性黑色素瘤扩大切除的边缘

肿瘤厚度(Breslow)/mm	切除边缘/cm
原位	0.5
≤1.0	1
1.01~2.0	1~2
2.01~4.0	2
>4.0	2~3

六、思考题

1. 黑色素瘤的临床危险因素有哪些?临床上如何考虑色素痣有恶变需做活检?
2. 影响黑色素瘤诊治最重要的指标是什么?它如何帮助黑色素瘤的诊治?
3. 根据国际上的研究进展,对于晚期黑色素瘤患者如何治疗能更好地延长其生存期?

(陈连军)

案例 *108*

脂溢性角化病

一、病历资料

1. 现病史

患者,女性,63岁。因"左侧面部皮疹2年余"就诊。患者2年余前左侧面部出现一米粒大小淡褐色皮疹,高出皮面,表面粗糙,无明显不适症状。皮疹逐渐增大,呈黑褐色,用力摩擦后皮损可部分剥脱,但数月后又再长出。患者遂至我院就诊。

2. 既往史

否认肝炎、结核史,否认手术史,否认输血史,否认过敏史,否认高血压和糖尿病史。

3. 体格检查

T 36.8℃,P 82次/min,R 18次/min,BP 136 mmHg/82 mmHg。神志清楚,精神可,营养好,回答切题,自动体位,查体合作,全身浅表淋巴结无肿大。头颅无畸形,巩膜无黄染。双侧瞳孔等大等圆,对光反射灵敏。颈软,无抵抗,甲状腺无肿大。胸廓对称无畸形,胸骨无压痛;双肺呼吸音清晰,未闻及干、湿性啰音。腹平坦,腹壁软,全腹无压痛,无肌紧张及反跳痛,肝脾肋下未触及,肝肾脏无叩击痛。脊柱、四肢无畸形。肌力正常,肌张力正常,生理反射正常,病理反射未引出。

皮肤科体检:左侧面颊部见2 cm×1.5 cm大小黑褐色斑块,皮损呈椭圆形,表面粗糙,呈乳头瘤样增生,表面可见油腻性鳞屑性痂皮。如图108-1所示。

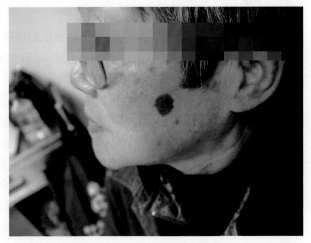

图108-1 脂溢性角化病

4. 实验室及影像学检查或特殊检查

查血常规、血凝常规(一)。HIV(一),RPR(一)。

二、诊治经过

(1)初步诊断:脂溢性角化病。

(2)诊疗经过:手术切除,标本送病理,病理结果回报:表皮角化过度,棘层肥厚、乳头瘤样增生,可见较多假性角囊肿。

三、病例分析

1. 病史特点

(1) 女性,63 岁,皮损位于面部。

(2) 皮疹表现为黑褐色斑块、表面粗糙,呈乳头瘤样增生。

(3) 皮损无明显自觉症状,用力摩擦后皮损可部分剥脱,但数月后又再长出。

2. 诊断与诊断依据

(1) 诊断:脂溢性角化病。

(2) 诊断依据:①老年女性,慢性病程;②皮疹表现为黑褐色丘疹;③病理检查显示表皮角化过度,棘层肥厚,可见较多假性角囊肿。

3. 鉴别诊断

(1) 日光性角化。

(2) 基底细胞癌。

(3) 色素痣。

四、处理方案及基本原则

本病一般不需治疗,仅是美容问题。诊断明确的可用激光治疗,若诊断有问题,或皮损出现瘙痒或炎症表现,可以手术切除,或治疗前先做活检,以免误诊。

五、要点与讨论

脂溢性角化又名"老年疣",是因角质形成细胞成熟迟缓所致的一种良性表皮内肿瘤。本病病因尚未明确,好发于面颈部、背部(尤其是上背部)及肢端部位,大多发生于老年人,男性 40 岁后,女性 60 岁后易见。

虽偶有单发,但脂溢性角化通常表现为多发的边界清楚的深色皮损,可为斑片、丘疹甚至斑块。典型的脂溢性角化通常初起损害为斑疹,后可演变为丘疹或疣状斑块。毛囊角栓、天鹅绒状表面、角化过度的鳞屑有助于诊断本病。在妊娠、炎症性皮肤病及恶性肿瘤患者中,皮损可能于消退后又突然大量出现。本病至少包含 6 种组织学类型:棘层肥厚型、角化过度型、网状型、刺激型、克隆型、黑色素棘皮瘤型。同一皮损中可同时出现不同的组织学特征而呈现不同的外观。可有不同程度的角化过度、基层肥厚以及乳头瘤样增生。反向的表皮凹陷形成的假性角囊肿是高度特征性的表现。

根据临床表现、组织病理,本病诊断不难。无症状的脂溢性角化多由于美容原因要求治疗。最常用的治疗方法包括激光及冷冻,预后较佳。症状性脂溢性角化可通过局部破坏术、消除术和手术切除来治疗。

六、思考题

1. 脂溢性角化病的好发部位及临床表现是什么?

2. 脂溢性角化病的诊断和鉴别诊断要点有哪些?

3. 简述脂溢性角化病的病理特点。

(吴文育)

化脓性肉芽肿

一、病历资料

1. 现病史

患者,女性,23岁。因"左手拇指外伤后皮疹3月"就诊。患者3月前左手拇指伸侧异物扎伤,后在外伤处出现一米粒大小红色皮疹,高出皮面,表面光滑,无明显痛痒。皮疹逐渐增大至黄豆大小,质软,患者无明显不适,但碰破后易于出血,且出血较多,患者遂至我院就诊,查血常规示:WBC 6.2×10^9/L, RBC 3.87×10^{12}/L, Hb 125 g/L, PLT 169×10^9/L,N 61.2%, LY 32.6%, MO 5.8%。

2. 既往史

否认肝炎、结核史,否认手术史,否认输血史,否认过敏史,否认高血压和糖尿病史。

3. 体格检查

T 36.7℃, P 80 次/min, R 18 次/min, BP 129 mmHg/74 mmHg。神志清楚,精神可,营养好,回答切题,自动体位,查体合作,全身浅表淋巴结无肿大。头颅无畸形,巩膜无黄染。双侧瞳孔等大等圆,对光反射灵敏。颈软,无抵抗,甲状腺无肿大。胸廓对称无畸形,胸骨无压痛;双肺呼吸音清晰,未闻及干、湿性啰音。腹平坦,腹壁软,全腹无压痛,无肌紧张及反跳痛,肝脾肋下未触及,肝肾脏无叩击痛。脊柱、四肢无畸形。肌力正常,肌张力正常,生理反射正常,病理反射未引出。

皮肤科体检:左手拇指第一指节伸侧见一直径 0.5 cm 大小鲜红色丘疹,皮损光滑、质软,无压痛,周围少量出血、结痂。如图 109 - 1 所示。

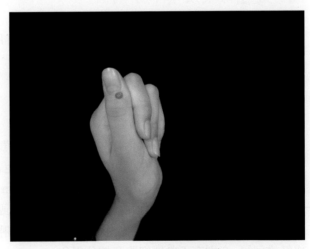

图 109 - 1 化脓性肉芽肿

4. 实验室检查

查血常规示:WBC 6.2×10^9/L, RBC 3.87×10^{12}/L, Hb 125 g/L, PLT 169×10^9/L, N 61.2%, LY 32.6%, MO 5.8%。血凝常规(—)。HIV(—), RPR(—)。

二、诊治经过

(1) 初步诊断:化脓性肉芽肿。

(2) 诊疗经过:完善术前检查后行皮损手术切除,标本送病理,病理结果回报:肿瘤周围正常表皮组织向内生长,形成领圈状结构,真皮内的内皮细胞肿胀,聚集成实体状,有较多腔隙,内皮细胞间有较多纤维间隔。

三、病例分析

1. 病史特点

(1) 女性,23 岁,皮损位于手指伸侧,继发于外伤后。

(2) 皮疹表现为单一的鲜红色充血性丘疹,光滑、质软。

(3) 皮损无明显自觉症状,轻微外伤即易出血,且一般出血量较多。

2. 诊断与鉴别诊断

(1) 诊断:化脓性肉芽肿。

(2) 诊断依据:①年轻女性,皮疹好发于易受外伤部位,有明显的诱因;②皮疹表现为孤立充血性丘疹,光滑、质软;③病理检查显示高度血管化的水肿性的结缔组织,有较多新形成的毛细血管。

3. 鉴别诊断

(1) 草莓状血管瘤。

(2) 丘疹型血管角化瘤。

四、处理方案及基本原则

本病可手术切除,若切除彻底一般不复发;也可用激光、电凝、放射等治疗,但若治疗不彻底,可能复发。

五、要点与讨论

化脓性肉芽肿其实既不"化脓",也不是"肉芽肿",本病又称为分叶状毛细血管瘤,是一种良性、获得性皮肤黏膜增生性病变,多在皮肤穿透性外伤后发生,由新生成的血管形成息肉状损害,好发于面部、头皮、手指等易受外伤的暴露部位,一般直径 5～10 mm,多为单发。

本病的组织学特征是皮损内见毛细血管呈簇状或分叶状分布,表皮稍变薄,肿瘤周围正常表皮组织向内生长,形成领圈状结构,真皮内结缔组织高度水肿,伴大量新生毛细血管及炎性细胞浸润,有时可形成纤维间隔,个别有不典型细胞和核分裂象。

根据临床表现、组织病理,本病诊断不难。因其易出血,部分类似小动脉出血,出血不易止,给患者带来较大的心理压力。本病若发生于手足可影响功能,发生于面部又影响美容,故必须积极彻底治疗,并且尽可能一次性治愈,治疗方案包括手术切除、化学烧灼、激光、电凝等。

六、思考题

1. 化脓性肉芽肿的好发部位是哪里?
2. 化脓性肉芽肿的诊断和鉴别诊断要点有哪些?
3. 简述化脓性肉芽肿的病理特点。

（王上上　项蕾红）

案例 110

色素痣

一、病史资料

1. 现病史

患者，女性，26岁，因"左侧颈部黄豆大小增生物2年余"就诊。患者2年前无意中发现左侧颈部出现一米粒大小皮肤增生物，无瘙痒及疼痛感觉，无糜烂、渗出及红肿出现。当时患者未在意，也未到医院就诊。近期患者感增生物略增大，无明显不适症状，故至门诊，拟"色素痣"门诊手术治疗。患病以来患者精神好，胃纳可，睡眠好，大小便正常，无体重明显下降，无头痛、头晕、恶心、呕吐、心慌、心悸、腹痛、腹泻、胸闷、气短、发热等不适。

2. 既往史

否认手术外伤史，否认传染病史，否认药物过敏史。按时预防接种，余系统回顾无殊。

3. 体格检查

T 36.8℃，P 88 次/min，R 20 次/min，BP 108 mmHg/76 mmHg。神志清楚，发育正常，营养好，回答切题，自动体位，查体合作，皮肤见专科检查，无肝掌，全身浅表淋巴结无肿大。头颅无畸形，眼睑正常，睑结膜未见异常，巩膜无黄染。双侧瞳孔等大等圆，对光反射灵敏，耳廓无畸形，外耳道无异常分泌物，无乳突压痛。外鼻无畸形，鼻通气良好，鼻中隔无偏曲，鼻翼无扇动，两侧副鼻窦区无压痛，口唇无发绀。双腮腺区无肿大，颈软，无抵抗，颈静脉无怒张，气管居中，甲状腺无肿大。胸廓对称无畸形，胸骨无压痛；双肺呼吸音清晰，未闻及干、湿啰音。HR 88 次/min，律齐；腹平坦，腹壁软，全腹无压痛，无肌紧张及反跳痛，肝脾肋下未触及，肝肾脏无叩击痛，肠鸣音4次/min。肛门及外生殖器未见异常，脊柱、四肢无畸形，关节无红肿，双下肢无水肿。肌力正常，肌张力正常，生理反射正常，病理反射未引出。

皮肤科检查：左侧颈部可见一米粒大小淡褐色丘疹，皮损性质较软，无糜烂、渗液，无红肿。如图110-1所示。

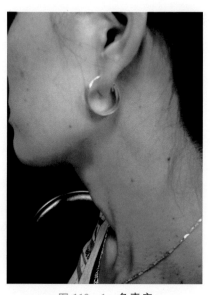

图 110 - 1　色素痣

4. 实验室及影像学检查或特殊检查

病理结果：皮内痣。

二、诊疗经过

(1) 初步诊断:色素痣。
(2) 诊疗经过:门诊手术切除送病理,病理结果示皮内痣。

三、病史分析

1. 病史特点

青年女性,慢性病程,皮疹为黄豆大小褐色增生物,缓慢增大。

2. 诊断与诊断依据

(1) 诊断:色素痣。
(2) 诊断依据:①青年女性,病程慢性;②皮疹为左侧颈部米粒大小淡褐色丘疹,质地较软;③术后病理:皮内痣。

3. 鉴别诊断

(1) 皮肤纤维瘤。
(2) 恶性黑色素瘤。

四、处理方案及基本原则

(1) 减少摩擦和外来刺激,除美容需要外,一般无须治疗。
(2) 对于易摩擦部位的色素痣可密切观察,必要时可手术切除。

五、要点与讨论

1. 要点

(1) 色素痣是由痣细胞组成的良性新生物,本病常见,几乎每个人都有,从婴儿期到年老者都可以发生。
(2) 色素痣可随年龄增长而数目增加,往往青春发育期明显增多。女性的痣趋向比男性更多,白种人的痣比黑种人更多。
(3) 临床表现有多种类型,主要分为交界痣、混合痣和皮内痣,偶见于黏膜表面。

2. 讨论

交界痣恶变时,局部常有轻度疼痛。灼热和刺痛,边缘处出现卫星小点,如突然增大、颜色加深、有炎症反应,破溃或出血时要提高警惕。

六、思考题

1. 色素痣的病理有哪些特点? 什么情况下需要切除色素痣?
2. 恶性黑色素瘤的早期诊断方法是什么?

(李 剑 傅雯雯)

案例 111
瘢 痕 疙 瘩

一、病历资料

1. 现病史

患者,女性,26 岁。因"前胸皮疹伴瘙痒 2 年。"来诊。患者 2 年前起无明显诱因下出现前胸红色高出皮面的皮疹,略痒,其后渐渐增大向外扩展、变硬,自觉瘙痒刺痛或牵拉感。否认局部创伤史。

2. 既往史

否认传染病史,否认手术外伤史,否认输血史,否认过敏史,否认高血压和糖尿病等其余系统疾病。

3. 体格检查

T 37.0℃,P 80 次/min,R 20 次/min,BP 120 mmHg/69 mmHg。神志清楚,精神可,营养好,回答切题,自动体位,查体合作,全身浅表淋巴结无肿大。头颅无畸形,左侧上眼睑肿胀,左侧睑结膜充血,巩膜无黄染。双侧瞳孔等大等圆,对光反射灵敏。颈软,无抵抗,甲状腺无肿大。胸廓对称无畸形,胸骨无压痛;双肺呼吸音清晰,未闻及干、湿性啰音。腹平坦,腹壁软,全腹无压痛,无肌紧张及反跳痛,肝脾肋下未触及,肝肾脏无叩击痛。脊柱、四肢无畸形。肌力正常,肌张力正常,生理反射正常,病理反射未引出。

皮肤科体检:前胸见一境界清楚、横条状隆起的斑块,紫红色,质韧并有一定弹性,表面光滑,略具光泽,周围不规则蟹足状向外扩展。如图 111 - 1 所示。

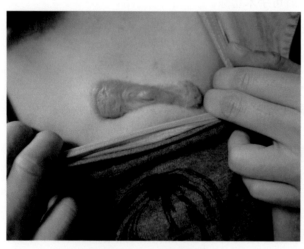

图 111 - 1 瘢痕疙瘩

4. 实验室及影像学检查或特殊检查

无。

二、诊治经过

(1) 初步诊断:瘢痕疙瘩。

(2) 诊疗经过:积雪苷软膏外用后自觉皮疹仍增大明显,予得宝松局部皮损内注射,皮损明显缩小,一个月后再次治疗皮损缩小扁平,色泽呈淡红色,继续积雪苷软膏外用维持。

三、病例分析

1. 病史特点
(1)女性,26岁。
(2)病程2年,逐渐加重。
(3)皮疹分布于前胸,为境界清楚的斑块,紫红色,质韧,周围呈蟹足状。
(4)伴有瘙痒等自觉症状。
(5)否认局部创伤史。

2. 诊断与诊断依据
(1)诊断:瘢痕疙瘩。
(2)诊断依据:①青年女性,病程长;②发病前否认局部创伤史;③皮疹分布于前胸,为境界清楚的斑块,紫红色,质韧,周围呈蟹足状;④伴有瘙痒等自觉症状。

3. 鉴别诊断
(1)肥厚性瘢痕。
(2)瘢痕性结节病。

四、处理方案及基本原则

1. 基本原则
应该避免手术切除,如必须手术治疗,则手术后合并放射治疗或局部注射皮质类固醇制剂。

2. 处理方案
(1)音频电疗和激光,可部分或完全消除痒、痛,缩小瘢痕,功能障碍可获得不同程度的恢复。
(2)局部注射皮质类固醇制剂或放射治疗,可单用或联合手术切除,取得一定疗效。
(3)中药膏、积雪苷软膏等外用,可以在一定程度上抑制纤维组织增生。

五、要点与讨论

1. 要点
(1)瘢痕疙瘩是大量结缔组织增殖和透明变性而形成的,多与个体素质有关。
(2)大多否认局部创伤史。
(3)好发于上胸或胸骨前区。
(4)皮疹为境界清楚的斑块,紫红色,质韧,表面光滑发亮,周围呈蟹足状,常发现有扩张的毛细血管向外延伸。
(5)常伴有瘙痒、刺痛等自觉症状。

2. 讨论
组织学上瘢痕疙瘩常常与肥厚性瘢痕不能区别,但肥厚性瘢痕多有明显的局部创伤或炎症病史,损害不超出原范围,而瘢痕疙瘩通常创伤史不明确,好发于上胸或胸骨前区,常常超出原先瘢痕范围,易受激惹而且过度敏感,甚至衣服压迫即可造成疼痛。目前治疗无特效药物,易复发,部分患者治疗不当可发生鳞癌。

六、思考题

1. 试述瘢痕疙瘩的发病机制?
2. 瘢痕疙瘩与肥厚性瘢痕的区别有哪些?

（陆小年）

案例 112

汗 管 瘤

一、病例资料

1. 现病史

患者,女性,23 岁。因"耳后皮疹 5 年,不痛不痒,逐渐增多"就诊。患者 5 年前无明显诱因下耳后出现皮疹,呈正常肤色至淡粉红色,粟粒大小,互不融合,无破溃,无流脓,无自觉症状,近 1 年来皮疹数量增多,出汗时可伴轻微瘙痒。

2. 既往史

否认传染病史,否认手术外伤史,否认输血史,否认过敏史,否认高血压和糖尿病等其余系统疾病。家族中无遗传性疾病及类似疾病史。

3. 体格检查

皮肤检查:双侧耳后可见密集的小丘疹,粟粒至米粒大小,肤色或淡红色。表面稍有蜡样光泽,互不融合,触之较为硬实。如图 112-1 所示。

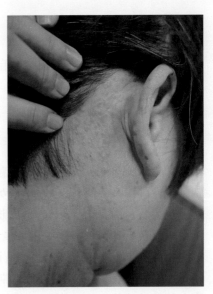

图 112-1 汗管瘤

4. 实验室及影像学检查或特殊检查

皮肤组织病理:真皮内可见瘤细胞团,瘤细胞呈条索状或巢状,部分呈囊腔改变,组成网球拍状,请结合临床。

二、诊治经过

(1) 初步诊断:汗管瘤。
(2) 诊疗经过:良性肿瘤,因数目较多暂可不予治疗。

三、病例分析

1. 病史特点

(1) 女性,23 岁。耳后皮疹 5 年,不痛不痒。
(2) 家族中无类似疾病发作。

（3）皮疹表现为耳后密集的小丘疹，粟粒至米粒大小，肤色或淡红色。表面稍有蜡样光泽，互不融合，触之较为硬实。

（4）皮肤组织病理示汗管瘤。

2. 诊断与诊断依据

（1）诊断：汗管瘤。

（2）诊断依据：女性青年，耳后皮疹5年，不痛不痒。皮疹特点为耳后密集的小丘疹，粟粒至米粒大小，肤色或淡红色。表面稍有蜡样光泽，互不融合，触之较为硬实。组织病理符合汗管瘤改变。

3. 鉴别诊断

（1）丘疹性环状肉芽肿。

（2）传染性软疣。

（3）扁平疣。

四、处理方案及基本原则

良性肿瘤，可不予治疗。如数目少时，可局部切除、电解法或激光治疗。

五、要点与讨论

1. 要点

汗管瘤（Syringoma）又称汗管囊瘤（Syringocystoma）或汗管囊肿腺瘤，是向小汗腺末端汗管分化的一种良性肿瘤。临床特点：好发于女性，常青春期发病。损害好发于眼睑、上颊、腋窝、胸部、女阴等。皮疹表现为直径为1~5 mm、高出皮肤的半球形丘疹，类似粟粒，颜色与正常肤色相近，稍有蜡样光泽，个别可由淡黄转变至深褐色。丘疹多为单个散在分布，几个到数百个数目不等，有时可密集成片，但相邻的两个凸起不发生融合。触之稍有硬实感，少数质地较软，一般无自觉症状。慢性病程、多数持续几十年，很少自行消退。女性常在妊娠期、月经前期或使用女性激素时皮疹增大。部分患者有家族史，以常染色体显性遗传方式遗传。

临床分型如下。

（1）眼睑型：最常见，多发生于妇女，在发育期或其后出现，多见于下眼睑。

（2）发疹型：男性青少年多见，成批发生于躯干前面及上臂屈侧。

（3）局限型：位于外阴，称生殖器汗管瘤；在手指伸面，称肢端汗管瘤。

2. 讨论

汗管瘤病理特点：真皮上部可见嗜碱性上皮细胞聚集成小团块，细胞团可呈圆形、卵圆形，最大直径不超过10个细胞的长度。部分细胞团可呈实体条索状，但多数中央有一管腔，表现为发育不良的汗管，管壁周围有两层立方形细胞，大都扁平。导管内充满耐淀粉酶PAS阳性的嗜伊红无定形物质，或淡蓝灰色变性物质。最有特征的表现是一端呈导管状，而另一端为实体条索，因此形如逗号或蝌蚪状。有的近表皮管腔内发生层状角化物，类似表皮囊肿。如导管细胞含有糖原，呈透明状，则称为透明细胞汗管瘤。

（1）眼睑型汗管瘤与毛发上皮瘤、皮脂腺瘤、汗腺囊瘤鉴别要点如下。①毛发上皮瘤：女性多见，幼年发病，好发于面部特别是鼻唇沟。损害为黄色或粉红色的多发的丘疹或结节，粟米至米粒大小，呈半球形或圆锥形，坚实、透明，偶可形成斑块。②皮脂腺瘤：好发于面部中央，损害为多发性的丘疹或结节，无自觉症状，可见于结节性硬化。③汗腺囊瘤：为鼻及眼睑部正常颜色的小圆形丘疹，夏季较突起，凉爽时可消失，刺破时可有少许汗液流出。

（2）发疹型汗管瘤与丘疹性环状肉芽肿、传染性软疣、扁平疣鉴别要点如下。①丘疹性环状肉芽肿：主要见于中老年人，分布在躯干和四肢，皮损呈半透明的苔藓样丘疹，淡红色或紫色，大多孤立，数目成百。病理特点是真皮中部、下部或皮下组织的渐进性坏死的病灶，其中出现胶原纤维变性，病灶周围有淋巴细胞、组织细胞和成纤维细胞呈栅状排列。②传染性软疣：传染性软疣系由痘病毒引起，幼儿、儿童易罹患。皮疹为粟米至黄豆大半球形丘疹，正常肤色或微红，表面光滑，顶端有脐凹，可挤出豆渣样物质。病理示：增生的棘层内有大量嗜酸性包涵体（软疣小体）。③扁平疣：由 HPV 感染引起，皮疹常为米粒大小扁平丘疹，正常肤色或淡褐色，表面平滑，常为多发性，无症状。组织病理：表皮角化过度，少许角化不全，棘层上部及粒层可见明显的空泡化细胞，角层呈网篮状改变。

（3）局限型汗管瘤与 Fox-Fordyce disease 鉴别要点如下。Fox-Fordyce disease：本病为顶泌腺导管阻塞和表皮内破裂引起的慢性炎症性疾病。常见于青春期女性，损害位于腋下、乳房、耻骨部和会阴区，为针头至绿豆大小毛囊性丘疹，坚实光滑，肉色或淡黄色，散在分布互不融合，瘙痒剧烈。病理特点是顶泌腺导管角质栓塞，下端表皮内破裂形成小水疱和棘层水肿。

六、思考题

1. 眼睑型汗管瘤与毛发上皮瘤、皮脂腺瘤、汗腺囊瘤的鉴别要点有哪些？
2. 发疹型汗管瘤与丘疹性环状肉芽肿、传染性软疣、扁平疣的鉴别要点有哪些？
3. 局限型汗管瘤与 Fox-Fordyce disease 的鉴别要点有哪些？

（徐金华）

案例 113

血管角皮瘤

一、病历资料

1. 现病史

患者,男性,45 岁。因"阴囊皮疹三年余"就诊。患者三年前发现阴囊出现散在粟粒至绿豆大小皮疹,部分高出于皮面,皮疹有时压之可褪色,少许皮疹表面粗糙、角化,无疼痛及瘙痒等自觉症状。

2. 既往史

否认传染病史,否认手术外伤史,否认输血史,否认过敏史,否认高血压和糖尿病等其余系统疾病。

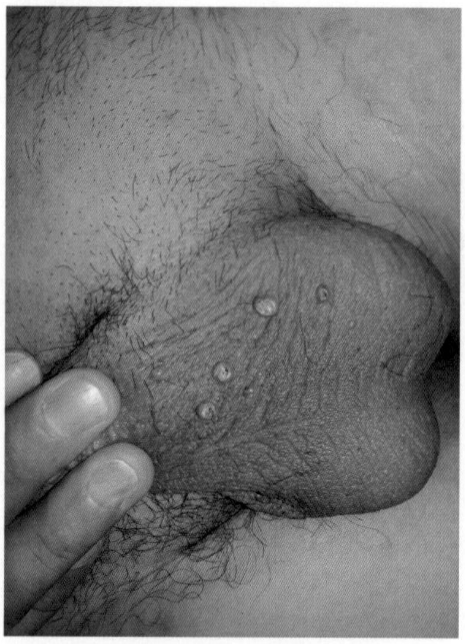

3. 体格检查

T 37.0℃, P 80 次/min, R 20 次/min, BP 125 mmHg/69 mmHg。神志清楚,精神可,营养好,回答切题,自动体位,查体合作,全身浅表淋巴结无肿大。头颅无畸形,结膜无充血,巩膜无黄染。双侧瞳孔等大等圆,对光反射灵敏。颈软,无抵抗,甲状腺无肿大。胸廓对称无畸形,胸骨无压痛;双肺呼吸音清晰,未闻及干、湿性啰音。腹平坦,腹壁软,全腹无压痛,无肌紧张及反跳痛,肝脾肋下未触及,肝肾脏无叩击痛。脊柱、四肢无畸形。肌力正常,肌张力正常,生理反射正常,病理反射未引出。

皮肤科体检:阴囊处可见散在的粟粒至绿豆大小暗紫色或紫色丘疹,部分皮损表面角化粗糙,部分皮疹压之可褪色。如图 113-1 所示。

图 113-1　血管角皮瘤

4. 实验室及影像学检查或特殊检查

皮肤组织病理检查示:表皮轻度角化过度,棘层不规则增厚,基底层完整,真皮浅层血管增生,显著扩张、充血,有些完全被延长的表皮突包绕。

二、诊治经过

(1) 初步诊断:血管角皮瘤。
(2) 诊疗经过:治疗上予以 CO_2 治疗。

三、病例分析

1. 病史特点

(1) 男性,45 岁,皮疹分布在阴囊部位。

(2) 皮疹表现为散在的粟粒至绿豆大小暗紫色或紫色丘疹,部分皮损表面角化粗糙。

(3) 无明显自觉症状。

2. 诊断与诊断依据

(1) 诊断:血管角皮瘤。

(2) 诊断依据:①中年男性。②皮疹表现为散在的粟粒至绿豆大小暗紫色或紫色丘疹,部分皮损表面角化粗糙。③无明显自觉症状。④组织病理检查示:表皮轻度角化过度,棘层不规则增厚,基底层完整,真皮浅层血管增生,显著扩张、充血,有些完全被延长的表皮突包绕。

3. 鉴别诊断

(1) 血管瘤。

(2) 脂溢性角化病。

(3) 黑素瘤。

四、处理方案及基本原则

传统的治疗方法有液氮冷冻、CO_2 激光和电解等,相关文献表明一些基于选择性光热作用原理的美容激光如脉冲染料 585 nm 激光、595 nm 激光、可调脉宽倍频 532 nm 激光及长脉宽 Nd - YAG1064 激光对血管角皮瘤也有较好的临床疗效并且不良反应小,值得临床推广。

五、要点与讨论

1. 要点

血管角皮瘤主要从组织学上命名,组织学改变为浅表血管扩张和其上组织角化。依其病变分布特点一般将其分为五型:

(1) 肢端型血管角皮瘤(Mibeli):常见于儿童及青少年,女性较多,发病前常有冻伤或冻疮史。好发于指、趾节背侧及肘、腋伸面,常对称分布。损害为针头至粟粒大斑疹或丘疹,偶尔有小结节样,表面粗糙,呈紫或暗紫色,压之可部分退色,皮疹散在不融合。无自觉症状,偶可自愈。组织病理示真皮乳头内毛细血管扩张,晚期扩张毛细血管管壁紧贴向下伸长的表皮突,相似于表皮内囊肿。

(2) 阴囊型血管角皮瘤(Fordyce):好发于中老年人阴囊,表现为多发性暗红色或紫色圆顶丘疹,常沿浅表静脉或阴囊皮纹排列成线状,压之可退色,可伴发附睾肿瘤、精索静脉曲张及空肠病变等。

(3) 丘疹型血管角皮瘤:多见于青年人,下肢最常见,多单发,损害为鲜红色或淡蓝色丘疹,质硬,组织病理与肢端型相同。

(4) 局限性血管角皮瘤:通常出生时即有或发生于儿童,损害为大小不等的深红至蓝黑色丘疹或结节,表面角化增厚呈疣状,多聚集成斑块,可与阴囊型并发,也可与鲜红斑痣或海绵状血管瘤并存。组织病理与肢端型相同,唯真皮乳头瘤样增殖及棘层肥厚明显。

(5) 泛发性系统型弥漫性躯体血管角皮瘤:又称 Fabry 病,属于神经鞘磷脂沉积病,性联隐性遗传,男性发病,皮损多见于掌跖会阴及腰骶部,呈密集而不融合的暗红色斑点或丘疹,表面有不同程度的角化,肾小球及内脏小血管内有脂质沉着,导致蛋白尿、血尿、高血压、脑血管意外或冠心病、角膜混浊等临床表现。组织病理示真皮内有扩张的毛细血管和细血管,管壁有空泡细胞和糖脂沉积。

2. 讨论

血管角皮瘤诊断不难,需注意并发其他血管肿瘤或病变的可能。

六、思考题

1. 不同类型血管角皮瘤的临床表现有哪些?
2. 血管角皮瘤的组织病理学有什么特点?
3. 血管角皮瘤的治疗方法有哪些?

（沈燕芸　唐　慧）

参考文献

[1] 陈灏珠,林果为.实用内科学[M].13 版.北京:人民卫生出版社,2009:2699-2708.

[2] 陈红清.荨麻疹性血管炎[J].国外医学:皮肤性病学分册,2001,27(4);238-240.

[3] 段志敏,曾荣,李岷.皮肤癣菌致病因素的研究进展[J].国际皮肤性病学杂志.2014,40(5);329-331.

[4] 傅志宜.性传播疾病[M].北京:中国协和医科大学出版社,2007.

[5] 黄淳韵,严淑贤,项蕾红,等.避光教育对多形性日光疹患者病情和治疗的影响[J].中华皮肤科杂志,2013,46(2):
    93-96.

[6] 雷英,石捷,许立民.股外侧皮神经性炎物理疗法及其机制探讨[J].中华物理医学及康复杂志,2003,25(3):189-
    190.

[7] 李萌萌,郭在培,黎静宜等.荨麻疹性血管炎 45 例临床和病理分析[J].临床皮肤科杂志,2013,42(9);528-530.

[8] 卢忠.皮肤激光医学与美容[M].上海:复旦大学出版社.2012 年:46-54.

[9] 皮肤淋巴瘤图解指南[M].王琳主译.3 版.北京:人民卫生出版社,2012:108-111.

[10] 秦启贤.临床真菌学[M].上海.复旦大学出版社,2001;189-191.

[11] 冉玉平.马拉色菌及其相关皮肤病诊治进展[J].皮肤性病诊疗学杂志,2011,18(3)142-143.

[12] 王宝玺,晋红中.皮肤病与性病诊疗常规.北京:中国医药出版社,2012.

[13] 王千秋,张国成.性传播疾病临床诊疗指南[M].上海:上海科学技术出版社,2007.

[14] 王泉丽,张改连.嗜酸性筋膜炎与系统性硬化症临床特点比较[J].中华临床免疫和变态反应杂志,2014,8(4):294-
    299.

[15] 王侠生,廖康煌.杨国亮皮肤病学[M].上海:上海科学技术文献出版社,2005;923-994.

[16] 徐金华.性病[M].北京:中国医药科技出版社,2009.

[17] 余德厚,何勤,龙娟.麻风患者 63 例临床分析[J].中国皮肤性病学杂志.2013,27(3);266-267.

[18] 赵辨.中国临床皮肤病学[M].南京:江苏科学技术出版社,2010:1522-1523.

[19] 朱学骏,王宝玺,孙建方,主译.皮肤病学[M].2 版.北京:北京大学医学出版社,2011:541-558.

[20] A. Nast, B. Dréno, V. Bettoli, et al. European Evidence-based (S3) Guidelines for the Treatment of Acne [J].
    JEADV 2012,26 (Suppl 1):1-29.

[21] A. Woollons,MM Black. Nodular localized primary cutaneous amyloidosis:a long-term follow-up study [J]. BJD,
    2001,145(1):105-109.

[22] Abbas M, Holfeld K, Desjardins D, et al. Pustular psoriasis complicated with acute generalized exanthematous
    pustulosis [J]. J Dermatol Case Rep, 2014 June 30;8(2):42-45.

[23] Ahmet Ural, Seluk Arslan, afak Ersz. Verruca vulgaris of the tongue:a case report with literature review [J]. Bosn

J Basic Med Sci，2014，14(3)：136－138.

[24] Alikhan A，Felsten LM，Daly M. Vitiligo：a comprehensive overview [J]. J Am Acad Dermatol，2011，65：473－491.

[25] Anzalone CL，Cohen PR. Acute febrile neutrophilic dermatosis (Sweet's syndrome)[J]. Curr Opin Hematol，2013，20(1)：26－35.

[26] Angel FF，Marcela SL. Combined cutaneous smooth muscle hamartoma and nevus flammeus [J]. Journal of Cutaneous Pathology，2014，41(7)：612－616.

[27] B Justin，CK Janniger，RA Schwartz，NB Silverberg. Childhood molluscum contagiosum [J]. International Journal of Dermatology，2006，45(2)：93－99.

[28] Balch C，Buzaid A，Soong S，et al. Final version of the American Joint Committee on Cancer staging system for cutaneous melanoma [J]. J Clin Oncol，19(16)：3635－3648.

[29] Bolognia JL，Jorizzo JL，Schaffer JV. Dermatology [M]. 3rd Edition. USA：Elsevier Saunders，2012.

[30] Bonifaz A1，Vázquez-González D. Sporotrichosis：an update [J]. G Ital Dermatol Venereol，2010，145(5)：659－673.

[31] Chen P，Lin JJ，Lu CS et al. Carbamazepine-induced toxic effects and HLA-B＊1502 screening in Taiwan [J]. N Engl J Med，2011，364(12)：1126－1133.

[32] Chi Z，Li S，Sheng X，et al. Clinical presentation, histology, and prognoses of malignant melanoma in ethnic Chinese：a study of 522 consecutive cases [J]. BMC Cancer. 2011，11：85.

[33] Chunyun Huang，Shuxian Yan，Jie Ren，et al. A quantitative assessment of the effects of formal sun protection education on photosensitive patients [J]. Photodermatol Photoimmunol Photomed，2013，29：261－265.

[34] Dai Hyun Kim，Soo Hong Seo，Hyo Hyun Ahn. Characteristics and clinical manifestations of pigmented purpuric dermatosis [J]. Ann Dermatol，2015，27(4)：404－410.

[35] Davari P1，Hsiao HH，Fazel N. Mucosal lichen planus：an evidence-based treatment update [J]. Am J Clin Dermatol，2014，15(3)：181－195.

[36] Dias MF，Bernardes Filho F，Quaresma MV，Update on cutaneous tuberculosis. An Bras Dermatol. 2014 Nov-Dec；89(6)：925－938.

[37] E Peter，S Sibylle. Does disseminated granuloma annulare require treatment? Thoughts on the definition of &ldquo；disease&rdquo；in dermatology [J]. JDDG，2015，13：1026－1027.

[38] English JC，Patel PJ，Greer KE. Sarcoidosis [J]. J Am Acad Dermatol，2001，44：725－743.

[39] Ezzedine K，Eleftheriadou V，Whitton M，et al. Vitiligo [J]. Lancet，2015，386(9988)：74－84.

[40] Gan EY，Tian EA，Tey HL. Management of herpes zoster and post-herpetic neuralgia [J]. Am J Clin Dermatol，2013，14(2)：77－85.

[41] Ghohestani RF，Novotney J，Chaudhary M. Bullous pemphigoid：from the bedside to the research laboratory [J]. Clin Dermatol，2001，19(6)：690－696.

[42] Grundmanns，Stnders. Chronic Pruritus：Clinics and Treatment [J]. Ann Dermatol，2011，23(1)：1－11.

[43] Gupta AK，Drummond-Main C. Meta-analysis of randomized, controlled trials comparing particular doses of griseofulvin and terbinafine for the treatment of tinea capitis [J]. Pediatr Dermatol，2013，30(1)：1－6.

[44] Gupta AK，Lane D，Paquet M. Systematic review of systemic treatments for tinea versicolor and evidence-based dosing regimen recommendations [J]. J Cutan Med Surg，2014，18(2)：79－90.

[45] Hartley AH. Pityriasis rosea . Pediatr Rev. 1999；20：266－269.

[46] Hartman-Adams H，Banvard C，Juckett G. Impetigo：diagnosis and treatment [J]. Am Fam Physician，2014，90(4)：229－235.

[47] Hasan T，Ranki A，Jensen CT，et al. Disease associations in polymorphous light eruption. A longterm follow-up study of 94 patients [J]. Arch Dermatol，1998，134：1081－1085.

[48] Hoppenreijs VP，Reuser TT，Mooy CM，et al. Syringomatous carcinoma of the eyelid and orbit：a clinical and histopathological challenge [J]. Br J Ophthalmol，1997，81：668－672.

［49］ Itin PH，Battegay M. Skin problems in immunodeficient patients ［J］. Curr Probl Dermatol，2012，43：9 - 17.

［50］ Jadotte，Yuri T. ；Schwartz，Robert A.，Melasma：Insights and Perspectives ［J］. Acta Dermatovenerologica Croatica，2010，18(2)：124 - 129.

［51］ Javed Sheikh，Peter F. Welle. Advances in diagnosis and treatment of eosinophilia. ［J］ Curr Opin Hematol. 2009，16(1)：3 - 8.

［52］ Jennifer W. Leiding，Steven M. Holland. Warts and All：HPV In Primary Immunodeficiencies. ［J］. J Allergy Clin Immunol，2012，130(5)：1030 - 1048.

［53］ K Annette，L Michael，K Sigrid. Pityriasis rubra pilaris：a review of diagnosis and treatment ［J］. American Journal of Clinical Dermatology，2010，11(3)：801 - 807.

［54］ Kim JH，Kim SC. Epidermolysis bullosa acquisita ［J］. European Academy of Dermatology and Venereology 2013，27，1204 - 1213.

［55］ KP Boyd，BR Korf，T Amy. Neurofibromatosis type 1 ［J］. Journal of the American Academy of Dermatology，2009，61(1)：1 - 14.

［56］ Kullavanijaya P，Lim HW. Photoprotection ［J］. J Am Acad Dermatol，2005，52：937 - 958.

［57］ L Johan，S Peter，RM Carney，et al. Skin pigmentation provides evidence of convergent melanism in extinct marine reptiles ［J］. Nature，2014，506(7489)：484 - 488.

［58］ Lc Rodrigues，Dn Lockwood. Leprosy Now：Epidemiology，Progress，Challenges，and Research Gaps. ［J］. Lancet Infectious Diseases. 2011，11(6)：464 - 470.

［59］ Lee HY，Chung WH. Toxic epidermal necrolysis：the year in review ［J］. Curr Opin Allergy Clin Immunol，2013，13(4)：330 - 336.

［60］ Lee J，Sinno H，Tahiri Y，et al. Treatment options for cutaneous pyogenic granulomas：a review ［J］. J Plast Reconstr Aesthet Surg，2011，64(9)：1216 - 1220.

［61］ M Joshi，G Phoenix，S Das. M Joshi，G Phoenix，S Das ［J］. BMJ，2012，345(3)：222 - 223.

［62］ Maurer T1，Poncelet A，Berger T. Thalidomide treatment for prurigo nodularis in human immunodeficiency virus-infected subjects：efficacy and risk of neuropathy. Arch Dermatol. 2004 Jul；140(7)：845 - 849.

［63］ Merrill JT，Neuwelt CM，Wallace DJ，et al Efficacy and safety of rituximab in moderately-to-severely active systemic lupus erythematosus：the randomized，double-blind，phase Ⅱ/Ⅲ systemic lupus erythematosus evaluation of rituximab trial ［J］. Arthritis Rheum，2010，62：222 - 233.

［64］ Mochizuki T. Diagnosis of cutaneous fungal infection ［J］. Nihon Ishinkin Gakkai Zasshi，2009，50(4)：195 - 198.

［65］ Mockenhaupt M. Stevens-Johnson syndrome and toxic epidermal necrolysis：clinical patterns，diagnostic considerations，etiology，and therapeutic management ［J］. Semin Cutan Med，Surg，2014(33)：10 - 16

［66］ Morin CB，Netchiporouk E，Billick RC，et al. Hypopigmented segmental Darier disease ［J］. J Cutan Med Surg，2015，19(1)：69 - 72.

［67］ Mounsey AL，Reed SW. Diagnosing and treating hair loss ［J］. Am Fam Physician，2009，80(4)：356 - 362.

［68］ Muro Y，Sugiura K，Akiyama M. Cutaneous manifestations in dermatomyositis：key clinical and serological features-a comprehensive review ［J］. Clin Rev Allergy Immunol，2015 (23)：1 - 10.

［69］ Pamela F，Weiss MD，James A. Feinstein，MD. Effects of corticosteroid on henoch-schnlein purpura：a systematic review ［J］. Pediatrics，2007，120(5)：1079 - 1087.

［70］ PB Crino，KL Nathanson，H Elizabeth Petri. The tuberous sclerosis complex ［J］. New England Journal of Medicine. 2006，355(13)：55 - 57.

［71］ Philandrianos C，Kerfant N，Jaloux C Jr，et al. Keloid scars (part I)：Clinical presentation，epidemiology，histology and pathogenesis ［J］. Ann Chir Plast Esthet，2015(3)：146.

［72］ Phillip H. Mckee，Eduardo Calonje，Scott R. Granter. Pathology of the skin，with clinical correlations ［M］. Third Edition. 2006.

［73］ Phiske MM. An approach to acanthosis nigricans ［J］. Indian Dermatol Online J，2014，5(3)：239 - 249.

［74］ Phulari RG，Buddhdev K，Rathore R，et al. Seborrheic keratosis ［J］. J Oral Maxillofac Pathol，2014，18(2)：327 -

330.

[75] Praetorius C, Sturm RA, Steingrimsson E. Sun-induced freckling:ephelides and solar lentigines [J]. Pigment Cell Melanoma Res, 2014,27(3):339 - 350.

[76] RA Schwartz, CA Janusz, CK Janniger. Seborrheic dermatitis:an overview [J]. American Family Physician, 2006, 74(1):125 - 130.

[77] Radda TM, Gnad HD, Knobler R. [Nervus of ota (author's transl)][J]. Klin Monbl Augenheilkd, 1981,179(6): 436 - 437.

[78] Relan M, Lehman HK. Common dermatologic manifestations of primary immune deficiencies [J]. Curr Allergy Asthma Rep, 2014,14(12):480.

[79] Rosen T, Friedlander SF, Kircik L, et al. Onychomycosis:epidemiology, diagnosis, and treatment in a changing landscape [J]. J Drugs Dermatol, 2015,14(3):223 - 228.

[80] Rothe MJ, Bernstein ML, Grant-Kels JM. Life-threatening erythroderma:diagnosing and treating the "red man" [J]. Clin Dermatol, 2005,23:206 - 217.

[81] Rubenstein RM, Malerich SA. Malassezia (pityrosporum) folliculitis [J]. J Clin Aesthet Dermatol, 2014,7(3): 37 - 41.

[82] Safavi K. Prevalence of alopecia areata in the first national health and nutrition examination survey [J]. Arch Dermatol 1992;128:702.

[83] Safavi KH, Muller SA, Suman VJ, et al. Incidence of alopecia areata in olmsted county, minnesota, 1975 through 1989 [J]. Mayo Clin Proc, 1995,70:628 - 633.

[84] Sangita Ghosh. Neonatal Pustular Dermatosis:An Overview [J]. Indian J Dermatol, 2015 MAR-APR; 60(2):211.

[85] Schmitt AR, Bordeaux JS. Solar keratoses:photodynamic therapy, cryotherapy, 5-fluorouracil, imiquimod, diclofenac, or what? Facts and controversies [J]. Clin Dermatol, 2013,31(6):712 - 717.

[86] Scollard DM, Dacso MM, Abad-Venida ML, Tuberculosis and Leprosy:Classical Granulomatous Diseases in the Twenty-First Century. Dermatol Clin. 2015 Jul; 33(3):541 - 562.

[87] Sehgal VN, Srivastava G, Aggarwal AK. Parapsoriasis:a complex issue [J]. Skinmed, 2007,6(6):280 - 286.

[88] Sibbald C, Pope E, Randhawa H. Neurocutaneous Melanosis and Congenital Melanocytic Nevi:A Retrospective Review of Clinical and Radiologic Characteristics. Br J Dermatol, 2015,173(6):1522 - 1524.

[89] Sierra W, Harper N, Price. Pediatric dermatology for the primary care provider [J]. Pediatr Clin N Am, 2014,61: 241 - 260.

[90] Singh G, Haneef NS, Uday A. Nail changes and disorders among the elderly [J]. Indian J Dermatol Venereol Leprol, 2005,71(6):386 - 392.

[91] Sinha AA, Hoffman MB, Janicke EC. Pemphigus vulgaris:approach to treatment [J]. Eur J Dermatol, 2014,25 (2):103 - 113.

[92] Smith BW, Coughlin MJ. Disorders of the lesser toes [J]. Sports Med Arthrosc, 2009,17(3):167 - 174.

[93] Sokumbi O, Wetter DA. Clinical features, diagnosis, and treatment of erythema multiforme:a review for the practicing dermatologist [J]. Int J Dermatol, 2012,51(8):889 - 902.

[94] Stewart KM. Clinical care of vulvar pruritus, with emphasis on one common cause, lichen simplex chronicus [J]. Dermatol Clin, 2010,28(4):669 - 680.

[95] Thyssen JP, Godoy-Gijon E, Elias PM. Ichthyosis vulgaris: the filaggrin mutation disease [J]. Br J Dermatol, 2013,168(6):1155 - 1166.

[96] Trayes KP, Studdiford JS, Pickle S, et al. Edema:diagnosis and management [J]. Am Fam Physician, 2013,88 (2):102 - 110.

[97] Trowbridge RM, Pittelkow MR. Epigenetics in the pathogenesis and pathophysiology of psoriasis vulgaris [J]. Jdd, 2014,13(2):111 - 118.

[98] van Voorst Vader PC. Syphilis management and treatment [J]. Dermatol Clin, 1998,16:699 - 711.

[99] Wilkin JK. Rosacea:pathophysiology and treatment [J]. Arch Dermatol, 1994,130:359 - 362.

［100］ Wolff K，Johnson RA，Suurmond D. Fitzpatrick's Color Atlas & Synopsis of Clinical Dermatology［M］. Fifth Edition，2005.

［101］ Workowski KA，Bolan GA；Centers for Disease Control and Prevention. Sexually Transmitted Diseases Treatment Guidelines，2015［J］. MMWR Recomm Rep，2015，64(RR-03)：1-137.

［102］ Workowski KA，Bolan GA；Centers for Disease Control and Prevention. Sexually transmitted diseases treatment guidelines，2015［J］. MMWR Recomm Rep，2015，64(RR-03)：1-137.

［103］ Xiao X，Xie H，Jian D，et al. Rebounding triad (severe itching，dryness and burning) after facial corticosteroid discontinuation defines a specific class of corticosteroid-dependent dermatitis［J］. J Dermatol，2005，42(7)：697-702.

［104］ Ying Ma，Zhong LU. Treatment with topical tacrolimus favors chronic actinic dermatitis：A clinical and immunopathological study［J］. Journal of Dermatological Treatment，2010，21：171-177.

［105］ Zak A，Zeman M，Slaby A，et al. Xanthomas：clinical and pathophysiological relations［J］. Biomed Pap Med Fac Univ Palacky Olomouc Czech Repub，2014，158(2)：181-188.

［106］ Zampetti A，Orteu CH，Antuzzi D. Angiokeratoma：decision-making aid for the diagnosis of Fabry disease［J］. Br J Dermatol，2012，166(4)：712-720.

［107］ Zhang SQ，Jiang T，Li M，et al. Exome sequencing identifies MVK mutations in disseminated superficial actinic porokeratosis［J］. Nat Genet，2012，44(10)：1156-1160.

［108］ Zuberbier T，Aberer W，Asero R，et al. The EAACI/GA(2) LEN/EDF/WAO Guideline for the definition，classification，diagnosis，and management of urticaria：the 2013 revision and update［J］. Allergy，2014，69(7)：868-887.

［109］ Zuberbier T，et al. The EAACI/GA^{2}LEN/EDF/WAO Guideline for the definition，classification，diagnosis，and management of urticaria：the 2013 revision and update［J］. Allergy，2014，69：868-887.

常用医学缩略语

一、临床常用缩略语

T	体温	Sig	乙状结肠镜检查术
P	脉搏	CG	膀胱造影
HR	心率	CAG	心血管造影,脑血管造影
R	呼吸	IVC	下腔静脉
BP	血压	RP	逆行肾盂造影
BBT	基础体温	RUG	逆行尿路造影
Wt	体重	UG	尿路造影
Ht	身长,身高	PTC	经皮肝穿刺胆管造影
AC	腹围	GA	胃液分析
CVP	中心静脉压	LNP	淋巴结穿刺
VE	阴道内诊	LP	肝穿刺,腰穿刺
ECG	心电图	Ca	癌
EEG	脑电图	LMP	末次月经
EGG	胃电图	PMB	绝经后出血
EMG	肌电图	PPH	产后出血
LS	腹腔镜手术	HSG	子宫输卵管造影术
MRI	磁共振成像	CS	剖宫产术
UCG	超声心动图	AID	异质(人工)授精
UT	超声检测	AIH	配偶间的人工授精
SEG	脑声波图	EPS	前列腺按摩液
BC	血液培养	DC	更换敷料
Bx	活组织检查	ROS	拆线
Cys	膀胱镜检查	KUB	尿路平片
ESO	食管镜检查	BB	乳房活检

二、实验室检查常用缩略语(1)

自动血液分析仪检测项目	WBC	白细胞计数			APTT	部分活化凝血活酶时间	
	RBC	红细胞计数			CRT	血块收缩时间	
	Hb	血红蛋白浓度			TT	凝血酶时间	
	HCT	红细胞比容			3P 试验	血浆鱼精蛋白副凝固试验	
	MCV	红细胞平均体积			ELT	优球蛋白溶解时间	
	MCHC	红细胞平均血红蛋白浓度			FDP	纤维蛋白(原)降解产物	
	MCH	红细胞平均血红蛋白量			HbEP	血红蛋白电泳	
	RDW	红细胞分布宽度			ROFT	红细胞渗透脆性试验	
	PLT	血小板计数		尿液分析仪检查项目	pH	酸碱度	
	MPV	血小板平均体积			SG	比重	
	LY	淋巴细胞百分率			PRO	蛋白质	
	MO	单核细胞百分率			GLU	葡萄糖	
	N	中性粒细胞百分率			KET	酮体	
	LY#	淋巴细胞绝对值			UBG	尿胆原	
	MO#	单核细胞绝对值			BIL	胆红素	
	N#	中性粒细胞绝对值			NIT	亚硝酸盐	
DC	白细胞分类计数	GR	粒细胞	N 中性粒细胞	WBC	白细胞	
				E 嗜酸性粒细胞	RBC/BLD	红细胞/隐血	
				B 嗜碱性粒细胞	Vc, VitC	维生素 C	
		LY	淋巴细胞		GC	颗粒管型	
		MO	单核细胞		HC	透明管型	
Rt	常规检查	B	血		尿沉渣显微镜检查	WC	蜡状管型	
		U	尿			PC	脓细胞管型	
		S	粪			UAMY	尿淀粉酶	
	EOS	嗜酸性粒细胞直接计数			EPG	粪便虫卵计数	
	Ret	网织红细胞计数			OBT	粪便隐血试验	
	ESR	红细胞沉降率			OCT	催产素激惹试验	
	MP	疟原虫			LFT	肝功能检查	
	Mf	微丝蚴			TB	总胆红素	
	LEC	红斑狼疮细胞			DB	结合胆红素,直接胆红素	
	BG	血型			IB	未结合胆红素,间接胆红素	
	BT	出血时间					
	CT	凝血时间			TBA	总胆汁酸	
	PT	凝血酶原时间			II	黄疸指数	
	PTR	凝血酶原时间比值			CCFT	脑磷脂胆固醇絮状试验	

三、实验室检查常用缩略语(2)

RFT	肾功能试验	β-LP	β-脂蛋白
BUN	尿素氮	ALT	丙氨酸氨基转移酶
SCr	血肌酐	AST	天门冬氨酸氨基转移酶
BUA	血尿酸	γ-GT	γ-谷氨酰转肽酶
Ccr	内生肌酐清除率	ALP/AKP	碱性磷酸酶
UCL	尿素清除率	ACP	酸性磷酸酶
NPN	非蛋白氮	ChE	胆碱酯酶
PFT	肺功能试验	LDH	乳酸脱氢酶
TP	总蛋白	AMY，AMS	淀粉酶
ALB	白蛋白	LPS	脂肪酶,脂多糖
GLB	球蛋白	LZM	溶菌酶
A/G	白蛋白球蛋白比值	CK	肌酸激酶
Fib	纤维蛋白原	RF	类风湿因子
SPE	血清蛋白电泳	ANA	抗核抗体
HbAlc	糖化血红蛋白	ASO	抗链球菌溶血素"O"
FBG	空腹血糖	C_3	血清补体 C_3
OGTT	口服葡萄糖耐量试验	C_4	血清补体 C_4
BS	血糖	RPR	梅毒螺旋体筛查试验
HL	乳酸	TPPA	梅毒螺旋体确证试验
PA	丙酮酸	WT	华氏反应
KB	酮体	KT	康氏反应
β-HB	β-羟丁酸	NG	淋球菌
TL	总脂	CT	沙眼衣原体
TC	总胆固醇	CP	肺炎衣原体
TG	甘油三酯	UU	解脲脲原体
FFA	游离脂肪酸	HPV	人乳头状瘤病毒
FC	游离胆固醇	HSV	单纯疱疹病毒
PL，PHL	磷脂	MPn	肺炎支原体
HDL-C	高密度脂蛋白胆固醇	TP	梅毒螺旋体
LDL-C	低密度脂蛋白胆固醇	HIV	人类免疫缺陷病毒
LPE	脂蛋白电泳		

四、实验室检查常用缩略语(3)

Hp	幽门螺杆菌	CEA	癌胚抗原
AFP	甲胎蛋白	PSA	前列腺特异抗原

（续表）

TGF	肿瘤生长因子	HLA	组织相容性抗原
PRL	催乳素	$CO_2 CP$	二氧化碳结合力
LH	促黄体生成素	$PaCO_2$	二氧化碳分压
FSH	促卵泡激素	TCO_2	二氧化碳总量
TSTO, T	睾酮	SB	标准碳酸氢盐
E_2	雌二醇	AB	实际碳酸氢盐
PRGE, P	孕酮	BB	缓冲碱
HPL	胎盘泌乳素	BE	碱剩余
TT_4	总甲状腺素	PaO_2	氧分压
PTH	甲状旁腺激素	SaO_2	氧饱和度
ALD	醛固酮	AG	阴离子间隙
RI	胰岛素	BM - DC	骨髓细胞分类
Apo	载脂蛋白	CSF	脑脊液
EPO	促红细胞生成素	Ig(A, G, M, D, E)	免疫球蛋白
GH	生长激素	PA	前白蛋白

五、处方常用缩略语

ac	饭前	qn	每晚一次
am	上午	qod	隔日一次
aj	空腹时	sos	需要时（限用一次）
bid	1 天二次	st	立即
cm	明晨	tid	1 天三次
dol urg	剧痛时	prn	必要时（可多次）
hn	今晚	pc	饭后
hs	临睡前	aa	各
int. cib	饭间	ad us ext	外用
qm	每晨一次	ad us int	内服
q10 min	每 10 分钟一次	co	复方的
pm	下午	dil	稀释的
qd	每天一次	dos	剂量
qh	每小时一次	D. S.	给予,标记
q4h	每 4 小时一次	g	克
q6h	每 6 小时一次	ivgtt	静脉滴注
q8h	每 8 小时一次	id	皮内注射
q12h	每 12 小时一次	ih	皮下注射

六、部分常用药品名缩写

青霉素	PEN	头孢曲松	CRO, CTR
氨苄青霉素	AMP	头孢他啶	CAZ
阿莫西林	AMO, AMX, AML	头孢哌酮	CFP, CPZ
甲氧西林(新青Ⅰ)	MET	头孢甲肟	CMX
苯唑西林(新青Ⅱ)	OXA	头孢匹胺	CPM
羧苄西林	CAR	头孢克肟	CFM
替卡西林	TIC	头孢泊肟	CPD
哌拉西林	PIP	第四代头孢菌素：	
阿帕西林	APA	头孢匹罗	CPO
阿洛西林	AZL	头孢吡肟	FEP
美洛西林	MEZ	其 他：	
美西林	MEC	头孢西丁	FOX
第一代头孢菌素：		头孢美唑	CMZ
头孢噻吩(先锋Ⅰ)	CEP	头孢替坦	CTT
头孢噻啶(先锋Ⅱ)	CER	头孢拉宗	CE
头孢来星(先锋Ⅲ)	CEG	拉氧头孢	MOX
头孢氨苄(先锋Ⅳ)	CEX	舒巴坦	SUL
头孢唑啉(先锋Ⅴ)	CFZ	克拉维酸	CLAV
头孢拉定(先锋Ⅵ)	RAD	氨曲南	ATM
头孢乙腈(先锋Ⅶ)	CEC, CAC	亚胺培南	IMI, IMP
头孢匹林(先锋Ⅷ)	HAP, CP	他唑巴坦	TAZ
头孢硫脒(先锋18)	CSU		
头孢羟氨苄	CFR, FAD	链霉素	STR
头孢沙定	CXD	卡那霉素	KAN
头孢曲秦	CFT	阿米卡星	AMK
第二代头孢菌素：		庆大霉素	GEN
头孢呋辛	CFX, CXM	妥布霉素	TOB
头孢呋辛酯	CXO	奈替米星	NET
头孢孟多	CFM, FAM	西索米星	SIS
头孢磺啶	CFS	地贝卡星	DBK
头孢替安	CTM	异帕米星	ISP, ISE
头孢克洛	CEC	新霉素	NEO
第三代头孢菌素：		大观霉素	SPE, STP
头孢噻肟	CTX	红霉素	ERY
头孢唑肟	CZX	螺旋霉素	SPI, SPM

(续表)

罗红霉素	ROX	四环素	TET, TCY
阿奇霉素	AZI, AZM	多西环素(强力霉素)	DOX
交沙霉素	JOS	米诺环素(美满霉素)	MIN, MNO
氯霉素	CMP	环丙沙星	CIP, COFX, CPLX
林可霉素	LIN	培氟沙星	PEF, PEFX
克林霉素	CLI	依诺沙星	ENO, ENX, ENOX
甲硝唑	MNZ	芦氟沙星	RUFX
替硝唑	TNZ	氨氟沙星	AMFX
利福平	RFP	妥苏沙星	TFLX
甲哌利福素	RFP	加替沙星	GTFX
利福定	RFD	洛美沙星	LOM, LFLX
异烟肼	INH	新三代喹诺酮类抗菌药:	
乙胺丁醇	EMB	氟罗沙星	FLE
吡嗪酰胺	PZA	左氧氟沙星	LEV, LVX, LVFX
磷霉素	FOS	司帕沙星	SPX, SPFX
褐霉素	FD	司巴沙星	SPA
对氨基水杨酸	PAS	短效磺胺药:	
杆菌肽	BAC	磺胺二甲嘧啶	SMZ
万古霉素	VAN	磺胺异噁唑	SIZ
壁霉素	TEC	磺胺二甲异嘧啶	SIMZ
原始霉素	PTN	中效磺胺药:	
曲古霉素	TSA	磺胺嘧啶	SD, SDI
丰加霉素	TMC	磺胺甲噁唑	SMZ
卷须霉素	CPM	磺胺苯唑	SPP
粘杆菌素	COM	长效磺胺药:	
争光霉素	BLM	磺胺邻二甲氧嘧啶	SDM
第一代喹诺酮类抗菌药:		磺胺对甲氧嘧啶	SMD
萘啶酸	NAL	磺胺间甲氧嘧啶	SMM
恶喹酸	OXO	磺胺甲氧嗪	SMP, SMPZ
西诺沙星	CIN	磺胺二甲氧嗪	SDM
第二代喹诺酮类抗菌药:		甲氧苄胺嘧啶	TMP
吡哌酸	PPA		
第三代喹诺酮类抗菌药:		两性霉素 B	AMB
诺氟沙星	NOR, NFLX	制霉菌素	NYS
氧氟沙星	OFL, OFX, OFLX	咪康唑	MIC

（续表）

益康唑	ECO	利巴韦林	RBV
酮康唑	KET	干扰素	IFN
氟康唑	FCZ，FLU	胸腺肽	XXT
伊曲康唑	ICZ，ITC	肌酐	HXR
阿昔洛韦	ACV	γ-氨酪酸（γ-氨基丁酸）	GABA
更昔洛韦	GCV	乙烯雌酚	DES
泛昔洛韦	FCV	6-氨基己酸	EACA
伐昔洛韦	VCV	破伤风抗毒素	TAT